抗加齢医学 入門
第3版

米井嘉一

同志社大学大学院生命医科学研究科
アンチエイジングリサーチセンター／
糖化ストレス研究センター教授
日本抗加齢医学会理事
医学博士

慶應義塾大学出版会

抗加齢医学 入門 第3版

目　次

はじめに　1

第1章　抗加齢医学とは …………………………………………3

抗加齢医学の目指すもの　3
加齢医学（老年内科）と抗加齢医学　5
百寿者の研究成果　6
抗加齢医学における診断と治療　8
日本の高齢社会　10
健康日本21　11
健康増進とオプティマルヘルス　12
世界の抗加齢医学　14
日本の抗加齢医学　15
医師・医療従事者の役目　16

第2章　抗加齢医学の診断 …………………………………………19

人間ドック・健康診断　19
身体症状・QOL の評価　20
　1. 問診・診察／21　2. 老化度の客観的評価方法／24　3. 老化度の全体評価／29
　4. 抗加齢医療の立場からの指導および治療／30
治療方針の選択のためのガイドライン　31
オプティマルレンジの考え方　32

第3章 加齢に伴う変化 ……………………………………… 35

加齢と共に変化するホルモン・血中物質　35
　1．メラトニン／35　2．IGF-I／37
成人型成長ホルモン欠乏症について　39
　1．DHEA-s／44　2．エストロゲン／45　3．プロゲステロン／47
　4．テストステロン／47　5．甲状腺ホルモン／49　6．コルチゾル／50
　7．インスリン／51　8．ホモシステイン／52
酸化ストレス　53
　1．8-OHdG／54　2．8-イソプラスタン／54　3．過酸化脂質（LPO）／54
糖化ストレス　55
睡眠の質　60
生活習慣病リスクの遺伝子検査　62
　1．アルツハイマー病／63　2．本態性高血圧／63　3．肥満／63
　4．虚血性心疾患／63　5．骨粗鬆症／63　6．飲酒による食道・咽頭癌／63
　7．肺癌／64
加齢に伴う遺伝子発現状況の変化　64
歯科領域の老化　66

第4章 抗加齢医学の治療 …………………………………… 69

抗加齢医学における治療法　69
運動療法　70
　1．有酸素運動／71　2．筋肉トレーニング／73　3．柔軟体操／77
食事療法　79
　1．生活習慣病を予防する／80　2．成長ホルモンの効果を活かす／80
　3．免疫機能を高める／81　4．抗酸化作用のある食べ物を摂る／81
　5．ファーストフードとスローフードについて考える／82
　6．農業を見直す／83　7．食品添加物と食の安全に注意する／84
　8．食事のスタイルを確立する／86　9．食事療法のまとめ／86

精神療法　　　88
 1．気を持つこと／88　　2．ストレス対策／89　　3．コミュニケーション／91
 4．睡眠の質／92　　5．感情のバランス／92　　6．音楽療法・芸術療法／93
 7．運動の効能／94

薬物療法　　　94
 1．ホルモン補充療法／94　　2．抗酸化療法／104　　3．免疫強化療法／108
 4．脳神経機能の改善／111　　5．抗炎症療法／111

サプリメント療法　　　113

漢方における抗加齢医学　　　117
 1．陰陽説／117　　2．五行説／118　　3．陰陽五行の相関的関係／122
 4．漢方療法の可能性／124

睡眠の質を向上させる　　　124

住まいとオフィスの抗加齢医学　　　125
 1．住まいの抗加齢医学／125　　2．オフィスの抗加齢医学／128
 3．まとめ／135

喫煙対策　　　136

飲酒について　　　136

免疫機構の弱体化とその対策　　　138

ストレス対策　　　140

生活習慣病の増悪　　　143
 1．診断／144　　2．治療／144

生活習慣の改善による抗加齢　　　146

エステ・コスメ、美容皮膚科・美容外科的療法　　　147

呼吸法・ヨガ・気功　　　148
 1．呼吸そのものの効用／148　　2．精神鍛錬／148　　3．運動効果／149
 4．意思疎通（コミュニケーション）／149

老廃物の排泄とキレーション　　　149
 1．肝臓・腸管／150　　2．腎臓／150　　3．肺／150　　4．毛根／150
 5．爪／151　　6．汗／151

老廃物の排泄を補助する療法　　　151

1. 食事療法／151　　2. 運動療法／151　　3. 生活療法／151

　　4. キレーション療法／151　　5. サプリメント／152

アロマテラピー　　152

　　1. 鼻から脳への経路／153　　2. 鼻から肺への経路／153

　　3. 皮膚を介しての経路／153

音楽療法・芸術療法　　155

第5章　加齢による各障害の診断と治療 ……………………………… 157

更年期障害　　157

　　1. 女性更年期障害／157　　2. 男性更年期障害／160

前立腺肥大　　164

排尿障害　　165

勃起不全（ED）　　166

動脈硬化の治療　　168

骨粗鬆症　　174

皮膚の抗加齢　　178

毛髪の抗加齢　　184

メタボリックシンドローム　　186

　　1. 非アルコール性脂肪肝（Non-alcoholic Fatty Liver Diseases）／186

　　2. 肥満症／189　　3. 2型糖尿病（高インスリン血症の治療）／193

　　4. 筋萎縮症（Sarcopenia）／198

寝たきりの予防（ロコモーティブシンドローム）　　199

　　1. 筋肉の老化／199　　2. 骨密度の低下／200　　3. 関節機能の老化／200

　　4. 脳神経機能の老化／201

脳神経機能の老化予防　　202

　　1. 脳神経細胞の死を守る／203　　2. 睡眠の質／204

　　3. ストレス対策と抑鬱状態、意欲の低下／206　　4. 認知症の予防／208

消化器系・肝臓機能の老化予防　　214

消化管機能の老化予防　　216

1．消化と吸収能力の低下／216　　2．消化管運動機能の低下／217

　　3．消化管免疫機能の低下／219

加齢と腸内細菌叢　　220

　　1．口腔内細菌の変化／221　　2．胃酸の減少／221　　3．腸内細菌叢／221

萎縮性胃炎（Atrophic Gastritis）　　222

癌の予防　　223

　　1．生活療法／224　　2．食事療法／226　　3．運動療法／227

　　4．精神療法／227　　5．サプリメント療法／229　　6．メラトニン療法／229

癌の種類　　230

　　1．食道癌／230　　2．胃癌／231　　3．大腸癌／232　　4．肺癌／232

　　5．乳癌／233　　6．前立腺癌／235

生殖医療と卵子の抗加齢　　236

子供にもアンチエイジングが必要だ　　238

老眼の予防と治療　　240

　　1．老眼　—水晶体が固くなる—／241　　2．眼精疲労／242

　　3．目の動脈硬化／242　　4．白内障／243　　5．加齢性黄斑変性症／244

耳鼻科領域の抗加齢　　245

　　1．難聴／245　　2．めまい／248

第6章　抗加齢社会の未来像 ……………………………………………251

抗加齢社会の未来像と今後の課題　　251

農業と環境保全　　252

行政の取り組み　　254

禁煙について　　255

アンチエイジング経済学　　256

禁欲主義だけではうまくいかない　　258

EBM vs. NBM　　260

健康保険組合の取り組み　　262

抗加齢医学の未来　　263

幸せの閾値　　264

おわりに　267

　　資料1　推奨されるサプリメント　　268
　　　　──各栄養成分の解説──
　　資料2　スマートドラッグ一覧　　288
　　参考文献　305
　　索引　310

はじめに

　執筆当初の私は、川崎市にある日本鋼管病院の内科医師で、人間ドック脳ドック室部長を兼任している一般的な勤務医であった。2005年以降は同志社大学の教員として教育と研究に従事している。

　日常の外来診療にはさまざまな患者さんが来られる。老若男女、30歳代の女性もいれば、90歳を超える男性もおり、それぞれが千差万別な症状を訴えてこられる。急性疾患の患者もいれば、高血圧・糖尿病などの慢性疾患で定期的に受診する患者もいる。特に生活習慣病などの慢性疾患を抱える患者は、数年にもわたる期間状態を見ていると、「最近、どうも眠りが浅い」とか、「疲れやすい」「気力がわかない」「腰が重い」「物忘れをするようになった」という症状や愁訴感を訴えることが多い。検査をしても特段の異常は見つからないであろう。実際には加齢による自然発生的な現象であり、「歳ですね」と言わざるをえない場合もかなり多いことであろう。

　しかし、この「歳ですね」という言葉を患者さんに対してどうしても口にしたくなかった。おそらく患者側の立場に立ってみても、そうは言われたくなかったであろう。何か良い方法はないだろうか。ということで、情報収集、勉強を始めた。その結果行き着いたのが抗加齢医学（Anti-Aging Medicine）だったのである。

　日本抗加齢医学会第二代理事長水島裕博士は、「日本の医療の3本柱は『遺伝子医療』『再生医療』『抗加齢医学』である」と述べている。

抗加齢医学も徐々に浸透しつつある。老化の機構を追求し、ありとあらゆる科学を結集して、加齢や老化現象に立ち向かうことにある。しかし目標は決して不老長寿ではなく、健康長寿である。健康増進、生活の質（Quality of Life: QOL）の向上、介護のいらない高齢者の創生、寝たきりの高齢者を作らない、認知症を予防する…。今まで言われてきた当たり前のことの再確認と言える。

　寿命が親譲り、すなわち遺伝により決定されるのはたかだか3割程度と言われる。残りの7割は後天性、すなわち生活習慣、環境、職種、ストレスなどにより影響を受ける。いくら親が長寿だろうと、子が放蕩的生活を送れば、寿命は短くなる。

　抗加齢医学では、健康長寿を達成するために、できるだけ現実的な後天的な療法を追求したい。本書では抗加齢医学の中でも診断と治療に重点を置いた。

第1章

抗加齢医学とは

抗加齢医学の目指すもの

　加齢あるいは老化の原因、そして、その対処法については多くの研究者達がそれを論じ、さまざまな試みを実践している。

　抗加齢医学の概念に基づいて行われる医療とは、加齢の過程をできるだけ遅らせて、それによって現れるさまざまな症状を逆行させるためのあらゆる介入を意味する。一般にもなじみの深い「人間ドック」や「定期検診」など二次予防としての健康診断、さまざまな健康増進手法や日常的に行われるあらゆる疾患の予防という概念は、医療の中では「予防医学」の範疇に属する。

　世界保健機構（WHO）の憲章には「Health is a state of complete physical, mental and social well-being, and not merely the absence of disease or infirmity.」とある。単に病気がないという消極的健康ではなく、より良い状態である積極的健康を目指すべきである。そうした意味で、抗加齢医学は、21世紀の「究極の予防医学」ということができる。

　米国では、将来における老人医療費の爆発的増大を恐れたニクソン政権が、「ヘルシーピープル1980」として始めた全国民的健康増進運動が定着し、現在では「ヘルシーピープル2010」という30年目の運動が施行されている。「ヘルシーピープル運動」は、アメリカ国民が向こう10年間に実現すべき健康に関する目標を数値として提示し、「ムードメーキング」としてのウエーブを起こすことを大きな目標としている。これによって生じた大きな成果としては、喫煙率の大幅な低下、食習慣の劇的な健全化などが挙げられる。「オプティマ

ルヘルス」（P 14 参照）の概念もここから生まれた。

　わが国においても厚生労働省が、2000年を契機として「21世紀における国民健康づくり運動（健康日本21）」を始めている。この企画においては、医学的根拠に基づいて、癌、心臓病、脳卒中、糖尿病などの生活習慣病（Life-Style Related Diseases）の原因となる食生活の改善や、日常的に実行すべき運動、適切な休養などの目標を提示することにより、健康増進施策を総合的に推進することを目的としている。厚生労働省医務技監　鈴木康裕博士（昭和59年慶大医卒）は抗加齢医学ならびに糖化ストレス研究が2016年政府スローガン「一億総活躍社会実現」に貢献できると述べている。

　抗加齢医学では、さらに目標を高く掲げて、加齢や老化に伴う諸症状までも、可能な限り進行を押しとどめて、できれば逆戻りさせてしまおうと考える。そして、さらに具体的な目標を定め、生活療法を含めた治療法を提案している。

　目指すものは不老長寿ではない。不老長寿もしくは不老不死などという概念は、SFやオカルトの世界の話にすぎず、まず不可能である。人間には120歳、あるいは125歳などの、生命の限界がある。どうしても限界があるのであれば、与えられた生の期間、丈夫で楽しく幸せに生きることを目標とすべきだろう。

　人間の生存曲線は過去200年の間に大きく変わってきた。また国や地域の差によって、生存曲線は大きく異なる。世界一の長寿国である日本は、最終的な円熟期の生存曲線に最も近いことがわかる。サハラ砂漠以南のアフリカには、まだまだ人類が厳しい自然と対面して生きていた頃の生存曲線に近い国が存在することは、厳然たる事実である。

　抗加齢医学では、治療によってこの曲線をできるだけ、右側のほうに押し上げることが目標となる。すべての科学を総結集して、加齢現象や老化の機構について、知ることはその第一歩である。

　また、日本のみならず、地球の上の全人類がその恩恵を受けるべきである。これこそが真のグローバリゼーションであり、一部の富んだ大国だけが恩恵をこうむるようなグローバリゼーションとは異なる。

　また、抗加齢医学の恩恵をこうむる人達が、一部の富裕層に限られることは好ましいことではない。日本には世界に誇る「国民皆保険制度」があり、将来的には抗加齢医学にも適用されるべきである。まだ本療法が保険適用でない部

分があり、一部の経済的に余裕がある者しか恩恵に与れないとしたら、その者は医療の進展のための実験台としての気構えを持つべきであり、医学的データの積み重ねに協力する義務があるのではないかと思う。

加齢医学（老年内科）と抗加齢医学

　現在でも大学医学部には老人内科、老年内科、加齢医学講座などの診療科目があるが、それらは対象そのものが高齢者である。そこでは「高齢者の肺炎の状況は？」「高齢者の胃潰瘍の特徴は？」といった議論が交わされる。これに対して抗加齢医学では、対象はすべての年齢の人々であり、その人々の健康長寿が目標である。50歳なら50歳の人が受診した時に、その人を診察・検査したうえで、現在の精神・身体状況を把握して、この先、健康長寿を達成するためにはどうすれば良いのかを考え、実践してゆく診療科目である。

　従って、基礎的研究の意味合いも少し変わってくる。これまでの老年医学研究所などでは、長寿の遺伝子を探すことに一生懸命になっていたり、「早老症」など早期に老化を引き起こすような病気の遺伝子の研究が主体であった。むしろ「早老症」という病名こそ、老化が病であり、疾患であるという見方を示していると言える。また長寿の遺伝子がわかっても、抗加齢医学の見地からみれば、それだけでは大きな意味はない。

　例えば、遺伝子の研究者が数十名の百寿者を対象にミトコンドリア遺伝子の塩基配列を調査したと仮定しよう。次に、それ以外の人達と比べてみる必要があるので、主として心臓や神経の病気を抱えている60歳から70歳の患者（対象）のミトコンドリア遺伝子塩基配列と比較したとしよう。その結果、いくつかの塩基配列の違いが見つかることになる。DNAを構成する塩基にはグアニン（G）とシトシン（C）、チミン（T）とアデニン（A）の4種があるが、百寿者において高い頻度で見つかるのは、ミトコンドリアDNAの5178番目の塩基であるシトシン（C）がアデニン（A）に置き換わっている型（Mt5178C→A）である。日本におけるMt5178A型の頻度は約40％であるが、百寿者では約60％がMt5178A型を持っている。

　しかし、「Mt5178A型遺伝子を持ってない人はどうすれば良いのか？」とい

うことを考える必要がある。たとえその遺伝子を持っていたとしても、悪しき生活習慣を続けていれば健康長寿を達成するのは困難であろう。

　もちろん、ミトコンドリアの遺伝子型と生活習慣病に関する研究も進行している。これは大切な研究である。糖尿病患者における動脈硬化の進展や腎機能障害、心筋梗塞や脳梗塞の発症などに、ミトコンドリア遺伝子多型が影響を及ぼしているからだ。しかし、Mt5178A型遺伝子を持っていない人の生活習慣病をいかに食い止めるか。これが大きな問題なのである。

百寿者の研究成果

　60歳、70歳といった数字としての年齢（実年齢）が同じであっても、見た目の若さあるいは老け具合には、個人差がある。その差は20歳や30歳の頃よりも、高齢になればなるほど広がってくる。50歳を超えたら数字としての年齢（実年齢）はもはや意味を持たず、その人のいきの良さ（生理的年齢）が重要である。

　アメリカや日本では、現在100歳以上の人達が着実に増えている。老化の速度はなぜ人それぞれ違うように見えるのであろうか。健康長寿の秘密を明らかにすることを目的として、国内外で、百寿者を対象とした研究が行われている。百寿者というのは、100歳以上になっても、認知症も癌もなく、その他大きな病気もなく、寝たきりでない、自立した生活を送っている方々である。アメリカでは、マサチューセッツ州に住む45万人以上を対象とした「ニューイングランド百寿者研究」と、Lenard・W・Poon博士を中心とした「ジョージア州の百寿者研究」が代表的である。日本では、慶應義塾大学の廣瀬信義博士（昭和48年慶大医卒）のグループが百寿者研究の中心を担っている。

　百寿者研究の多い地域に関する情報も集まりつつある。その結果、遺伝的、器質的要因以外にも寿命を左右する要因がいくつか明らかにされてきた。①健康的な食生活習慣、②必要なビタミンや栄養の摂取、③日常生活における肉体労働を含めた運動の度合い、④ストレスの有無、⑤睡眠時間、⑥交通事故や、自殺率、凶悪犯罪の発生率の低さ、⑦アルコール摂取や喫煙の良好な管理、⑧空気や飲料水の汚染などの環境問題、⑨紫外線の量、⑩伝染病・風土

病・AIDS の蔓延状況、⑪肝炎ウイルスのキャリアーの頻度、⑫有害な動植物の有無、⑬医療機関と定期検診システムの整備、⑭高齢になっても生きがいが感じられる社会環境、⑮娯楽・リクリエーションの有無、⑯友人の数・交友関係。

　これらは長寿社会を形成するための大切な要素である。最終的には、長寿者の遺伝子的特徴が重要であるという科学者も少なくないが、それでは長寿遺伝子を持っていない人にとっては、身もふたもない話になってしまう。抗加齢医学は、健康長寿を決して遺伝子のせいにしない学問である。

　百寿者の方々を実際に調査してみると、その方々が特別に老化の速度が遅いわけでは決してない。彼らは、身体全体が均質に老化している。バランスが良く、弱点が非常に少ないのである。多くの方々は百寿者に至る手前で脱落してしまう。40歳や50歳の段階で、身体のどこかに弱点が生じて、それがますます大きくなって、病気を引き起こす。さらにはその病気が徐々に健康の足を引っ張るようになり、文字どおり命取りになってしまい、脱落してしまうのである。

　例えば動脈が弱点だったとしよう。動脈の老化がどんどん進めば、動脈硬化やそれに続く高血圧を引き起こす。動脈硬化が進行すれば血管がつまりやすくなる。頭の血管がつまれば脳梗塞、心臓の血管がつまれば狭心症や心筋梗塞、腎臓の血管がつまれば腎梗塞、その他身体中の臓器の血管がつまる可能性がある。たとえ外見が若く見えたとしても、血管が老化していたら、百寿者に至る手前で脱落してしまうことになる。日本人の三大死因は、癌、脳卒中、心臓病である。癌をのぞけば動脈硬化が原因である。動脈をいつまでも若く、健康に保つことの意義はとても大きい。

　人それぞれの弱点を早めに見つけて、それを重点的に注意して、克服していけば、病気の予防になり、健康長寿を目指すことが可能である。社団法人日本人間ドック学会（会長：奈良昌治、昭和31年慶大医卒）の理事の方々に呼びかけて、「アンチエイジングドックを広めましょう」という運動を日本抗加齢医学会は行っている。普通の人間ドックで癌や生活習慣病を早めに見つけるばかりでなく、加齢や老化による兆候を早めに見つけて、予防したり治してしまおうという企画である。

繰り返しになるが、とにかく大切なことは、健康診断や人間ドック、さらにはアンチエイジングドックなどで、自分の弱点を知り、予防し、早めに治してしまうことである。もしも遺伝子科学を利用するのであれば、症状や兆候が全くないうちに、遺伝子診断で自分の弱点を知ることも一つの方法である。自分の弱点を克服し、身体全体がバランス良く均質に加齢してゆけば、より多くの人が百寿者の仲間入りができるであろう。

抗加齢医学における診断と治療

　老化の仕方は人それぞれ、弱点も人それぞれである。認知症もなく癌もなく、100歳を超えて元気に自立して暮らしている人達を百寿者と呼ぶ。その方々を調べてみると、身体全体が均質に老化していて、バランスが良く、弱点が極めて少ないことがわかる。
　前述したように加齢や老化の徴候を早く見つけることが、抗加齢医療の第一歩である。
　通常の医療と同様、はじめは問診・診察・検査から入る。老化度を判定する人間ドックのようなものを想像すると理解しやすい。

表　アンチエイジングドックの項目

①問診	(抗加齢 QOL 共通問診票)
②基本測定	(身長・体重・血圧)
③血液・生化学検査	(ホモシステイン)
④内分泌検査	(インスリン・甲状腺ホルモン・IGF-I・DHEA-s・女性ホルモン・男性ホルモン)
⑤高次脳機能検査	(ウィスコンシン大学カードソーティングテスト)
⑥骨密度・骨強度	(DEXA 法または超音波法)
⑦動脈硬化度	(指尖加速度脈波・脈波伝播速度・CAVI)

表　目標とすべきオプティマルレンジ（30 歳健常者の値）

IGF-I：	250〜350 ng/mL
DHEA-s：	2000〜3500 ng/mL
HbA1C：	<5%
空腹時インスリン：	<5.0 μIU/mL
ホモシステイン：	<7.0 μMol/mL
コルチゾル：	<9.0 μg/dL
体脂肪率：	<25%　（女性）
	<20%　（男性）
骨密度　Tスコア：	0 以上

表　抗加齢（アンチエイジング）指導の種類

生活療法
・食事療法
・運動療法
・精神療法
サプリメント指導
ホルモン補充、免疫強化療法、抗酸化療法

　抗加齢（アンチエイジング）指導の具体的な目的は
①動脈硬化を防ぐ
②寝たきりを防ぐ
③認知症を防ぐ
④癌を防ぐ
⑤老化を防ぐ
ことにある。これは日々健康増進に励み、QOL を高め、最終的に健康長寿を目指すものである。

第1章　抗加齢医学とは

日本の高齢社会

　日本では、人口規模の大きな世代ブロックが高齢期を迎え、「高齢者の21世紀」が始まるとも言われている。「平成12（2000）年厚生白書」によれば、1970年には65歳以上の人口は739万人、総人口に占める割合（高齢化率）は7.1％であったのに対し、この30年で急速に高齢化が進み、2000年には65歳以上の人口は2187万人、高齢化率は17.2％に増えている。おおよそ人口の6人に1人が高齢者ということになる。一方では、少子化も進行しており、すでに65歳以上の人口は、0〜14歳の年少人口（2000年には1860万人）をも上回った。
　ここでは単に危機感をあおるために現実のデータを引き合いに出したわけではない。高齢者をめぐる問題をさまざまな観点から考え、新しい高齢者像にふさわしい社会機構を創造することが重要であるからである。そして、高齢化時代の当事者達はそれぞれが自覚をもって現実に立ち向かっていかなくてはならない。数字としての年齢、実年齢はそれほど大きな意味を持たないと考えているからである。
　80歳の高齢者が皆寝たきりになってしまうと社会負担は膨大となるが、80歳になっても機能年齢が60歳であれば、何も恐れることはない。
　30年前の65歳と、現在の65歳とを抗加齢医学を実践する医療機関が通常行う客観的な「アンチエイジング検査」で比較できたと仮定すると、おそらく大きな違いが出るはずである。ここ30年の医学の進歩と社会環境の整備、栄養状態の改善といった多くの要素によって、現代の日本人は大きな恩恵を受けている。高齢社会と言われる中で、健康を理想的に維持し、活動的な毎日を送るお年寄りや、年齢にとらわれることなく闊達に生きる高齢者の姿も年々増えている。これは大変喜ばしいことであり、我々の年代は高齢者に対する画一的な見方を払拭すべきであろう。
　また、いまは高齢者の範疇に入らない人であっても、自らのするべきこと、将来に向けての生き甲斐をしっかりと維持し、何事にも意欲を持って「介護のいらない高齢者」になることに努力を払う必要がある。21世紀の高齢者像に

ふさわしい社会保障制度が確立されることは切に望まれるが、それより前に私達個人個人が豊かで活力がある長寿社会を実現するために努力をし、多くの問題に果敢に立ち向かう姿勢が何よりも重要だと言える。

　政府も決して社会の高齢化に手をこまねいているわけではない。高齢者と家族の関係、高齢者の経済状態など、高齢社会には多様な課題があることを踏まえて、所得保障制度や新しい介護保険制度などの社会保障機構を充実させるべく努力をしている。それは、おおよそ私達の考える豊かな未来社会像と同じであり、相反するものではないが、いかに社会保障制度が充実しようと、それに頼りきってしまうのは問題である。これこそが老いを助長する最大の要因であり、社会保障を「少し浮かせた補助輪」と位置づけて、まず自らの生活を自分の力で支えてみようとする気持ちが大切であろう。

　社会保障の充実に伴って、高齢者は年々経済的にも豊かになってきているという指摘もある。しかし、そこは人間の悲しい性、どれだけ裕福になろうとも欲望は限りがなく、皆が満足する段階に到達するのはとても難しいのが現実である。

　これまでの高齢者に対する医療は、「いかに長く生きられるか」、すなわち「平均寿命」をいかに延ばすかという点に主眼が置かれてきた。しかし、いよいよ現実のものとなりつつある高齢化社会の中で、長さを競う時代から、質を競う時代へと興味の中心が移りつつある。長寿社会の代償として、いわゆる生活習慣病が増加するという必然もあり、これからは多くの高齢者が「うまく付き合っていく病気」を少なくとも一つは持つ時代になっている。こうした時代に向けた高齢者医療には、QOL を重視し、長くなった寿命を心身に障害の少ない期間として維持していくことが求められるようになる。すなわち、老いを迎える前からの予防医療を含め、健康で自立して暮らす「介護のいらない高齢者」、「健康で過ごす長寿」を実現していくことが真に求められるのである。

健康日本 21

　前述のように、厚生労働省を中心に「21 世紀における国民健康づくり運動（健康日本 21）」が始まっている。本活動の主旨として以下の条文が掲げられ

ている。

　健康を実現することは、元来、個人の健康観に基づき、一人一人が主体的に取り組む課題であるが、個人による健康の実現には、こうした個人の力と併せて、社会全体としても、個人の主体的な健康づくりを支援していくことが不可欠である。

　そこで、『21世紀における国民健康づくり運動（健康日本21）』（以下『運動』という。）では、健康寿命の延伸等を実現するために、2010年度を目途とした具体的な目標等を提示すること等により、健康に関連する全ての関係機関・団体等を始めとして、国民が一体となった健康づくり運動を総合的かつ効果的に推進し、国民各層の自由な意思決定に基づく健康づくりに関する意識の向上および取組を促そうとするものである。

　実務的な目的は、「21世紀の我が国を、すべての国民が健やかで心豊かに生活できる活力ある社会とするため、壮年期死亡の減少、健康寿命の延伸および生活の質の向上を実現すること」であり、「健康日本21」の運動期間は、2010年度までとされている。最終年度に評価が行われる予定となっている。

　内容としては、①健康を増進し、疾病の発病を予防する「一次予防」に一層の重点を置いている。②健康づくりのための環境整備を目標に掲げている。取り組むべき項目については、科学的根拠に基づいて、具体的な目標が設定されている。そして③運動療法の推進が強調されている、ことである。

　現在実施されている条例として、老人保健法と医療保険法などがある。健康日本21の視点からも、現在実施されているさまざまな法律・条例などが、互いにうまく連携しつつ、老人保健事業と医療保険者による保健事業とが相互に連携しつつ、効率的かつ一体的に実施される必要があるとされている。抗加齢医学の精神は、「健康日本21」の精神でありその具体策と言えるのではないだろうか。

健康増進とオプティマルヘルス

1999年7月にNHKで放映された「寝たきり老人を減らせ」という番組はアメリカの介護問題を扱っていた。介護は大変費用がかかるもので、日本でも

毎日のように新聞に取り上げられている。しかし、アメリカでは「国と国民が同じ考えで取り組むことにより問題は解決できるのだ！」という伝統的な考え方が根底にある。

日本との決定的な違いは、日本では医療費をどうやって捻出するのかを国会で話し合い、行政改革、税金配分の変更、税率の引上げ、と制度上の議論しかないことである。アメリカでは行政上のことだけでなく、一人一人が最高に健康であれば医療費はそれだけ減る、という考えから、老後のために健康づくりをしていくよう、「ヘルシーピープルアクト」という条例まで作っている。この運動を「ヘルシーピープル運動」と呼び、65歳以上の高齢者のうち社会制度的な機関からのケアを必要とする人を全体の9％以下にすることが目的である。

アメリカではヘルシーピープル運動により、この10年間で高齢者の要介護者は120万人も減り、介護のための国家予算が減ったという側面以外に、これだけ多くの人が自分の力で生活でき、余生を送れる喜びを手にしたことを番組では強調していた。

わが国では高齢化の進展や疾病構造の変化に伴い、国民の健康の増進の重要性が増大しており、健康づくりや疾病予防を積極的に推進するための環境整備が要請されている。このような中、2000年3月に厚生省事務次官通知などにより、国民健康づくり運動として「健康日本21」が開始された。また、2001年11月に政府・与党社会保障改革協議会において、「医療制度改革大綱」が策定され、その中で「健康寿命の延伸・生活の質の向上を実現するため、健康づくりや疾病予防を積極的に推進する。そのため、早急に法的基盤を含め環境整備を進める。」との指摘がなされた。

これを受けて政府としては、「健康日本21」を中核とする国民の健康づくり・疾病予防をさらに積極的に推進するため、医療制度改革の一環として2002年3月に第154回通常国会に健康増進法案を提出し、6月に衆議院、7月に参議院で可決され成立に至り、8月公布された。

アメリカではヘルシーピープル運動とあいまって「オプティマルヘルス」という言葉が流行した。これは、心も身体も生き生きとしていて、人間として最高（オプティマル）の健康状態であることを意味する。70歳なら70歳で作り

うる最高の健康、80歳なら80歳の、50歳なら50歳の、つまりその時その時の年齢での最高の健康状態を表す言葉である。さらに言うならば、80歳でオプティマルヘルスを実現できていることが好ましく、40歳の時も50歳の時にも同様に実現していないと、その先には成り立っていかないことになる。40歳、50歳の時にいいかげんな健康状態であっては決して実現できない。若いから俺は大丈夫だ！　今のところ健康である……と思い込んで、日頃の生活をおろそかにすることは「オプティマルヘルス」の実現からどんどん遠ざかることになるのである。「健康日本21」に述べられている健康増進の目標を「オプティマルヘルス」とすれば、極めて具体的でわかりやすい。

世界の抗加齢医学

　まずは米国抗加齢医学会（American Academy of Anti-Aging Medicine；A4M）の歴史について紹介する。A4Mは、シカゴに本拠地を置く抗加齢医学の学問、研究、医療面における中心的な役割を果たす団体である。

　A4Mが、第1回目の会議を開催したのは1993年で、発足当初の会員数は10名を少し超えた程度で、学会の出席者は50名ほどであった。2001年には、A4Mは世界55ヵ国から集まった8500名の会員が活動していたが、その後商業主義的要素が強まり、2010年以降は勢いがない。

　ドイツ、フランス、オーストリアなどのEU諸国にもそれぞれの国内に学術団体がある。現在のところヨーロッパの抗加齢医学会（European Academy of Anti-Aging & Aesthetic Medicine；E4AM）を管理・運営上で実質的にまとめているのはフランスに本拠を置くコンベンション会社EuroMedicom（http://www.euromedicom.com）で、2003年からはAnti-Aging World Conference（AAWC）を開催している。抗加齢医学に関わる情報の世界レベルで共有化を図り、患者治療に役立てることである。オリンピック競技がモデルになっているという。特定の科学者・医師による個人クラブ的要素は極めて少なく、主として学術面で卓越した演者が内外から講演・出席しており、日本抗加齢医学会との人的交流も活発である。

日本の抗加齢医学

　2001年4月に日本抗加齢医学研究会（代表幹事：故渡辺慶一、昭和33年慶大医卒）が開設された。当初は、日本鋼管病院内に事務局を置く、会員数約20人の小規模な集まりだった。同年6月に第1回日本抗加齢医学研究会（会長：渡辺慶一）、2002年6月第2回研究会（会長：水野嘉夫、昭和34年慶大医卒）が開催され、会員数・参加者数も順調に増えた。それまで2年間研究会として活動を続けてきた「日本抗加齢医学研究会」を2003年4月から「日本抗加齢医学会」に変更、理事・監事の強化を含む組織改変を行った（理事長：故水島裕、慈恵会医科大学DOS研究所）。また同時に、NPO法人日本抗加齢協会（理事長：折茂 肇 健康科学大学学長）が設立され、抗加齢医学の広報・啓発・教育・臨床試験などを実践し、学会活動の支援活動を行っている。協会監修のもとで、サプリメント・健康食品・理学療法機器・化粧品などのさまざまな治験が開始されている。同年6月第3回日本抗加齢医学会（会長：故宮地幸隆 東邦大学第一内科教授）が開催された。その後も根幹となるバイオサイエンスを推進しつつ、抗加齢医学の臨床業務を我々の研究の3本柱である抗酸化療法、免疫強化、ホルモン補充療法を中心として、医学的データの集積を重ねている。

　2003年に5月には抗加齢専門医・指導士認定委員会（委員長：吉川敏一 京都府立医科大学学長）が設立された。委員会メンバーは坪田一男（昭和55年慶大医卒）、久保 明（昭和54年慶大医卒）、米井嘉一である。本制度では、抗加齢医学の普及のために、医師ならびにその周辺領域の専門家（看護師、栄養士、薬剤師ほか）に本学会の認定したカリキュラムにて抗加齢医学を学んでもらい、本学会による試験の実施、抗加齢専門医・指導士の認定を目的としている。認定専門医・指導士がさまざまな優遇措置を受けられるように検討している。2005年より第1回の認定試験を行っている。このように抗加齢医学をとりまく環境は順調で、今や会員数も8,000名を超え今後もますます増えつつある。

第1章　抗加齢医学とは

　抗加齢医学では、活動の手始めとして、まず加齢または老化の概念を変えようと試みた。

　ヒポクラテスの時代以来、極めて近年まで、病気と加齢との間には大きな境界線が引かれていた。つまり、病気は、健康あるいは正常な心身状態からの逸脱であるが、加齢は太陽が沈むのを誰も止められないのと同じく、また、我々が重力の法則に逆らうことができないのと同じく、避けることのできない宿命とみなされていた。医師達は、「病気」に対してはこれを治す努力を惜しまなかったが、「加齢」に対しては、ただこれを受け入れるだけだった。

　抗加齢医学を学ぶ多くの医師達は、「加齢、老化の過程そのものが一つの病気である」という考え方を取り入れた。もし加齢が病気であるならば、その原因もあるわけで、それを克服すれば治療が可能になるという理論である。

　病人がいれば、健常者もいる。しかし、病人と健常者を何を境に分けるかという議論が必ずある。40歳、50歳にもなれば、人によっては、そろそろ老化の兆しが外見に現れる。この段階では、明確に成人病や生活習慣病の診断をつけない限り、ほとんど全員が「健常者」の範疇に入る。しかし、肝臓の数値や血糖値、あるいは血圧がある基準の範疇であれば健康であり、それを少しでも超えてしまうと病気という考え方は少し違うであろう。いわゆる、「病気を持ちながらの健康」という概念を抗加齢医学では大切にする。加齢によって必然的に発生する疾患と上手に付き合いながら、進行を管理するという考え方も抗加齢医学の大切な側面である。

医師・医療従事者の役目

　抗加齢医学と日本医師会が提唱する生涯保健事業について、日本医師会常任理事櫻井秀也博士（昭和31年慶大医卒）は、日本抗加齢学会第2回学術講演にて次のように述べている。

　まずは「生涯にわたる保健事業の推進は健康投資政策である」というのを基本理念としている。これには、医療の全スペクトルである健康維持増進、疾病の予防、疾病の早期発見、診断、治療、リハビリテーション、社会復帰、福祉などを包括する。また、個人のライフサイクルである、妊娠期、出産期、

乳幼児期、少年期、思春期、壮年期、中年期、老年期の各期に対応して、生涯を通じた連続性のあるものとしてとらえている。家庭・学校・職場・地域社会などのあらゆる場において心身両面の健康問題について対応するものとして考えている。

また、櫻井博士は、生涯保健事業は、好ましい生活習慣の形成と健全な心の育成を目指すものであるが、個人が生き甲斐を持ち、生きる目標を持つことも視野に入れた活動であることが必要であると述べ、生涯を通じた保健事業の必要性を説いている。

さらに、健康は資本であり、健康資本という概念が成り立つことを理解することが重要であると言う。各個人は、出生時において両親から与えられた初期健康資本を保有しているが、これはある時期を過ぎると時間と共に減少してしまう。また疾病の発症により健康資本の減少は加速されると言う。その減少を少しでも抑える方策が必要であり、それが健康投資であるという考え方なのである。

日本医師会は、健康投資の考えに基づき、「生涯にわたる健康の保持増進活動の体系化をめざして」として、以下のような「健康基本法」制定の提案をしている。

　①わが国の健康資質を向上確保するには、国民の健康を人の生涯にわたって一貫して扱う健康基本法の制定が期待される。健康基本法は、国民の健康資質向上を図ることを理念として、既存の母子保健法、学校保健法、労働安全衛生法、老人保健法を包括して基本施策を規定するものである。これによって国民の健康資本が蓄積され、将来、国民の資源としての健康資本が増大することが期待される。

　②日常診療は、疾病負担による健康資本の減少を適切な治療により軽減することを主たる目的としてきた。これからは、疾病負担の軽減のみを目標とするのではなく、健康資本を増大させる予防医学を柱とした健康増進活動も日常診療の中で取り扱われるべきである。

櫻井博士は、生涯保健事業の具体的課題と、一次予防としての「かかりつけ医」の役割についても言及した。

櫻井博士はこれからの医師の診療活動は、症状の存在を前提とした「健康保

険制度による診療」と症状の存在を前提としない「保健事業による診療」が車の両輪となって推進されなければならないと言う。その意味で、地域住民が最も頻繁に接触する医師であり、住民の生活史や生活環境を一番よく知っている「かかりつけ医」が、適切な健康教育を通して生涯保健事業を進めることが極めて重要な鍵を握るという考えである。

また、二次予防としては健康診断が重要である。

学校保健、職域保健また老人保健事業に基づく各種検診事業の充実と、その結果をどのようにして各人が理解し、自分から積極的にどのように改善していくかが大切であり、その主体性を持つ学校医、産業医、そして地域のかかりつけ医の役割は大きいと言う。

また二次予防としての健康診断結果からの事後指導は、さらに充実させるべきであろう。

各種検診後の事後措置をどのようにしていくかは、健診事業の根幹をなす重要な問題である。特にハイリスクグループの教育は、個別の健康教育が最も重要であり、この分野でのかかりつけ医の教育的役割は重要であるとしている。現在、全国で展開されている老人保健事業に基づく保健事業については、健康診査の充実・強化を図ると共に、さらに効果的・効率的な事後指導の方策を検討することが必要で、市町村行政だけに任せるのではなく、地域医師会も積極的に関与していくことの必要性を説いた。この点については、学校保健、職域保健などにおける健康診断の事後指導についても全く同様であろう。

三次予防としては、疾病の悪化、再発の予防および障害された機能回復が重要である。

三次予防は、医療と保健事業が重なりあう部分が非常に多く、かかりつけ医には、それらを包括した対応が求められると言う。発生した疾病の悪化、再発を予防し、身体的そして精神的機能の低下を防止し、さらには早期リハビリテーションを開始することにより社会復帰を促進し、健康年齢の延長をはかることが求められているのである。

すなわちこれらは、一次予防・二次予防・三次予防を包括した健康維持増進機構と言えよう。

第 2 章

抗加齢医学の診断

人間ドック・健康診断

　1954 年に発足した人間ドックは、まもなく半世紀を迎えようとしている。その形態も検査項目の増加にもかかわらず、検診期間は 1 週間から 1 日に短縮した。そのため気楽に受診が可能となり、日本病院会の調査によれば、全国の人間ドック受診者数は約 300 万人に達している。

　人間ドックと抗加齢医学との関連について、日本人間ドック学会理事の笹森典雄博士（牧田総合病院附属健診センター長）は、日本抗加齢医学会第 1 回学術会議にて次のように述べている。

　　人間ドックの目的は、主に予防医学を活用した病気の予防である。人間ドック全国集計成績を分析すると、二次予防の面からみた癌検診は有効であり、特に消化管癌の約 80% 近くが早期癌として発見されている。

　しかし、一次予防の面からみた健康度（生活習慣関係危険因子の異常率）は年々悪化の一途をたどり、一方で人間ドックの価値観が問われている。その理由としては専門学会による勧告値が厳しくなったこともあるが、近年目につくのが生活習慣病危険因子の複合ケースの増加である。

　人間ドック受診者の過半数は、医学的治療の必要がない半健康人である。人間ドックや健康診断システムは、従来から行われていた保健医学的手法に加え、抗加齢医学的手法を導入することにより、これらの対象者は、健康度のさらなる改善が期待できる。

第2章 抗加齢医学の診断

身体症状・QOLの評価

　抗加齢医療を実践するうえで、自分自身の老化度を客観的に評価することは大切な第一歩である。日本の保健医療の実態と抗加齢医療が予防医学の範疇であることを考慮すると、老化度チェック機関としては日本独自の制度である人間ドックがその役割を担うという考え方が順当であろう。

　人間ドックの目的は、無症状あるいは軽微な症状の方を対象に、血液・尿検査、画像診断を中心とした一連の検査により、無症候あるいは未発症の疾患や、それらの危険因子を発見し、それに対して早期治療や予防、進行の防止を実現しようとするものである。

　具体的には、日本人の三大死亡原因である癌、心臓病、脳卒中は、早期発見、早期治療、生活指導、疾患予防を行うことが重要であり、人間ドックはこうした意味で受診者の利益に寄与している。

　抗加齢医学にとっても人間ドックは極めて有益な制度である。すなわち、加齢や老化という兆候や症状についても、一連の検査により早期発見、早期治療、生活指導を適宜行うことによって、加齢による諸症状や老化の予防を実現することができるからである。

　人間ドックは、現在は自費診療であるが、会社や団体によっては健康保険組合からの補助金が受けられることがある。長年にわたる日本人間ドック学会の地道な活動が実を結び、全国の人間ドックが推奨基準以上の医療水準を実現して、国民から厚い信頼を得ていることは大変喜ばしい。

　また、人間ドック受診者は、一般的に健康意識が高く、基本的には健常者である。従って、受診者は病気になってから治療するのではなく、病気にならないために努力をするという考え方、いわゆる予防医学の理念を実践している方々が多い。このように啓発された健康意識の持ち主に対しては、抗加齢医学の概念は極めて有効に機能していくと予想される。

　抗加齢医学における人間ドック（アンチエイジングドック）の実際の診療の流れは次のような順序、①問診・診察、②老化度の客観的評価、③全体的評価、④抗加齢医療の立場からの指導および治療となる。

1. 問診・診察

　老化の兆しの現れかたは年齢によって異なる。40歳代、50歳代、60歳代の方々にとっては、まだゆっくりした形態のように見える。しかし、80歳代、90歳代、もしくはそれ以上の年齢の方にとっては、老化は極めて急激に訪れる。

　客観的な評価を得るために、下に示す質問表を用いて、自分自身の老化度を測ってみるとよい。この老化度測定は、元旦や誕生日、もしくは何か決められた日に必ず行うなど、毎年これを繰り返し、続けることで大きな効果を発揮する。経過を見るうちに必ず大きな変化に遭遇するであろう。

　また、3年前あるいは10年前の自分を思い起こして、今日と比較するのも良い方法である。（P 22、P 23 に問診票を掲載）

　本問診票を用いた情報は多数の施設から集まりつつあり、さまざまな情報が得られている。2004年日本高齢消化器医学会においても、本票を用いて消化器症状（食欲不振・胃が張る・胃痛・下痢・便秘）の発現と加齢との関連に関する229例の解析結果を報告している。それによると、実年齢は、血管年齢、骨年齢、DHEA-sの低下、IGF-Iの低下、エストラジオールの低下、プロゲステロンの低下、甲状腺ホルモン（FT3）の低下と有意な相関関係を認めた。実年齢はいずれの消化器症状とも相関が見られなかったが、血管年齢やホルモン年齢に相関する症状も認められた。加齢に伴う消化器症状や疾患の発現には、実年齢よりも生理的年齢が重要なのであろう。また、これらの消化器症状は生活習慣によっても影響される。

あなたの症状を教えてください。
（1 全くなし　2 ほとんどなし　3 少しあり　4 中等度あり　5 高度にあり）

からだの症状　　　　　　　1　2　3　4　5

- 目が疲れる　☐ ☐ ☐ ☐ ☐
- 目がかすむ　☐ ☐ ☐ ☐ ☐
- 眼痛　☐ ☐ ☐ ☐ ☐
- 肩がこる　☐ ☐ ☐ ☐ ☐
- 筋肉痛・こり　☐ ☐ ☐ ☐ ☐
- 動悸　☐ ☐ ☐ ☐ ☐
- 息切れ　☐ ☐ ☐ ☐ ☐
- ふとりやすい　☐ ☐ ☐ ☐ ☐
- やせやすい　☐ ☐ ☐ ☐ ☐
- だるい　☐ ☐ ☐ ☐ ☐
- 健康感がない　☐ ☐ ☐ ☐ ☐
- 口渇　☐ ☐ ☐ ☐ ☐
- 肌の不調　☐ ☐ ☐ ☐ ☐
- 食欲不振　☐ ☐ ☐ ☐ ☐
- 胃が張る　☐ ☐ ☐ ☐ ☐
- 胃痛　☐ ☐ ☐ ☐ ☐
- 風邪をひきやすい　☐ ☐ ☐ ☐ ☐
- 咳や痰　☐ ☐ ☐ ☐ ☐
- 下痢　☐ ☐ ☐ ☐ ☐
- 便秘　☐ ☐ ☐ ☐ ☐
- 抜け毛　☐ ☐ ☐ ☐ ☐
- 白髪　☐ ☐ ☐ ☐ ☐
- 頭痛　☐ ☐ ☐ ☐ ☐
- めまい　☐ ☐ ☐ ☐ ☐
- 耳鳴り　☐ ☐ ☐ ☐ ☐
- 腰痛　☐ ☐ ☐ ☐ ☐
- 関節痛　☐ ☐ ☐ ☐ ☐
- むくみ　☐ ☐ ☐ ☐ ☐
- 汗をかきやすい　☐ ☐ ☐ ☐ ☐
- 頻尿　☐ ☐ ☐ ☐ ☐
- のぼせ　☐ ☐ ☐ ☐ ☐
- 冷え症　☐ ☐ ☐ ☐ ☐
- その他（　　　　　　　）　☐ ☐ ☐ ☐ ☐

あなたの症状を教えてください。
（1 全くなし　2 ほとんどなし　3 少しあり　4 中等度あり　5 高度にあり）

こころの症状

	1	2	3	4	5
いらいらする	□	□	□	□	□
怒りっぽい	□	□	□	□	□
意欲がわかない	□	□	□	□	□
幸せと感じない	□	□	□	□	□
生きがいがない	□	□	□	□	□
日常生活が楽しくない	□	□	□	□	□
自信を失った	□	□	□	□	□
人と話すのが嫌	□	□	□	□	□
憂うつ	□	□	□	□	□
役に立つ人間でない	□	□	□	□	□
眠りが浅い	□	□	□	□	□
寝つきが悪い	□	□	□	□	□
くよくよする	□	□	□	□	□
ど忘れをする	□	□	□	□	□
集中できない	□	□	□	□	□
問題を解決できない	□	□	□	□	□
容易に判断できない	□	□	□	□	□
心配ごとでよく眠れない	□	□	□	□	□
緊張感	□	□	□	□	□
理由なく不安になる	□	□	□	□	□
何か恐怖心を感じる	□	□	□	□	□
その他（　　　　　　　）	□	□	□	□	□

第2章　抗加齢医学の診断

　本問診票を使用した臨床試験には次のものがある。健康食品・サプリメントではヨード卵光®（日本農産工業）、メダリスト®（アリスト）、プーアール茶（ティーライフ）、マイクロダイエット®（サニーヘルス）、アスタキサンチン（富士化学）、Lカルニチン（ニューレックス）、カシス果汁（キリン・メルシャン）、ビートセラミド（明治・日本甜菜精糖）、乾燥ビール酵母（アサヒビール）、抗糖化ハーブミックス（アークレイ）、後発酵ドクダミ茶（ひかわ）、えんめい楽（ユニアル）、ミスカミスカ（TOWAコーポレーション）、機能性豆乳飲料（サンスター）、青汁（ファンケル）、養命酒製造の黒酢®、食べる前のうるる酢®（養命酒製造）、プラセンタ抽出物含有食品（ステファニー化粧品）、INJUV（らいむ）、崩壊遅延防止ソフトカプセル（三生医薬）、越後白雪茸（マイコロジーテクノ）、麹甘酒（八海醸造）、化粧品ではエタリテ®（シャルレ）、石鹸（ジュジュ化粧品）、理学療法機器では電位治療器セレンテ®（シェンペクス）、加圧スポーツウェア　カーツ®（佐藤スポーツ・ゼノア）、αゲル製寝具（ジェルテック）、4層特殊立体構造マットレス（西川産業）、その他では口閉じトレーニング（パタカラ）、アフェーレーシス（旭化成）などである。抗加齢QOL共通問診票を使用することにより、各試験対象品の安全性、有効性のスペクトラム、有効性の程度とその限界がよくわかる。また、さまざまな種類の療法が同じ土俵のうえで比較検討されることの意義は大きい。

2. 老化度の客観的評価方法

1) 血液中ホルモン濃度測定

　IGF-I、DHEA-s、コルチゾル、甲状腺ホルモン、テストステロン、エストロゲン、プロゲステロン、インスリンを測定する。成長ホルモン、IGF-I、メラトニン、DHEA-sは、加齢と共に低下する。

　メラトニンについては明暗により制御される「日内変動」があること、環境条件にも左右されやすいこと、検査法自体の再現性が確立されてないことなどにより、日常診療において測定することにあまり意味はない。

　成長ホルモン測定は、「日内変動」があること、運動により影響されること、そして、極めて微量であることにより、測定法自体にも再現性が問われるため、成長ホルモンそのものより、その作用を媒介するIGF-I（ソマトメジンC）を

測定するほうがより有意義である。

　テストステロンについては、総テストステロン、遊離型テストステロン、そして、悪玉であるジヒドロテストステロンを測定する。どれか一つを選ぶとすれば、遊離型テストステロン測定には再現性の問題が少なくないので、総テストステロンとなる。

2）骨密度測定

　骨密度は加齢と共に低下する。骨粗鬆症はこの骨密度が低下した症状であり、介護の必要な「寝たきり老人」を作る大きな原因ともなっている。二重X線吸収測定法（Dual energy X-ray Absorptiometry: DEXA）による大腿骨頸部や腰椎（L2-4）の骨密度測定は、簡便で再現性が高いため広く用いられている。男性では、加齢と共になだらかに低下するが、女性では、閉経に伴うエストロゲン低下によって急激に低下する。

　これまで女性の骨密度の低下曲線については、「50歳の閉経と共に急激に低下し、70歳を過ぎると、再びゆっくり低下するようになる」と説明されてきた。しかし、この説明は明らかに誤りであろう。一体どうして、70歳を過ぎると、ゆっくり骨が老化するというのであろうか？　よく考えてみるとおかしな話である。

　実際は、70歳を超えても骨密度の低下曲線は変わらずに、どんどん低下してゆく。骨密度が低下した人から順番に、骨粗鬆症になり、骨折をきたし、寝たきりになり、衰弱し、脱落してゆくのであろう。

　骨密度の低下曲線の解釈の過ちは、70歳を超えると、生き残った人しか骨密度の検査ができないことにある。70歳を超えると骨密度の低下がゆっくりになったように見えるのは、実際には「骨密度の低下がゆっくりな人」しか生き残れないからなのである。

3）動脈硬化度（血管年齢）の測定

　動脈硬化とは、加齢と共に動脈がしなやかさを失って、劣化した状態を意味する。動脈硬化は、加齢と共に増加する疾患の中でも代表格で、高血圧、脳卒中、心筋梗塞などの生活習慣病の大きな原因となっている。動脈硬化が進展する機構も明らかにされつつある。特に動脈硬化を助長する危険因子を改善させることが肝要であり、そのためにも動脈硬化の進展具合を客観的に評価するこ

とは意義深い。

血管年齢の測定法は十分に確立された方法とはまだ言えない。大きく分けて、脈波伝播速度法（Pulse Wave Velocity: PWV）と指尖加速度脈波法の二つがある。

脈波伝播速度検査では、動脈を伝わって全身へ広がる心臓の拍動を、身体の2カ所の脈を測定して、その間の脈の伝わる速さを調べることによって動脈硬化の程度を評価する。動脈硬化が進行すると、血管が硬くなるため、脈波が血管壁で吸収されず速度が速くなる。反対に、血管が柔軟であれば、脈波は弾力性のある血管壁で吸収され、伝播速度は遅くなる、という原理に基づく。すなわち脈波伝播速度が速いほど動脈硬化が高度となる。

伝播速度以外にも、脈波は心臓から末梢血管に至る血行動態に関してさまざまな情報を含んでいる。具体的には、脈波は、血圧、心拍動、血管抵抗、血行動態、細動脈硬化の程度など生理的条件によって修飾され、波形に変化を生じさせる。また脈波の測定法としては、圧脈波としてとらえる方法と、血流の容積変動としてとらえる容積脈波測定法がある。指尖加速度脈波計は、ヘモグロビンの吸光量を主体に血流変動をとらえた非常に簡便な検査機器である。これらの脈波について種々の解析方法が提案され、動脈硬化の評価に利用されている。

4）体脂肪・筋肉量測定

現在では、簡単な方法で体脂肪が測定できる。身長や体重といった基本測定値の一つと言ってもよい。健康長寿のためには、皮下脂肪より内臓脂肪の蓄積に留意すべきである。その意味では、単に全身の平均体脂肪率ではなく、「ウエスト/ヒップ比（ウエストとヒップの割合）」など、全身における脂肪分布にまで注意を払いたい。通常のダイエットで単に体脂肪率を落としても、ウエスト/ヒップ比が改善されないことが多い。ホルモンバランスの調整がここでも重要となる。

「Physion MD」（フィジオン）という生体電気インピーダンス式検査機器を使って得られた部位別筋肉量、体脂肪量、体脂肪率、腹部脂肪率の1万例以上のデータベースと照合して、筋年齢を算出している。

5）最大酸素消費量測定

トレッドミルやエルゴメーター検査を行うことにより、最大酸素消費量を測定することができる。これは、その人の心肺能力を表しており、やはり加齢により低下することが知られている。抗加齢医学に基づく運動療法や、その他の療法をすすめていくうえで客観的な指標と言える。

ジョギング・エアロビクス・水泳などの有酸素運動を定期的に行うことにより、改善することができる。

6）高次脳機能検査（神経年齢の測定）

人間ドックに脳ドックを併設する施設が増加しているが、それらの多くはMRIなどの画像検査が主体であるものの、話す機能、注意力、認知力、判断力といった高度な脳神経機能の評価はあまり行われていない。これらのどれかに支障をきたすと高次脳機能障害と呼ばれ、大脳半球に障害が広がると顕在化してくる。当然、このような障害についてもできるだけ初期のうちに見つける必要があろう。

高次脳機能検査には次のような項目がある。注意力検査、前頭葉機能検査、視知覚脳機能検査、全般的知能検査、記銘力検査、軽度意識障害検査、精神機能全般などである。

高次脳機能に障害が起こると、運動障害、感覚障害、意識障害といった要素的障害では説明できない言語、動作、認知、記憶、注意の障害が現れる。主に大脳半球の損傷、特に白質障害で起こる。これらは、意思疎通（コミュニケーション）をはじめとする人間らしい活動のさまざまな側面に困難を引き起こす。

2000年1月に開催された第9回日本脳ドック学会総会にて日本脳ドック学会総会会長 小林祥泰島根大学医学部教授（昭47年慶大医卒）は、高次脳機能検査の評価基準の統一化を提唱している。特に、未破裂脳動脈瘤手術は高次脳機能に有意な影響を与えることがあるが、標準化された高次機能検査によって、きちんと評価しようというものである。高次機能検査の標準化の促進のためコンピューター化したWisconsin Card Sorting Testも配布されている。また、島根大学医学部の脳卒中データバンク・ホームページ（http://strokedatabank.ncvc.go.jp）からも同プログラムのダウンロードが可能である。

本試験は、無症候性脳血管障害の影響を検出するうえで有用であり、かつゲ

ーム感覚でできるため被験者にもストレスがない。検者の負担も少ない。以下の文は、故加藤元一郎博士（昭和55年慶大医卒）により作成された本試験の添付文書（『慶應医学』65：861-885、1988）に補足を加え掲示した（P 28、P 29参照）。

Wisconlin Card Sorting Test

①CA（categories achieved；カテゴリー達成数）：連続6正答が達成された分類カテゴリーの数。検査成績を総体として表す。MRI検査による脳質周囲高信号領域の広がりとテスト成績を解析した結果、カテゴリー達成数は白質病変が高度になるほど低下することが示されている。すなわち白質病変が「なし」または「軽微」から「中等度」以上になるにつれて、CAは6→5→4と低下する。

②NUCA（numbers of response cards used until the first category achieved；第一カテゴリー達成までに使用された反応カード数）：最初の6連続正答が形成されるまでの試行錯誤の段階の評価価値。健常者であれば平均3〜4枚のカードしか必要とされないが、障害が高度になってくると10枚以上のカードが必要になってくる。

③TE（total errors；全誤反応数）

④PEM（perserverative errors of Milner；Milner型の保続性の誤り）：カテゴリーが変更されたにもかかわらず、直前に達成されたカテゴリーに固執し、それへの分類を続ける場合の誤反応数。達成されたカテゴリーの保続傾向の評価値。

⑤PEN（perserverative errors of Nelson；Nelson型の保続性の誤り）：直前の誤反応と同じカテゴリーに続けて分類された誤反応数。直前の誤反応の保続傾向ないし前反応の抑制障害の評価値。

⑥EEPM（errors except perserverative errors of Milner；Milner型の保続以外の誤り）：TEからPEMを減じた値。

⑦EEPN（errors except perserverative errors of Nelson；Nelson型の保続以外の誤り）：TEからPENを減じた値。

⑧MCS（maximum classification scores；最大分類数）：連続6正答を除いた反応の中で、色、形、数のうち一つの分類カテゴリーに最も多く準拠した反応数。

⑨DMS（difficulty maintaining set；setの把持障害）：2以上5以下の連続正反応後に誤反応が生じた回数。準拠している概念を見失う程度の定量的評価値。

⑩ UE（unique errors；特殊な誤りの定量的評価値）：どの分類カテゴリーにも一致しない誤反応数（色、形、数のいずれでもないものを選んだ反応数）。
⑪ BR（bizarre response；奇妙な応答）：分類カテゴリーを行う際に色、形、数以外の奇妙な応答。例えば1＋3＝4だからというような応答がなされた場合。検査法ではBRの計算はできないので評価表に検者がその数を記載する。
⑫% PEM：PEMのTEに対する比率。健常者であれば平均0～20%程度であるが、障害が高度になってくると50～80%程度になってくる。保続性障害の指標である。
⑬% PEN：PENのTEに対する比率。健常者であれば平均0～15%程度であるが、障害が高度になってくると40～70%程度になってくる。保続性障害の指標である。
⑭反応時間計：各々の刺激カード提示からカードを選択するまでの時間の合計（時：分：秒）。
⑮テストの所要時間：説明を開始した時点から検査終了までの時間（時：分：秒）。

表　評価の方法

	30歳	40歳	50歳	60歳	70歳	80歳以上
CA	6	5	4	3	2	1～0
NUCA（枚）	3	4	5～6	7～8	8～9	10～
% PEM（%）	～10	10～20	20～30	30～40	40～60	60～
% PEN（%）	～5	5～10	10～20	20～35	35～50	50～

　上記は、日本鋼管病院の人間ドック脳ドックの成績（約50例）から推測したものである。詳細な検討はまだ先である。ここでは、各項目のうち最も進行したものを推定評価年齢とした。ライフスタイルコンパス（日本シューター）などを用いて神経年齢を算出する。

3. 老化度の全体評価

　アンチエイジングドックの検査項目としては、通常の人間ドックの検査に加えて、身体の機能年齢として筋年齢、血管年齢、神経年齢、ホルモン年齢、骨年齢を評価し、老化を促進する危険因子として免疫能、酸化ストレス、心身ストレス、生活習慣、糖化ストレスを評価する（30頁図）。機能年齢については、同志社大学アンチエイジングリサーチセンターデータベースを参照して、現在の日本人において何歳程度に相当するか、すなわち相対的機能年齢として算

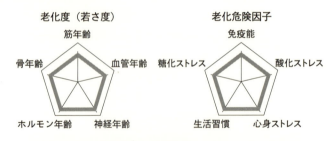

図　老化度と老化を促進する危険因子

出している。これらのうち最も老化した項目と最も大きな危険因子を重点的に是正する。これはパイレーツ（海賊）の法則を用いると理解しやすい。海賊が島を略奪する時、敵兵士が10人いたらもっとも強い2人をやっつけることにより、8割がた占領できるという考えである。老化度の5項目、危険因子の5項目、計10項目のうち最も重要な2項目を是正することで8割がた目標を達成できる。

4. 抗加齢医療の立場からの指導および治療

　人間ドックに老化度チェックの項目を加えることが極めて有用である。自分にあった抗加齢療法のプログラムを組み立てるにあたり、自分自身の成長ホルモンやその他のホルモンがどのような状態にあるか、知る必要がある。血中の成長ホルモン濃度を直接はかる方法もあるが、成長ホルモン分泌の日内変動、運動による影響、測定法の問題により、成長ホルモン濃度の測定結果には再現性の問題がある。成長ホルモン分泌状況を確実に知るためには、医療機関で、血液中のIGF-I（インスリン様成長因子-I）の値を検査する必要がある。日本では、自分の老化度をチェックする目的でのIGF-Iなどの血液検査は、健康保険適用の対象ではない。自費診療の範疇のため、経済的な負担が大きく、なかなか普及しない。そこで私達は、日本人間ドック学会に対し、IGF-Iを含むホルモン検査を保険適用の対象に加えるよう呼びかけている。これによって、人間ドック受診時に、生活習慣病や悪性腫瘍についての早期発見、予防の助言、早期治療を受けるのと同じように、加齢や老化の兆候についても早期発見、進展予防のための助言を受けることができるようになるであろう。

またIGF-I値は、肝硬変や甲状腺機能低下症、腎不全、下垂体腫瘍などの疾患によっても、異常な値を示すことがある。これらの疾患は慢性に進行して、症状がなかなか現れないことがあり、IGF-Iなどの血液検査の保険適用化は、これらの疾患の早期発見にも役立つ。

　日本鋼管病院では、全国に先駆けてこの新しい医療技術を取り入れ、アンチエイジングドックを運営している。抗加齢医学の観点から老化度チェックを行い、これらの結果に基づいて、食事指導や運動指導、心理指導を行っている。またJFEグループ企業の全重役が2003年より毎年アンチエイジングドックを受診している。

　食事指導においては、サプリメントに関する助言をあわせて行う。運動指導では、スポーツジムの利用ばかりでなく、リハビリテーション施設をもっと積極的に活用してもよいのではないかと考えている。また、スポーツ医学ともより緊密な協調関係を築く必要がある。高齢者には、寝たきりにならないための運動指導、転んでも怪我をしないための指導が望ましい。

　また精神指導も重要である。健康、疾患は心身が相関して発現するのであるから、心理指導が必要な人は意外に多く、この分野に対しても積極的に介入していく必要がある。というわけで、加齢という「移ろい」を疾患と位置づけ、あらゆる側面から介入していくためには、栄養士や薬剤師、運動療法士、心理療法士を含めた、総合的指導体制、診療体制の確立が重要となる。

治療方針の選択のためのガイドライン

　抗加齢医療の立場からの患者個々の症状に対応して、指導、治療していくにあたって、医学的根拠に基づいた、一定レベルの共通指針が必要となるのはいうまでもない。

　ますます多様化する医学界の中には、西洋医学に基づいた比較的規模の大きい多くの学会（内科学会や外科学会など）がある。また小さなものの中には、代替医療学会、温泉療法学会、鍼灸学会、音楽療法学会などの多岐にわたる学会が存在する。それぞれが独自の理論と治療法を持ち、さまざまな主義主張を展開して自らの療法に関する効能について、適切な評価を望んでいるはずである。

抗加齢医学の立場から言えば、それら一つ一つの療法が、抗加齢医療を実践し、効果を実現していくうえでの強力な武器、または方法論となりうる。そして、すべての方法論が共通の舞台に立ち、共通の客観的規準を持つことによって公平に論じられるべきであろう。例えば、先天的な資質によって、さほど健康に留意しなくとも、温泉療法だけで健康を享受し、心身共に健康な状態で100歳を迎えることができる人は確かに存在する。温泉療法学会で活動している医師達は、この例をもって「温泉療法は健康に良い」と言うかもしれない。しかし、他の学会の医師は、もっと遺伝的な理由や生活習慣などを長寿の理由にあげ、温泉は補助的効果を上げたにすぎないと反論するであろう。実際、温泉療法の適応、効果、治療の限界については現在でもほとんど論じられていないのが実情で、こうした運用上の立ち遅れが各療法に対する認知に遅れを生じさせている原因ともなっている。各学会を推進する医師は、より多くの症例を自ら積極的に検証し、客観的な規準においてそれらを評価する態度を求められているのである。

抗加齢医学に基づく医療では、老化度チェック検査などの客観的な医学上の根拠に基づいて、治療法の選択をするべきと考える。80歳を超えても、心身共に健康であり、骨粗鬆症の兆候もなく、IGF-Iも250 ng/mL以上ある人達に対しては、適切な食事と運動の指導をしたうえで、自信を持って、「あなたは温泉療法だけで十分です」と言うことができる。

オプティマルレンジの考え方

オプティマルヘルスとは、それぞれの年齢における心身共に最も生き生きとした理想的な健康状態を意味する。40歳には40歳の、50歳には50歳における最善の健康状態がある。その連続として90歳があるわけで、90歳になった時に良い健康状態を保つためには、若い頃からオプティマルヘルスを心がける必要がある。

血液検査については、オプティマルヘルスを保つための目標値（オプティマル値）を提唱している。検査成績が、単に標準範囲に収まっていればよいと言うのではなく、より上の水準を目指すという極めて前向きな医療である。ホル

モン補充を行う場合には、血中濃度がこの範囲内に収まるように調整する。

　将来的には、日本人に見合ったオプティマル値を、例えばボディ・マス・インデックス（BMI）を算出したのと同様、医学的根拠に基づいた方法で設定すべきである。ここでは「30歳という年齢において、各種ホルモン値が最も調和がとれている」という仮説をもとに、健康な30歳男女の正常範囲をオプティマル値とする考え方と参考値を紹介する。これらは同志社大学アンチエイジングリサーチセンターデータベースに基づいた値である。

第3章

加齢に伴う変化

加齢と共に変化するホルモン・血中物質

1. メラトニン

　メラトニンは、脳の松果体から分泌されるホルモンで、脳下垂体後葉のメラニン細胞刺激ホルモンに拮抗する作用がある。脳の奥ふかくにある松果体は、「第三の目」とも呼ばれ、われわれ人間に至る進化の過程で、知覚能力をもっていた時期があったのではないかと考えられている。単なる内分泌器官の一つではなく、体内の器官の位置づけでは、かなり高い地位にある。

　メラトニンはすべての動植物において同じ分子構造で、それぞれの体内時計を介して、脳の時間監視係の役割を果たしている。また、睡眠と覚醒の周期を司り、渡り鳥達には移動の時期を知らせたり、発情や生殖、冬眠などの時期をおしえる役割がある。メラトニンの分泌量は、成長期の子供の頃が最も高く、その後急速に低下する。

　メラトニンの最も大きな役割は睡眠に対する作用である。メラトニンは「レム（REM）睡眠」と呼ばれる「夢を見る段階」を抑制することがなく、鎮静剤や他の睡眠薬のように副作用を起こすことがない、一種の「天然の睡眠薬」と言える。メラトニンは、時差ボケをやわらげ、筋肉痛や自閉症児の睡眠障害の治療にも役立ってきた。高脂血症の人では血中コレステロールを低下させることにより、心臓病を予防する可能性がある。

　またメラトニンには強力な抗酸化作用がある。これまでに発見されたフリーラジカル除去物質の中でも格段の能力を持っており、細胞一つ一つに浸透して、

第3章 加齢に伴う変化

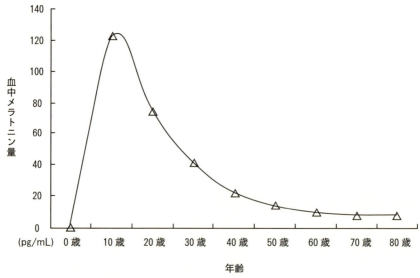

図 メラトニンの分泌曲線

フリーラジカルの攻撃からDNAを守る作用を有する。

　メラトニンには免疫力を高める作用があることもわかっている。それは、このホルモンが、免疫に大きく関与し、T細胞球を生成する臓器でもある「胸腺」を刺激するからである。胸腺が最も大きくなる思春期頃、メラトニンの分泌レベルも最大となり、胸腺の萎縮に従って、メラトニンの分泌も下がってくる。そして、この胸腺の萎縮曲線とメラトニンの分泌推移曲線がきれいに一致することから、メラトニンと胸腺の関係が示唆されている。

　近年もっとも注目されているのがメラトニンの糖代謝への作用である。メラトニンは糖化最終生成物（AGEs）の生成抑制作用を持たないが、AGEs分解促進作用を有する。前夜にメラトニンを服用すると翌朝の食後高血糖が緩和される。これらの総合作用により糖化ストレスが減少する。

　メラトニンは認知症（コグニ）対策に貢献できる可能性があり、いくつかの作用機序が想定されている。メラトニンはアルツハイマー型認知症におけるβアミロイド凝集を抑制する。メラトニンは脳内でAFMK（N(1)-acetyl-N(2)-formyl-5-methoxykynuramine）、AMK（N-acetyl-5-methoxykynuramine）に

代謝される。AMK は長期記憶誘導する働きがある。物忘れの予防・改善作用が期待されている。

　加齢と共に身体に現れるいくつかの変化は、このメラトニン分泌が低下することが一因となっている。年配者では、若い人よりも睡眠障害が多く見られるのは、このためである。加齢に伴う変化のうち、免疫力の低下、発癌頻度の増加、コレステロール代謝の異常に大きく関わっている。近年、メラトニンが受精・着床といった卵巣機能の維持、骨の成長に重要な役割を果たすことが指摘されている。

　盲人は、網膜で光を感じることができないので、血中のメラトニン濃度が健常者に比べて高い。また、統計的に盲人では、癌の発症率が低いことが知られているが、これにはメラトニンによって腫瘍に対する免疫力が上昇していることが原因と考えられている。

2. IGF-I

　成長ホルモンは、別名ソマトトロピンとも呼ばれ、身体の中に存在するホルモンの一つである。このホルモンは 191 個のアミノ酸がつながってできた蛋白質で、脳下垂体から分泌される。成長ホルモンが肝臓に達すると、IGF-I（インスリン様成長因子-I）の産生を促し、全身において成長ホルモン作用を発揮する。IGF-I は別名ソマトメジン C とも呼ばれる。

　成長ホルモンは、幼児期には大量に血液中に放出され、成長期に背が伸びたり、骨が成長するのを助ける働きがある。特に、夜間の睡眠の質が一番深い頃に、最も多く分泌されるので、「寝る子は育つ」という諺は実に的を射ている。成長ホルモンは、成長にとって欠かすことのできないホルモンで、これが欠乏すると、発育不全という問題をもたらす。

　成長ホルモンは、成人になって、成長が止まった後も放出され、細胞のアミノ酸取り込みを促進することによって、代謝を促進するなど、一生の間、大切な役割を果たす。アミノ酸は蛋白質の構成成分で、筋肉を作ったり、傷を治したり、心臓や皮膚などの臓器や器官を作ったり、身体のいろいろなところで利用される。

　このほかにも成長ホルモンにはさまざまな効用がある。代表的なものは、張

第3章 加齢に伴う変化

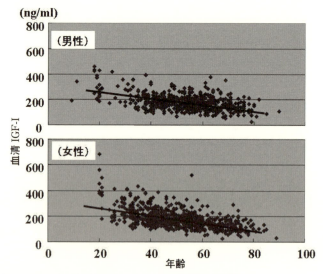

同志社大学アンチエイジングリサーチセンターにおける自験例の成績。
男性：$y=-2.1x+289.9$、$r=0.455$、$n=632$。
女性：$y=-3.2x+343.3$、$r=0.576$、$n=733$。

図　加齢に伴う血清 IGF-I の変化

りと潤いのある健康な皮膚を作ったり、骨を丈夫にしたり、活力や性的能力を高めたりする働きである。免疫機構を強化したり、コレステロール代謝を改善化し、心肺能力を高め、記憶力の強化など脳の働きを改善させるという具合に、その作用は実に多岐にわたる。

　成長ホルモンは、30歳頃から低下しはじめ、10年で13%も低下する。加齢や老化に伴うさまざまな身体の変化のうちのいくつかは、成長ホルモンの分泌低下と関連があると考えられている。

　成長ホルモンの分泌を刺激する要因には、運動、高蛋白食、アミノ酸がある。ホルモン分泌を抑えてしまう要因としては、運動不足、ストレス、睡眠不足、糖質摂取過剰、合成エストロゲン剤の服用などがある。成長ホルモンのさまざまな作用を考えると、最適な健康状態（オプティマルヘルス）を維持するためには、このホルモンの分泌低下を防ぐ努力をすべきである。

成人型成長ホルモン欠乏症について

　小児期に成長ホルモン欠乏症と診断されて、健康保険により成長ホルモン補充療法を受けて、何とか標準発育曲線のぎりぎりの線まで発育を遂げたとしても、その先は、治療が打ち切られてしまう。現在の日本で、成長ホルモン補充療法を受けている本症患者はごく少数である。そうした患者のほとんどは、薬事申請の試験成績の提供のために、過去に「成人型成長ホルモン欠乏症に関する成長ホルモン補充療法の臨床試験（治験）」に参加した方々である。

　成長ホルモン補充療法を受けている成人は概して良好な成績を示しており、治療を中止すればQOLの低下が余儀なくされる。人道的な見地からも成長ホルモン補充をやめることはできないというのが実情である。

　こうした方々から提供された試験成績は、度重なる薬事法の改正などによって、これまでは全く活かされていない。日本においても新薬事法に基づいた臨床試験（治験）が2001年にようやく始まった。

　アメリカにおいては1996年までに臨床試験を終え、世界に先駆けて成人型成長ホルモン欠乏症患者に対するホルモン補充療法が正式認可された。現在では、本症患者に対して成長ホルモンを含むホルモン補充療法が医療保険などにより正式に認められている国は、アメリカ以外にもヨーロッパを中心に50カ国以上にもわたる。

　それでは、成人型成長ホルモン欠乏症という病気ではどんな症状を呈するか、その代表的な症状を以下に示す。

　　①体脂肪の増加
　　②筋肉重量の低下
　　③骨密度の減少
　　④リビドー（性欲）の低下
　　⑤皮膚の厚みの増大
　　⑥皮膚の皺の減少
　　⑦脂質代謝の悪化
　　⑧創傷治癒の遅延および感染症罹患率の上昇

第3章　加齢に伴う変化

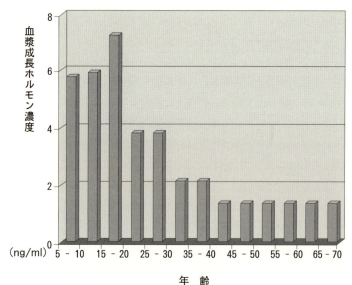

173名に対する調査の結果、血漿成長ホルモン濃度は20代以降に急激に減少することが判明した。65歳以上はこうした傾向が一般的に見られる。

図　成長ホルモン分泌の加齢変化

⑨入院率の上昇
⑩仕事の欠勤日数の増加
⑪運動能力の低下
⑫拡張期血圧の上昇
⑬ウエスト/ヒップ比（ウエストとヒップの割合）の増加
⑭腎血流量の低下
⑮幸福感/社交性の低下
⑯免疫システムの脆弱化

また、以下のような症状も報告されている。

⑰記憶力の低下
⑱認識力の悪化
⑲毛髪の減少
⑳クモ状血管腫の増加

これらの症状を見ると、加齢により現れると思われていた症状がずらりと並んでいることがわかる。実際、本症患者は、人生の早い時期から加齢や老化の兆

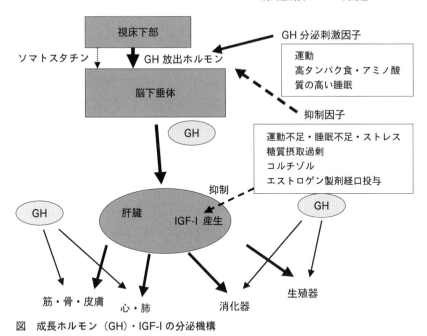

図　成長ホルモン（GH）・IGF-I の分泌機構

しが現れてくるため、QOL が低い傾向にある。動脈硬化の進行が早く、心臓病により命を落とすリスクが健常者の2倍以上にもなることが報告されている。

　これらの症状や危険因子は成長ホルモンの補充によっておおかた軽減される。さらに、一部の症状は、成長ホルモン補充によって全く病気がないと思われる健常者よりもさらに良好に見える場合もある。

　IGF-I 値をあげる方法は以下のごとく3通りある。

　①一つ目の方法は、外部から成長ホルモンを補充する方法。
　②二つ目の方法は、成長ホルモンを外部から補充するのではなく、その人自身の体内成長ホルモン生産を促したり、成長ホルモン分泌促進剤と呼ばれる、蓄えられた成長ホルモンの分泌を促進する物質を利用するもの。
　③ライフスタイルを改善して、自分自身のホルモン分泌を刺激する方法。

　2型糖尿病やメタボリックシンドロームなどインスリン抵抗性が高い例では代償性に IGF-I が上昇し、女性では多嚢胞性卵巣症候群を併発しやすい。このような症例では、治療によりインスリン抵抗性を是正すると、IGF-I は低下す

第3章 加齢に伴う変化

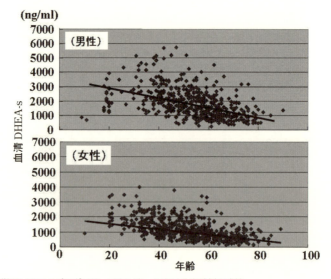

同志社大学アンチエイジングリサーチセンターにおける自験例の成績。
男性：y＝－31.6x＋3490.5、r＝0.398、n＝630。
女性：y＝－17.4x＋1871.7、r＝0.333、n＝728。

図　加齢に伴う血清 DHEA-s の変化

る。これは真の値を示している。

　これらの方法を利用して、血清 IGF-I を 200 ng/mL 以上に保つことは、成人型成長ホルモン欠乏症患者に対して成長ホルモン補充療法が行われるのと同じように、極めて効果的、人道的であり、大変有意義な医療行為である。

　線虫やラット、マウスを用いた動物実験では、成長ホルモン/IGF-I 系の刺激がかえって寿命を短縮する可能性が指摘されている（Flurkey ら *Proc Natl Acad Sci USA* 98: 6736, 2001、Coschigano ら *Endocrinology* 141: 2068, 2000）。人間と動物の違いもあるが、大きな問題点は、死亡率（y）と IGF-I（x）の関係に関する仮説が線形モデル（y＝Ax＋B）に限定されている点である。実際には、死亡率（y）と BMI（x）との関係のような非線形モデル（例 $A/x^2 + B/y^2 = 1$）が適合されるべきであろう。これらの動物では IGF-I の完全欠損は生命活動に不利であり、またその過剰量も短命につながる。非線形モデル理論に基づいて解析を行えば、動物の寿命を最大にする（死亡率を最低にする）

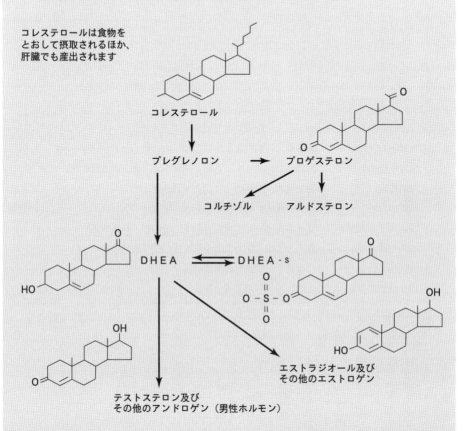

図　DHEAの代謝経路

IGF-Iの最適値（オプティマルレンジ）が得られるはずである。

　抗加齢医療の草創期にある日本においては、日本人に合った基準を作り上げることがまず必要である。白人種を規準に作られた現在の規準をそのまま日本人に当てはめることには多少無理がある。日本人を含む東洋人では、IGF-I値が欧米人に比べて低い傾向にあるからである。日本人固有の規準値に関しては、

第 3 章 加齢に伴う変化

現在、立案の段階にあるので、もう少し時間が必要であろう。

1. DHEA-s

「副腎で作られるすべてのホルモンの源」として知られる DHEA（デヒドロエピアンドロステロン）は、最も豊富に存在する天然のステロイド系ホルモン

表　DHEA の役割と減ることによって起こる変化

作用	DHEA 不足状態による変化
抗ストレス作用	ストレスに弱くなる・抗うつ傾向
免疫機能の強化	風邪をひきやすくなるなど感染率の上昇、癌の発症率の増加
脂肪燃焼	内臓肥満、動脈硬化、二次性糖尿病
筋肉の維持	筋肉の衰え、骨や関節の老化・弱体化
性ホルモンの低下	更年期障害、性的機能の低下、認知症、骨粗鬆症
ミネラルバランス	筋肉の痙攣、筋力低下、不整脈、神経機能の低下
糖代謝の改善	インスリン抵抗性の増大
卵巣機能の維持	生理不順・排卵障害・不妊

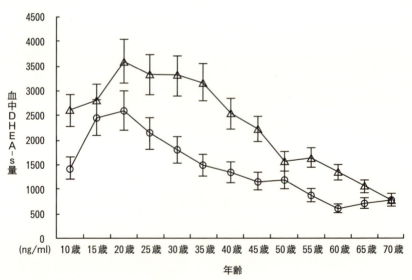

図　加齢に伴う血中の DHEA-s 推移

である。身体は、これをもとに、男性ホルモンのテストステロン、女性ホルモンのエストロゲン、プロゲステロンを作る。また、副腎皮質ホルモンとして知られるコルチコステロン、蛋白同化ホルモンや鉱質ホルモンなどの生成に使われるなど、DHEA からは実に 50 種類以上のホルモンが作られる。これらはすべて、健康の維持や脂肪の燃焼による筋肉の維持、あるいは、性ホルモンの安定維持、老化の防止、ミネラルバランスの維持といった、重要な働きをする。

加齢や老化と共に、免疫機構が弱体化、感染率が上昇、癌発症率が増加する。コレステロール代謝も悪くなり、動脈硬化が進展してゆく。

この DHEA 分泌は、加齢と共に減少してゆく。最近の研究で、DHEA が、免疫機構を強化して、感染症、癌を防ぐばかりでなく、狭心症や心筋梗塞などの冠動脈疾患、骨粗鬆症の発病率を下げ、血中コレステロール値を低下させることが明らかになっている。また、DHEA が、肝機能を改善し、血糖値を安定させるなど、成人糖尿病の発病予防にも大いに関係することが示されている。

2. エストロゲン

女性ホルモンの代表としてエストロゲンとプロゲステロンがある。

エストロゲンは、卵巣で作られる、最も重要かつ強力な女性ホルモンの一つである。第二次性徴の発達や膣、子宮内膜の周期的な変化という女性の生殖に関する大変重要な部分を管理、調整している。また、エストロゲンは、組織の修復や維持に密接に関係している。

女性ホルモンは、妊娠や出産に関わる大切なホルモンで、女性の第二次性徴期から思春期にかけて分泌量が増えるが、30 代後半から 40 代では徐々に低下しはじめる。女性の生理が終わる頃（閉経期）になると、女性ホルモンの分泌は急激に減少する。閉経期は平均的日本人では 50 歳前後である。60 歳以上になるとエストロゲン血中濃度が検出感度以下に陥る症例が増える。副腎皮質により DHEA 分泌が保たれている例では、末梢組織で DHEA がエストロゲンに転換され、エストロゲン濃度が保たれる。

更年期障害と呼ばれるほてりやのぼせ、動悸などの不快な症状の大部分は、この女性ホルモンの急激な低下が原因となっている。これらのホルモンを補充することにより、更年期のさまざまな症状が緩和される。

第3章　加齢に伴う変化

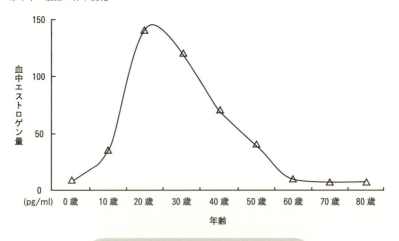

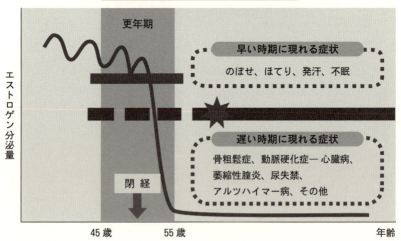

図　加齢に伴うエストロゲン分泌の変化と更年期症状——上記の二つのグラフを合わせる

　女性の場合、骨の丈夫さを表す骨密度は、閉経期の頃から急激に低下することが知られ、骨粗鬆症の原因になっている。そしてこの骨粗鬆症こそが、寝たきり老人をつくる大きな原因になっている。エストロゲンなどの女性ホルモンを補充することは骨粗鬆症の予防につながる。
　男性に比べると女性のほうが、血管が弾力性にとんでいて、動脈硬化や高血

圧の人が少ないことが知られている。この事実の最大の理由は、女性ホルモン、特にエストロゲンの分泌量の差であると考えられている。このようにエストロゲンは、脳血管障害や心臓病リスクの低下などに大きく貢献している。

　最近の研究で、閉経後のエストロゲンの補充により、アルツハイマー型認知症の発症率が低下したり、すでに認知症にかかっている人でも認識能力が高まったり認知症の改善効果があることが明らかになっている。

3．プロゲステロン

　プロゲステロンは、副腎や卵巣でつくられる女性ホルモンの一種である。主な機能は、受精した卵子が着床しやすくなるように子宮内膜の状態を整え、妊娠を維持し、月経周期の異常を修正することである。また避妊薬としても使用され、常習的な流産をコントロールする機能も持っている。しかし、プロゲステロンは単なる女性ホルモンではなく、副腎皮質ホルモンやテストステロンの前駆物質として、男女共に良好な健康状態を維持するのには不可欠な物質である。男性の場合、女性よりもプロゲステロンの分泌量は少ないが、生命維持にはとても重要な働きをする。主には、前立腺肥大症と前立腺癌の予防や治療に有効な働きをする。

　プロゲステロンの補充によって、活力の増大、健全な性衝動の回復、睡眠障害の緩和が起きると言われており、反対に、更年期障害などのプロゲステロン欠乏状態では、乳癌の発症リスクが増加するという報告もある。

4．テストステロン

　テストステロンは代表的な男性ホルモンである。最も強力な天然の男性ホルモンで、主として睾丸（精巣）の間質細胞において生成されるが、卵巣と副腎皮質でも作られている可能性がある。このホルモンの作用としては、積極性の亢進、性衝動の促進、ある種の臓器の成長促進、筋肉、皮膚、骨を形成するための蛋白利用の促進、精子生産の刺激、男性泌尿器と生殖器の育成、そして前立腺成長の調整、プロスタグランジン生成の調整という、男性の生殖機構に関する広範囲な作用を持っている。女性においても、テストステロンは男性の約20分の1のレベルで存在する。そして、さまざまな機能を示すが、中でも性

第3章 加齢に伴う変化

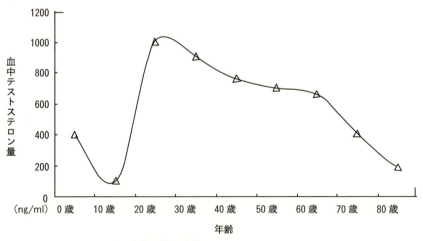

図 テストステロン分泌の加齢に伴う変化

衝動の管理と筋肉の形成に関与している。

　テストステロンの分泌は40歳代から50、60歳にかけて、徐々に減ってくる。その頃より男性は性的な機能の衰えを自覚しはじめ、男性更年期と呼ばれる時期を迎える。壮年期や初老期にかけて、性的衝動ばかりでなく、積極性の低下、意欲の低下や鬱的傾向が見られることがある。これにもテストステロンが関与していると言われ、実際にテストステロンを補充することで改善するという報告が見られる。日本では札幌医科大学泌尿器科 塚本泰司教授のグループを中心に研究と診療が進められている。

　テストステロンと前立腺癌との関連については、まだ議論が分かれている。加齢に伴って前立腺癌が増えること、加齢と共にテストステロン分泌が低下することは事実である。一方ではテストステロンが増えると、前立腺肥大や前立腺癌の危険性が増すとの意見もある。テストステロンは、体内では主として毛根にある酵素で代謝されて、ジヒドロテストステロンに変化する。最近では、テストステロンそのものよりは、その代謝産物が問題であって、脱毛（禿げ）、前立腺肥大、前立腺癌の危険因子であるという考え方が有力である。実際に、テストステロンが悪玉代謝産物に変わるのを防ぐ薬剤（プロペシアなど）が、脱毛（禿げ）、前立腺肥大、前立腺癌の治療に使われている。

48

アンドロステンジオンは、肝臓での酵素変換反応の結果、蛋白同化効果を発揮する。この酵素変換反応により、肝臓はアンドロステンジオンをテストステロンに変換する。テストステロン値が高くなるということは、蛋白質の同化が増大するということで、その結果、除脂肪組織、エネルギー、そして筋力が増加し、持久力が高まると同時に、除脂肪筋肉量が増加する。また、アンドロステンジオンは、リビドー（性衝動）を刺激することによって、ある種の性的機能不全とインポテンツの改善にも役立つことが報告されている。

5. 甲状腺ホルモン

甲状腺は、気管の上部の喉頭に近接した場所、すなわち首の前側に存在する蝶々のような形をした器官である。重さは約 20 g ほどだが、甲状腺ホルモンやカルシトニンといったホルモンを分泌する。

甲状腺ホルモンが分泌されることによって、さまざまな代謝過程が影響を受ける。甲状腺ホルモンは、心拍数、体温、脳神経機能にも作用し、生存するために不可欠なホルモンの一つである。甲状腺ホルモン欠乏症になると、易疲労感、全般的なエネルギーの低下、筋肉の痙攣、風邪をひきやすい、ウイルスへの易感染性、頭痛、情緒不安定、食欲不振、関節の硬直、性的衝動の低下、心筋の収縮性の低下などが起こる。

甲状腺の働きは、広い範囲に及ぶ。甲状腺から分泌される甲状腺ホルモンは、身体の代謝率とエネルギーの生成を調節する。40歳を超えると、病気でなくても、一般的に甲状腺機能が徐々に低下する。甲状腺ホルモン低下症で多く見られる症状は疲労感である。これらの症状は他の原因によっても起こる。

表　甲状腺ホルモンの働き

・基礎代謝が増加する	（体温が上昇する　など）
・心拍数、血圧を上昇させる	
・アドレナリンを動員する	（交感神経活性を増強させる）
・精神神経機能を高める	（過剰になると、興奮やイライラが生じる）
・糖の吸収を促進する	（血糖値を上昇させる）
・成長ホルモンの作用を助ける	

甲状腺ホルモンの分泌量は、フィードバック機構によって厳格に調節されている。甲状腺ホルモンは、下垂体の前葉から分泌される甲状腺刺激ホルモン（TSH）によって、分泌が刺激される。TSH は、視床下部から分泌される甲状腺刺激ホルモン放出ホルモン（TRH）の刺激によって分泌される。そして、血液中の甲状腺ホルモンの濃度が高まると、TRH や TSH の分泌が抑制される。

　加齢と共に甲状腺機能が低下してくると、TSH の値が上昇してくる。これは身体が甲状腺ホルモンを欲していることを意味する。

　強調したい点は、甲状腺ホルモンは、体内にある他のほとんどすべてのホルモンとシステムに影響を与えることである。他のホルモンの分泌状態が保たれていても、甲状腺ホルモンが欠乏すると、全体のシステムの活動がうまく作動しない。また、更年期障害に対して HRT（女性ホルモン補充療法）を施行したり、DHEA を服用する場合は、身体の代謝が上昇するので、相対的に甲状腺ホルモンが不足気味になることがある。ホルモンバランスを保つためには、一つのホルモンばかりにとらわれず、あるゆるホルモンに目をむけることが重要である。

6. コルチゾル

　コルチゾルは副腎皮質から分泌されるステロイド骨格を持つホルモンである。コルチゾル分泌には日内変動があり、早朝から午前中にかけて分泌が亢進する。コルチゾルはストレスホルモンとして知られ、ストレス刺激を受けて分泌する。ストレスによる刺激は、最初に大脳皮質で感知されると、視床下部に伝えられた後、次の二つの経路に分かれる。

　　①大脳皮質─視床下部─交感神経─副腎髄質→カテコラミン分泌
　　②大脳皮質─視床下部─脳下垂体─副腎皮質→コルチゾル分泌

　カテコラミンとコルチゾルは、さまざまなストレス反応において重要な役割を果たす。カテコラミンはアドレナリン、ノルアドレナリン、ドパミンの総称で副腎髄質や交感神経から分泌されるホルモンである。カテコラミンは、動悸や血圧上昇、発汗、血糖上昇、覚醒、血液凝固系の亢進などの作用をもたらす。このうちのアドレナリンとノルアドレナリンは交感神経や副腎髄質から分泌される。これらは主にストレスの急性期に作動する。敵や獲物に出合った時に、

戦闘もしくは逃避反応をとるための機能である。

一方コルチゾルはストレス反応において緩やかに作動する。その作用には、血圧上昇、血糖上昇、心収縮力の上昇、心拍出量の上昇などがあり、これらはカテコラミン補助として働く。急性期にはコルチゾル分泌はカテコラミンをより増強する正のフィードバック関係にある。

しかし、慢性期にはコルチゾルは交感神経を沈静化しカテコラミン分泌を抑制する。ストレスが慢性化すると、コルチゾルが身体に対してさまざまな影響を及ぼす。

一般にコルチゾルは免疫力を低下させる。これは腫瘍免疫も低下させることを意味する。コルチゾルは骨密度を低下させ、糖代謝・コレステロール代謝を増悪させ、肥満・高血圧を助長し、動脈硬化を進展させ、肌を老化させる。過労など強いストレスが長期にわたるとコルチゾルは、脳内の海馬の細胞に作用し、記憶システムにも障害を与える。強いストレスにより記憶障害が生じるのはこのためである。

ストレス反応とこれによるコルチゾル分泌は、精神、免疫、内分泌にさまざまな影響を及ぼす。大部分が身体に好ましくない作用である。一言で言えば、老化を加速すると言っても過言ではない。

ストレスに対する抵抗力は加齢と共に弱まる。これは副腎ホルモンのDHEA分泌低下とも関連がある。ストレスの程度を評価するのに、血中のコルチゾルDHEA-s/比率の測定が有用である。同一単位時の比率は20以上：理想的、13～20：境界領域、13以下：ストレス過剰としている。

7. インスリン

インスリンは、膵臓のランゲルハンス細胞で分泌されるペプチドホルモンで、ブドウ糖をエネルギーに変え、血糖値を下げる唯一のホルモンである。インスリンのその他の作用としては、

 ①筋肉への作用　　　　　糖をグリコーゲンとして蓄える、アミノ酸から筋肉を作る
 ②脂肪組織への作用　　　脂肪を蓄える
 ③肝臓への作用　　　　　糖をグリコーゲンとして蓄える

④他の組織への作用　　　細胞を成長・増殖させる

がある。血中のブドウ糖のエネルギーはインスリン作用によって、一部は筋肉の運動エネルギーとなり、それ以外はグリコーゲンや脂肪として体内に蓄えられる。

　しかし、インスリンの量が多すぎると、さまざまな弊害が現れる。すなわち、腎臓でナトリウムが排泄されにくくなり、肝臓で脂肪が過剰に作られ、血管の壁を構成している細胞が増殖し血管内径が狭くなり、動脈硬化を助長するという現象が起きてくる。高インスリン血症はますますインスリン抵抗性を強め、インスリン抵抗性が高まるとインスリン分泌量が増えるという悪循環に陥る。ついには2型糖尿病の発症に至る。空腹時インスリン値が$8\,\mu IU/mL$を超えると、心臓血管系疾患の発症率が高くなるという調査成績もある。

8. ホモシステイン

　ホモシステインはアミノ酸の一種である。身体に必要な蛋白質は肝臓で種々のアミノ酸を材料として合成されるが、その過程で、アミノ酸の一種であるメチオニンが代謝される過程で、硫黄をもったアミノ酸であるホモシステインが生成される。身体の中でビタミンB_6、B_{12}や葉酸が不足すると、ホモシステインからシステイン、そしてメチオニンへの代謝が阻害される。この結果ホモシステインが余り、血中ホモシステインが上昇する。

　ピロリ菌感染により萎縮性胃炎になると内因子が低下しビタミンB_{12}の吸収障害をきたす。

　高濃度の血中ホモシステインは、さまざまな作用により動脈硬化を引き起こす。LDLコレステロールに作用し、血管壁への沈着を促進すること。血管平滑筋細胞の増殖を刺激すること。また、コラーゲン線維の過剰な合成を引き起こすこと。フリーラジカルの生産を誘導し、血管の障害、細胞間物質の沈着、カルシウムの沈着、血栓症などを引き起こすことが知られている。

　血中ホモシステイン濃度は男性$6\sim16\,\mu mol/L$、女性$6\sim12\,\mu mol/L$であることが多いが、これはあくまでも一般値であり、オプティマル値として$9\,\mu mol/L$以下であることが望ましい。女性では閉経後に高値となる。また腎不全では排泄障害が加わり高値になりやすい。

葉酸、ビタミン B_{12} や B_6 はホモシステインの産生を抑制する。これらのビタミンによる血中ホモシステイン値を低下させることが、虚血性心疾患の予防に有用であるとの研究がある。1998年の *Nurses' Health Study* によれば、

①十分量の葉酸摂取者では虚血性心疾患のリスクは31％低下したこと

②十分量のビタミン B_6 摂取者では虚血性心疾患のリスクは33％低下したこと

③葉酸とビタミン B_6 を同時摂取者では虚血性心疾患のリスクは45％低下したこと

が示されている。

酸化ストレス

人は呼吸によって体内に酸素を取り込むと、細胞内でミトコンドリアが酸素を利用してエネルギーを産生する。さまざまな酵素の働きと電子のやりとりの結果、生物がエネルギーを利用しやすいようにアデノシン三燐酸（ATP）が作られるのである。問題はミトコンドリア内のエネルギー産生系で、莫大な量のフリーラジカルが生じることである。フリーラジカルとは、分子内に電子が1個不足した、非常に不安定な状態の分子で、周囲の物質から電子を奪いやすい性質があるものを意味する。酸化変性とはフリーラジカルによって電子を奪われ、逆に安定しない状態になることを意味する。

人の身体は約60兆個の細胞で構成されているが、細胞はすべて酸化変性に弱い。さまざまな病気で、細胞が酸化変性されることが直接のきっかけとなることが明らかにされている。病気は細菌やウイルス感染、遺伝子異常、生活環境などが原因で発症するが、細胞の酸化変性を抑えることが、病気の治療と予防に通じる。狭心症や心筋梗塞患者には、虚血状態から血流の再環流に伴う活性酸素による障害を防ぐため、抗酸化作用のあるビタミンEなどの抗酸化物質を使用する。脳梗塞の治療にも抗酸化物質であるエダラボン（商品名：ラジカット®）が使用されるようになった。

生物はフリーラジカルに対抗する抗酸化システムを備えている。スーパーオキサイドディスムターゼ（SOD）やカタラーゼなどの抗酸化酵素やミトコン

ドリア内の補酵素 Q-10（コエンザイム Q-10: CoQ10）がその代表である。また食品として摂取されるビタミン A・C・E やポリフェノール類にも抗酸化作用があり、これらは身体を酸化変性から防御する。

京都府立医科大学の吉川敏一元教授は「酸化ストレス度とは、フリーラジカルによる酸化力と生体内の抗酸化システムの働き具合の差を意味する」と述べている。酸化力が強まれば病気の危険性が高まる。また病気になると酸化ストレスがさらに増幅されるという悪循環に陥ってしまうのである。

酸化ストレス度を測定する検査も医療機関で実施されるようになった。遺伝子を構成する DNA や脂質はフリーラジカルにより酸化変性をきたすが、変性した物質が血中、尿中から検出される。それが 8-OHdG（8-Hydroxydeoxyguanosine）や 8-イソプラスタン、過酸化脂質（Lipid Peroxide: LPO）である。

1. 8-OHdG

細胞中の DNA の構成成分の一つグアニン（G）がこの酸化ストレスに曝されて尿中に排出される物質である。特に遺伝子の修復過程で尿中に排出される。同物質の排出量が多いほど寿命が短く、少ないほど長寿になることから老化の指標にもなる。8-OHdG の濃度を測定することで、酸化ストレスの大きさを把握でき、生活習慣の評価ができる。また、8-イソプラスタンを同時に検査することで、さらに詳しく酸化ストレス状態を知ることができる。8-OHdG/Cr すなわち、8-OHdG 尿中排泄量クレアチニン換算値として表される。

2. 8-イソプラスタン

血管の病変や脳障害などに深く関連している物質で、細胞膜などを構成する脂質の中でも特にアラキンドン酸類が酸化ストレスによる過酸化反応によって生じ、血中から尿中へ排出されたものである。これを測定することにより、細胞の受けた酸化ストレス度をチェックすることができる。

3. 過酸化脂質（LPO）

細胞膜などを構成する脂質が酸化ストレスによる過酸化反応によって生じた物質である。この血中濃度を測定することにより酸化ストレスの度合いを評価

する。

　活性酸素というのは、身体にダメージを与え、老化のスピードを早めたり、癌や動脈硬化などの生活習慣病などを引き起こしたりする物質として注目されている。酸化ストレス度は、生活習慣と密着している。加工食品、排気ガス、煙草などの化学物質や精神的ストレスは活性酸素の増加要因になる。体内で抗酸化物質として働くビタミン類も食物から摂取されるので、食習慣も重要である。また糖尿病患者では、尿中 8-OHdG/Cr や血清過酸化脂質（LPO）が高値で、体内が酸化ストレス状態にあることが示されている。

糖化ストレス

　糖化ストレスは老化を促進する危険因子の一つとして近年特に脚光を浴びている。糖化反応では、グルコースや果糖などの還元糖と蛋白が非酵素的に結合し、非可逆的に糖化最終生成物（advanced glycation endproducts: AGEs）が生成される。反応が進むと、AGEs は組織に沈着、または RAGE（receptor for AGEs）と呼ばれる受容体に結合し、身体のさまざまな組織・臓器に炎症性変化を引き起こす。アルコール由来のアルデヒドや脂質由来のケトンもカルボニル化生成物を生成し、AGEs 生成に至る。

　直鎖型グルコースのアルデヒド基が蛋白質のリシン残基とイミンを作って結合し、アマドリ転移を起こした場合が狭義の糖化反応（メイラード反応）である。カルボニル蛋白質は、アミノ酸側鎖の酸化的分解や脂質過酸化反応によって生じるアルデヒド基の付加によって生成される。生体内では両者は同時に生じている。糖化ストレスの根源はアルデヒド（醛）であり、実質的には醛化ストレスと言える（図）。

　細胞内でグルコースが過剰に存在すると、TCA 回路の反応不良を惹起し、フマル酸が増加、蛋白質システインに結合して S-(2-succinyl)cysteine（2SC）を形成する。細胞骨格蛋白、ヒートショック蛋白、アディポネクチン、グリセルアルデヒド３リン酸脱水素酵素（GAPDH）などさまざまな蛋白質が 2SC 化を受け、その機能が障害される。従って、糖化ストレスは糖尿病合併症や動脈硬化などの生活習慣病のみならず、さまざまな加齢関連疾患でその発症および

第3章 加齢に伴う変化

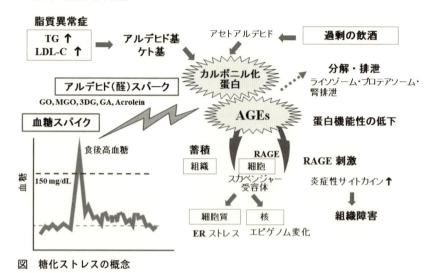

図 糖化ストレスの概念

進展に関与する。

　糖化ストレスは血管老化の大きな危険因子である。アテローム動脈硬化の形成過程においてLDLコレステロールが主要な役割を果たす。酸化LDL、糖化（AGE化）LDLといった形で修飾を受けると、マクロファージが貪食し、泡沫細胞を形成、これが血管壁に付着してアテローム（粥状物質）を形成する。血管壁のコラーゲン線維は糖化により架橋を形成し、弾力性を失い、血管硬化につながる。

　骨においては、糖化ストレスは骨折の危険因子である。骨強度を規定する因子は骨密度（骨量）と適切なコラーゲン架橋である。コラーゲン架橋は、力学的に基質強度を高める作用と、生物学的な石灰化へも関与する。しかし糖化ストレスが加わると、コラーゲン線維に脆弱なAGE化した悪玉架橋を形成する。糖尿病患者では骨密度が高い例でも、骨強度は低下し骨折リスクが高い。AGEsの一種のペントシジンは骨折リスクの予測マーカーとして有用である。

　糖尿病の三大合併症として神経症、腎症、網膜症がある。これらの組織、器官にはAGEsの蓄積が深く関与する。皮膚ではAGEsによる障害を受けやすく、AGEsは光老化も助長する。AGEs化したコラーゲンは皮膚弾力性を弱め、シワ形成に関与する。皮膚に沈着したAGEs由来の蛍光を非侵襲的に検知す

図 糖化ストレスの原因となるアルデヒド（醛）

る方法も開発されている。

　糖化反応は前期反応、中間体生成、後期反応に分けられ、さまざまな糖化ストレスマーカーがある。前期反応で生成されるアマドリ化合物の HbA1c やグリコアルブミンは糖尿病の評価に用いられる。

　中間体としては 3 デオキシグルコソン（3DG）、グリオキサール（GO）、メチルグリオキサール（MGO）、グリセルアルデヒド（GA）、アクロレインなどがある（図）。これらはカルボニル化生成物が多い。3DG はアマドリ化合物から生成される α-ジカルボニル化合物で、グルコースより 10,000 倍高い反応性を有し AGEs の生成に関与する。血漿 3DG 濃度が 100nmol/L 上昇すると糖尿病性網膜症、腎症のリスクが約 2 倍になる。後期反応で生成される AGEs にはさまざまなものがある。糖化ストレスマーカーとして利用できるのに N^{ε}-(carboxymethyl) lysine（CML）、ペントシジン、N^{ω}-(carboxymethyl) arginine（CMA）、ピラリン、クロスリンなどがある。

　CML は GO を中間体として生成する非蛍光性・非架橋性 AGEs で、糖尿病や酸化ストレス亢進時にも生成する。CML 化コラーゲンをヒト皮膚線維芽細胞に添加すると、アポトーシスが誘導される。皮膚では、比較的代謝回転の速い表皮層にも存在する。

ペントシジンはリボース、アルギニン、リジンから生成する架橋性、蛍光性AGEsで、腎症の早期臨床マーカーの一つである。近年、骨粗鬆症（骨質の老化）を反映するマーカーとして注目されている。皮膚コラーゲン中にも存在して加齢と共に増加し、糖尿病患者の蓄積量は同年齢の健常者よりも高い。

RAGEは通常細胞膜上に存在するが、一部は測定可能な可溶性RAGEとして細胞外に存在する。可溶性RAGEはデコイ（囮）受容体としてAGEsと結合し、細胞膜上のRAGE活性化を阻害する。従って糖化ストレス抵抗性の指標となる。

糖化ストレスに対する治療としては、食事療法、生活習慣の改善により血糖、LDLコレステロールや中性脂肪、インスリン抵抗性の是正があげられる。

食事療法のポイントは適正カロリー摂取（標準体重1kgあたり30〜35カロリーとして計算）、栄養バランス（蛋白質を1日70g確保）である。そして血糖値・インスリン分泌量を急激に上昇させない食生活指導を行う。

食習慣と血糖変化の関係について図に示した。スローフードとは代表される適切な食習慣は緩やかな血糖上昇を伴い、150 mg/dL以上の高血糖状態に至らない。一方、ファストフード中心の悪しき食習慣は急激な血糖上昇を起こし（血糖スパイク）、インスリン過剰分泌を促す。このため2時間後に低血糖となり空腹感が強いため、つい間食してしまう。高血糖時間帯が増え、糖化反応が亢進する。

血糖スパイクは血管内皮障害を惹起しやすく、その結果として心血管イベントの発症リスクが高まる。その機序は少しずつ明らかにされつつある。グルコースは通常は環状構造（cyclic form）を示す。グルコースの一部が開環すると、直鎖構造（open-chain form）を呈しアルデヒド基（-CHO）が露出、有害なアルデヒド作用を発揮する。グルコースの開環率は0.002%と小さいため、通常の血糖範囲（90〜140 mg/dL）では無害であるが、140 mg/dL以上になるとアルデヒド毒性（従来の糖毒性）が強く現れる。フルクトースの開環率は0.06%でグルコースの300倍もあることから、生体内での糖化反応性及び毒性は強い。血糖スパイクでは、直鎖型グルコースの露出アルデヒドが蛋白表面の糖鎖や血液・組織中に遊離した糖質と連鎖反応を起こして多種のアルデヒドが生成する。この同時多発的アルデヒド生成をアルデヒドスパークと命名した

（56ページ図）。食後高血糖の予防はアルデヒドスパークの予防につながるので、これまで考えられてきた以上にその意義は大きい。

　生体内にはアルデヒドに対する防御機構が備わっている。アルデヒド脱水素酵素、グリオキサラーゼ、グリセルアルデヒド3リン酸脱水素酵素（GAPDH）はその代表となる酵素である。グリオキサラーゼは MGO を分解する有力な酵素である。MGO はアルツハイマー型認知症における糖化βアミロイドや骨粗鬆症における糖化Ⅰ型コラーゲンの形成を亢進させる。

　最大の防御機構は GAPDH である。生体は GA が最も危険であることを熟知しており、GAPDH は細胞質内蛋白の15%〜20%を占め、糖代謝の過程で生じる GA を処理する。GAPDH が阻害されると細胞内外の GA 濃度が上昇し細胞死に至る。

　酸化蛋白分解酵素（OPH）は AGEs も分解する活性を有する。OPH 様活性は皮膚角層にも認められ、皮膚中の CML や AGEs の分解に関与している。加齢により OPH 様活性は低下し、角層 CML 量、皮膚中 AGEs 蓄積量は増加する。このように糖化ストレスに対する防御機構が存在するが、悪しき生活習慣によりアルデヒド生成量が多いと分解・排泄が追い付かず、細胞や組織内に AGEs が蓄積していく。

　具体的食事指導としては、朝食を抜かない、夕食の時間を1時間早める、ゆっくり食べる、よく噛んで食べる、ほおばらない、腹7〜8分目でやめる、そして食べる順序は、ご飯など炭水化物を最初に食べないことが原則である。従来は野菜・海藻など低カロリー繊維系を先に食べるよう指導してきたが、その後の調べでサラダドレッシングに含まれるオイルと食酢（酢酸）に食後高血糖抑制作用があることがわかった。その他、ヨーグルトや肉・魚に同様の作用がある。食物繊維分解能力が高い若年者では難消化性デキストリンを摂取するだけで血糖が上昇してしまうので注意を要する。

　グリセミック・インデックス（glycemic index: GI）の概念は、グルコース50gを摂取した際の血糖値曲線下面積（Area under curve）を100として、他の食材を摂取した場合との相対比較値（%）で表したものである。同じ摂取カロリーであるならば、GI が低いものが好ましく、GI が高いジュース・炭酸飲料は避ける。果糖はグルコースに比べ糖化ストレスが強いので異化糖（でん

ぶんの異化により生成された安価な甘味料）の摂取は極力控える。果糖というと果実のイメージがあるが、果実中の果糖の割合は少なく、果実摂取は線維など他の成分と同時摂取できるのでデザートとしては良質である。

これらの食事方法を守れば、インスリン分泌量と高血糖時間帯を（血糖スパイクとそれに続くアルデヒドスパーク）減らすことができ、糖化ストレスの予防となる。

将来的には AGEs 生成阻害薬、AGEs 分解促進薬や AGEs 受容体拮抗薬などの抗糖化物質の使用も可能となるだろう。この科学領域が発展することで、抗加齢療法の新たな展開が期待できる。

睡眠の質

睡眠の質は加齢に伴って低下する。睡眠にはサイクルがあり、一つのサイクルは約90分と言われ、その中でレム（REM）睡眠とノンレム睡眠を繰り返す。レムとは Rapid Eye Movement の略でこの間に眼球が動くのは夢を見ているからであり、ノンレム睡眠中は夢をみない。ノンレム睡眠は第1段階（シータ波が多い）、第2段階（紡錘波が多い）、第3段階（デルタ波が多い）、第4段階（振幅の大きなデルタ波が主体）に分けられる。第3、第4段階がもっとも眠りが深く重要なで、加齢にともなって顕著に減るのがこの状態の睡眠である。またレム睡眠も加齢に伴い短くなるので、高齢になると夢見が少なくなる。サイクルの切れ目に覚醒しやすい。自覚症状として多いのは入眠障害（寝つきが悪い）、中途覚醒（夜中にめが覚める）、早朝覚醒（朝早く目が覚める）である。国際的にみると日本人の睡眠時間は短く、改善すべき余地は大きい。

睡眠の意義は①大脳皮質を休息させる、②記憶の整理、③成長ホルモン分泌を促す、④様々な組織において細胞の分裂増殖が活発化する、⑤ストレスのダメージから回復する、⑥メラトニン分泌により身体にあるいくつかの体内時計の時間合わせをするが挙げられる。

睡眠時間の不足は、糖代謝を増悪させ、昼間の血糖スパイクの頻度を増やし（61ページ図）、肥満・メタボリックシンドローム・糖尿病・高血圧のリスクを増加させ、最終的には総死亡や循環器疾患の増加につながる。睡眠不足を含

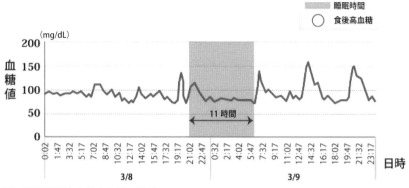

図 睡眠時間と食後高血糖の関係

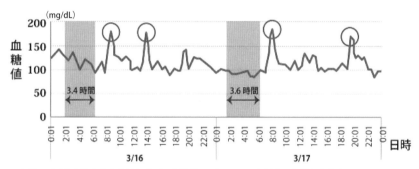

※血糖スパイクとは食後高血糖などピーク値が140 mg/dLを越える急激な血糖上昇
出典：毎日新聞医療プレミア「連載 百寿者に学ぶ バランス健康術！」

図 睡眠不足は血糖スパイクを増やす

む睡眠の質的低下はメラトニン、成長ホルモンの分泌を低下させる。近年メラトニンの脳内代謝産物が長期記憶の形成に重要であることが示され、認知症の進展リスクにも関与する可能性がある。

　産業衛生の分野でも睡眠の質は重要である。質の悪い睡眠は昼間の眠気を起こし、怠惰になり生産性が低下、ヒューマンエラーや事故の原因となる。特に運輸関係の仕事では事故が人命にかかわる。

　睡眠時無呼吸症候群（SAS）は睡眠の質の低下が顕著で、夜間や早朝高血圧の原因となり心血管疾患の夜間発症リスクが2～3倍増加する。いびきや口呼吸、鼻閉はSASの前段階であり早めに対処すべきである。

睡眠の質を低下させる要因としてメラトニン分泌の低下が第一に挙げられる。寝る前の光刺激は網膜刺激を介してメラトニン分泌を停止させる。そのほか寝る前のカフェイン摂取、交感神経の過剰刺激（激しい運動や暑い湯温での入浴）、心身ストレス（コルチゾル分泌刺激およびステロイド剤摂取）、悪しき睡眠環境（温度・湿度・騒音・寝具）もメラトニン分泌低下を介して、あるいは直接的に睡眠の質を低下させる。ニコチンには覚醒作用があり睡眠の質を低下させる。アルコールは入眠を一時的には促進するが、中途覚醒が増えて眠りが浅くなる。

生活習慣病リスクの遺伝子検査

　人間の身体は、約60兆個の細胞からできているが、その細胞の一つ一つに遺伝子がある。遺伝子には、大きく二つの役割がある。一つは、1個の受精卵から分裂を繰り返しながら人間がつくられるが、その設計図としての役割、もう一つは種の保存である。人間の遺伝子は32,000個と言われ、遺伝子の情報はDNAに書き込まれている。人の特性は、体質のような遺伝要因と生活様式などの環境要因がからみあって形成されてゆく。

　世の中にはさまざまな病気があるが、多くの病気は、その人の体質（遺伝要因）と感染症や気候などの要因（環境要因）が関与している。加齢や老化現象についても同様である。加齢や老化に伴う変化の中には、遺伝要因が強く影響しているものから、両者が複雑に絡みあって起こる場合まで多種多様である。

　遺伝子のことを考えると、老化と疾病を分けないほうが理解しやすい。なぜなら、ある病気になりやすい遺伝子があるとすれば、その病気が将来的には寿命を決定するからである。

　疾病リスクとそれに関与する遺伝子については下記に示した。このような病気の危険度に関した遺伝子検査は、まだ新しい試みである。検査を行うものは結果に基づいた指導・カウンセリングを行うべきであり、被験者は結果を厳粛にかつ前向きに受け止める必要がある。被験者は、自分の性格をよく見極め、自分の身体の弱点を知ったうえで、前向きな姿勢を持ち積極的に弱点を克服しようという意気込みがあるのであれば検査を受けることは有益となるであろう。

1. アルツハイマー病　　アポリポ蛋白 E 遺伝子

老年性認知症の特徴的な病変は、脳神経の神経原線維の変化と老人斑の形成、および脳血管のアミロイド変性である。アポリポ蛋白 E は神経細胞を保護する働きを持っている。アポリポ蛋白 E には E_2、E_3、E_4 の 3 種類があり、E_4 では危険度が高くなる。

2. 本態性高血圧　　アンジオテンシノーゲン遺伝子

レニン-アンジオテンシン系は体内に水と食塩を貯留作用のあるホルモン系で、過剰に分泌されると高血圧を起こす。アンジオテンシノーゲンに変異が見られると、遺伝子の発現が亢進し、高血圧になりやすくなる。

3. 肥満　　$\beta 3$ アドレナリン受容体遺伝子

$\beta 3$ アドレナリン受容体遺伝子は脂肪細胞で発現しており、交感神経刺激による熱産出に関わっている。この遺伝子に変異が見られると、皮下脂肪より内臓脂肪に蓄積しやすくなり、基礎代謝の低下も見られるため、肥満になりやすい。

4. 虚血性心疾患　　アンジオテンシン変換酵素遺伝子

この遺伝子に変異が見られると、体内の水分と塩分を調節するレニン-アンジオテンシン系に影響を及ぼし、虚血性心疾患になりやすくなることがわかってきている。

5. 骨粗鬆症　　ビタミン D 受容体遺伝子

摂取したカルシウムを骨へと形成する際に重要な働きをするのがビタミン D で、このビタミン D の吸収につよく関与しているのがビタミン D 受容体である。この遺伝子に変異が見られると、ビタミン D 自身の吸収が低下し、カルシウム吸収能力が弱くなり、骨粗鬆症になりやすくなる。

6. 飲酒による食道・咽頭癌　　アセトアルデヒド脱水素酵素遺伝子

アルコールは身体の中でアルコール→アセトアルデヒド→酢酸へと代謝され

る。この中間代謝物質であるアセトアルデヒドは気持ち悪くなったり、頭が痛くなる原因である。これを分解するのがアセトアルデヒド脱水素酵素で、この遺伝子に変異があるとアセトアルデヒドの分解能力が低下し、食道癌・咽頭癌の危険度が上昇する。

7. 肺癌　　チトクロームP450遺伝子・グルタチオン-S-トランスフェラーゼ遺伝子

煙草に含まれるベンツピレンは体内にて2段階の代謝をうける。この解毒化する代謝を担っている遺伝子がチトクロームP450とグルタチオン-S-トランスフェラーゼである。それぞれの遺伝子に変異・欠失が見られると、代謝の働きが弱くなり、発癌性物質が代謝されず、肺癌の危険度が高まる。

そのほかにも、高脂血症・動脈硬化症などの生活習慣病、腎臓癌(ウイルムス腫瘍)・大腸癌(家族性大腸腺腫症)・乳癌などの悪性腫瘍、肥大型心筋症などの疾患リスクと特殊な遺伝子との関連が議論されている。乳癌の遺伝子診断は、特許の関係から検査することができないといった商業主義の弊害も見られる。

加齢に伴う遺伝子発現状況の変化

人間の身体の個々の細胞の中で、遺伝子のすべてが働いている訳ではない。遺伝子のうちあるものは発現、すなわちスイッチが「オン」になって、蛋白質をつくりはじめるが、あるものは発現せず、スイッチ「オフ」状態で何の働きもしない休眠状態となる。

カリフォルニア大学リバーサイド校のスピンドラー教授らの研究により、マウスなどの動物では、若いマウスと高齢マウスでは50種類以上の遺伝子において、遺伝子の発現状態が異なっていることが明らかにされた。これらの遺伝子の発現状況の変化は加齢や老化現象と密接な関わりがある。

例えば、アポリポ蛋白E遺伝子はアルツハイマー病に関わりが深い遺伝子である。加齢と共にこの遺伝子が発現すると、異常な蛋白が脳神経や樹状突起に蓄積して、認知症の発症に関与すると考えられる。

表 遺伝子の発現状況の違い

①若年者で「発現」し、高齢者で「発現しない」もの
　　アポリポ蛋白E遺伝子
　　DNA複製に関与する遺伝子
　　異物代謝に関与する遺伝子
②若者で「発現しない」、高齢者で「発現」するもの
　　炎症反応に関与する遺伝子
　　ストレス反応に関与する遺伝子
　　アポトーシス抑制に関与する遺伝子
　　コラーゲン分解酵素に関与する遺伝子

　身体の組織の新陳代謝がおとろえるのは、加齢と共に、DNA複製に関与する遺伝子が発現しなくなり、DNA複製能力が低下し、細胞分裂能力が落ちるからである。

　異物の代謝に関与する遺伝子が発現しなくなると、老廃物や代謝産物を処理する能力が低下する。その結果、血管や関節、脳など色々な臓器に、老廃物が蓄積するようになる。

　炎症反応に関与する遺伝子が加齢と共に発現すると、関節炎や血管炎などさまざまな炎症が引き起こされ、C反応性蛋白（CRP）が上昇する。

　ストレス反応に関与する遺伝子が発現すれば、ストレスに対する生体反応が強まり、ストレスによって引き起こされるダメージに弱くなる。

　アポトーシスというのは、プログラムされた細胞死のことである。アポトーシスを抑制する遺伝子が発現して、アポトーシスが抑えられると、異常な細胞がアポトーシスで死ななくなり、増えてくる。そのために癌を発症する頻度が高くなる。

　皮膚の老化現象は、光学顕微鏡でみると、皮膚の構造や弾力性を保っているコラーゲン繊維が破壊されることによって生じることがわかっている。コラゲナーゼというコラーゲン分解酵素の遺伝子が発現して、酵素が盛んに合成されると、コラーゲン繊維が分解され、皮膚は老化してしまうのである。

　以上のように老化に関係する遺伝子は一つではない。身体のそれぞれの部分

で働く遺伝子が、加齢と共に発現したり、発現しなくなったりして、加齢や老化が制御されているのである。今後の課題は、このような遺伝子の発現状況の検査法を確立し、その変化をいかに管理するかにある。

国立埼玉病院の関塚永一副院長（昭和56年慶大医卒）は、断食療法の信奉者で、自ら1週間の断食を行い、その前後での遺伝子発現状況がどのように変化するか検討している。

歯科領域の老化

身体のどこに老化を感じるか、の問いに対し、もっとも多くが眼（老視）と答え、次に多いのが口（歯）である。口の役割は食べる、話す、笑う、味わう、飲み込むと多岐にわたり、さらには感覚器や消化器としての働きを有する。人生の最後まで維持したい機能である。

歯科口腔領域の老化の仕方はヒトにより差異がある。歯の本数が減る人、歯周病になる人、唾液が減る人、咬合力が低下する人、嚥下障害をきたす人といった具合である。抗加齢医学的予防歯科では、老化の弱点を早期に発見し、介入してゆくことを目指す。

オーラルアンチエイジングドックは歯科口腔領域の機能年齢をチェックするシステムとして、鶴見大学歯学部・斎藤一郎教授を中心に産学協同で研究開発された。咬合力測定、歯周病検査、嚥下機能検査、唾液量検査を実施して機能年齢を算出、その結果から口腔領域の老化度を判定する方法である（図）。口腔機能と全身は互いに影響し合う。慢性的Ca摂取不足は歯と骨に退行性変化を惹起する。咬筋訓練は成長ホルモン分泌を促す。唾液分泌とDHEAには関連がある、など興味深い成績が得られている。

歯周病は全身の様々な疾患と関連がある。口腔細菌の酵素により粘膜が損傷、感染の足場となる。口腔衛生状態の悪化により嚥下物内の細菌の増加し、呼吸器感染を引き起こす。

口腔細菌がポケットを介して侵入し、血管内皮細胞を障害する。歯周組織で産生された炎症性サイトカインが血管内皮障害を増悪させ、心血管障害を惹起する。

歯科領域の老化

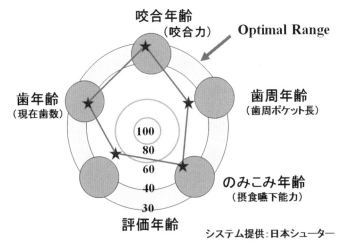

図　口腔領域の老化度評価

　歯周病の進行により歯の喪失をきたすと、食餌が偏り、蛋白質の吸収効率が低下する。その結果、サルコペニアや骨粗鬆症が進行する。
　歯や歯茎の老化は全身の老化と深く関わる。口腔から全身へ、全身から口腔へと、全人的観点から抗加齢医学を理解することは、医科と歯科の病診連携につながり、これからの歯科医師に極めて重要である。

第4章

抗加齢医学の治療

抗加齢医学における治療法

　抗加齢医学における治療方法を次頁の表に掲げた。悪しき生活習慣は高血圧・糖尿病・高脂血症・肥満などの生活習慣病を引き起こすばかりでなく、加齢や老化を加速する。従って生活療法は基本であり、大切である。生活療法は、食事療法・運動療法・精神療法から構成されるが、抗加齢医学を理解し実践する気構えを持つという精神的動機づけは基本であり、その意味では精神療法は最も重要となる。

　サプリメント療法には漢方・生薬・ハーブ療法も含まれる。医師や医療従事者としても基本的知識を持つべきであろう。

　薬物療法にはホルモン補充、免疫強化、抗酸化療法などがある。ホルモンによっては免疫強化作用を有するものもあり、これらに厳密な境界はないと言える。薬物療法については、実施は医師のみに限定される。

　その他特殊な療法がいくつかある。抗加齢（アンチエイジング）指導の具体的な目的は

　　①動脈硬化を防ぐ
　　②寝たきりを防ぐ
　　③認知症を防ぐ
　　④癌を防ぐ
　　⑤老化を防ぐ

ことにある。そして最終的にはQOLを極めて、健康長寿の達成を目指すもの

である。ここに掲げた各治療方法については、健康長寿という目標に向けて、どんな場合にどの程度の効果があるのかについて、同じ土俵の上で同一パラメーターを用いた検討が必要である。

表　抗加齢療法

```
①生活療法
    ・食事療法
    ・運動療法
    ・精神療法
②サプリメント療法
③薬物療法
    ・ホルモン補充
    ・免疫強化療法
    ・抗酸化療法
④特殊療法
    ・美容外科、美容皮膚科・歯科医療
    ・代替医療（音楽療法・鍼灸医療・呼吸法・ヨガ・アーユルベーダ）
    ・キレーション療法
```

運動療法

　食事療法、運動療法、精神療法による生活習慣の改善が、動脈硬化の進行を遅らせ、脳卒中や心臓病の予防につながることはよく知られている。若年者はもちろん、たとえ高齢者であっても、適度な運動は体力の増進をもたらし、健康の維持に役立つ。

　加齢と共に、人は引き締まった筋肉を失い、酸素を活用する能力が衰える。関節はこわばるようになり、新陳代謝も低下する。そして加齢と共に生活習慣病などの疾病の頻度が高まる。運動療法は、加齢による身体の変化に立ち向かう強力な武器である。

抗加齢医学における運動療法は、①有酸素運動、②筋肉トレーニング、③柔軟運動から構成される。それぞれの運動が身体各部に好ましい効果をもたらす。また運動療法は、脳下垂体からの成長ホルモン分泌を促し、IGF-I 値を上昇させることも確かめられている。スポーツ医学の先端分野では、「どのようなトレーニング法を採用すれば IGF-I 値を効率よく上昇させることができるか」という課題のもとに研究が進められているほど、運動と抗加齢医学は密接に結びついている。

1. 有酸素運動

　最も一般的に行われている運動が、心血管運動とも呼ばれる有酸素運動である。ジョギング、ウォーキング、サイクリング、水泳、エアロビクスなど、持続的に行うことによって心拍数が増える運動はすべてこの範疇に入る。心血管運動には以下のような効果がある。

1）寿命を延ばす

　適度な運動が健康にいいことは、さまざまな調査研究で明らかにされている。ハーバード大学の卒業生を 30 年にわたって追跡調査した同大学同窓の調査では、スポーツ、階段の昇り降り、庭仕事などで適度な運動を習慣化していた卒業生は、動脈硬化症による心疾患だけでなく、総死亡率が低くなっていることが判明した。

　Hammond 博士の 1,064,004 例の調査成績（1984 年）でも、軽度から中等度の運動をする人は運動しない人に比べて死亡率が約 4 分の 1 減少することが示されている。Paffenhanger 博士の 10,259 例の調査成績（1999 年）でも運動によって最大 3 年の寿命延長を認めたとしている。

2）体脂肪を減らす

　エアロビクスなどの有酸素運動によって、身体に蓄積された炭水化物と脂肪が燃料として消費される。運動が長時間であるほど、そして激しいほど燃焼されるカロリー量は多くなるが、連続 2 時間以上の激しい有酸素運動はフリーラジカルによる弊害のほうが大きいと思われる。

3）心臓発作のリスクを減少させる

　アテローム性動脈硬化症の発症を抑える方法として、血中インスリン濃度を

下げることも大切である。空腹時インスリン値が 8 μIU/mL を超えると、インスリン自体がもつ酸化作用によって動脈硬化症のリスクが高まる。身体運動は血中インスリン値を下げ、心臓発作を起こす確率を低減させる。

4）心機能を向上させる

心臓の機能が改善すると、高血圧が軽減され、脳卒中を起こすリスクも少なくなり、冠動脈、循環器および呼吸器関連疾患の予防にも役立つ。アメリカ心臓病学会は、最低 20 分間の心血管運動を週 3 日継続的に行うことを推奨している。

高血圧の治療において、身体運動は効果的な方法の一つである。エアロビクスなどの有酸素運動には、心筋を強化し、体内の血液循環をより円滑にする優れた効果がある。

5）成長ホルモン分泌を刺激する

ペンシルバニア大学の William・J・Kraemer 博士らの調査（1991 年）によれば、中等度以上の有酸素運動が成長ホルモン値を 140〜266% 増加させることが明らかになっている。

6）ストレス対策として有用である

適度な有酸素運動を 20 分以上行うことによって、精神的ストレスが有意に軽減されることが示されている。

7）持久力を増大する

普段からエアロビクスなどの有酸素運動を行っていると持久力が高まる。ショッピングや旅行、階段の昇降などの日常生活も、疲労感を覚えずに楽にこなすことができるようになる。

8）睡眠の質を改善する

スタンフォード大学、エモリー大学、オクラホマ大学の共同研究（1997 年）の結果、ウォーキングやエアロビクスなどの有酸素運動を週 4 回 4 カ月実践することによって、入眠までの時間が有意に短縮されることが示されている。こうした運動を続けた人達は、対象群に比べて睡眠時間が約 1 時間増加している。

9）記憶力・認知力の維持

イリノイ大学 Arthur・Kramer 博士らが脳の容量を MRI で測定した結果（2003 年）、有酸素運動をしていない群では、している群に比べて、脳神経細

胞が失われ有意に萎縮していることが示されている。30代、40代頃より脳細胞が失われることにより、記憶力や認知力が低下するが、これは運動によって予防できる可能性がある。

10）ウォーキング

もっとも身近な身体活動はウォーキングである。心肺機能の維持、認知症予防（コグニウォーク）、血圧調整（高血圧者には降圧作用、低血圧者には血圧上昇作用を示す）、骨端刺激、ストレス緩和といった作用が知られる。新規にウォーキングを始めるのであれば15分余分に歩く（約1,500歩）程度が良い。お勧めは砂浜ウォーキング。筆者はアシックス社と共同で砂浜ウォーキングを模倣した履き心地の靴とインソールを開発した。

2．筋肉トレーニング

一般的にはウエイトトレーニングと言われている筋肉負荷トレーニングには、多くの形態がある。一般的なものとしては、ウエイトマシンやフリーウエイトを使用するワークアウトが主流だが、ゴム管やプールの水を負荷として利用する方法もある。また、自分の体重を負荷として利用するのが、腕立て伏せ、スクワット、クランチなどの運動である。どの方法でも、筋肉トレーニングには次のような望ましい効果が期待できる。

1）体脂肪とコレステロールを減少させる

筋力トレーニングは、他の運動に比べて脂肪を燃焼させる効果が高い運動法と言える。長い目でみると、体重を減らすという目的のためには、エアロビクスなどの有酸素運動より筋力トレーニングのほうが効果的かもしれない。Darden博士らの調査成績（1985年）では、筋力トレーニングの結果、実際に運動をしている時間以外にも、休憩中や食事中、また睡眠中といったそれ以外の大部分の時間において、体内に取り込まれたエネルギーの燃焼量が増加することが示されている。

筋肉トレーニング中のカロリー燃焼以外にも、運動終了後も筋線維が再構築されるため、代謝率は上昇したままの状態を保つ。そして、摂取カロリーの多くが、脂肪として体内に蓄積される代わりに、体内の修復作業のために使用される。筋肉トレーニングでは運動後も基礎代謝率は長時間上昇したまま保たれ

るが、エアロビクスなどの有酸素運動の場合は、運動終了後まもなく基礎代謝率は元に戻ってしまう。

身体に筋肉組織が増えると、基礎代謝率は、休息している時間中も運動プログラムを開始した以前の状態よりも高くなる。これは、筋肉量が増すことで、体にとっては1日の必要カロリーが多くなるからである。NASAの調査成績（1996年）によれば、人間の身体は、500gの筋肉を維持するために、1日約30～50カロリーを消費する。従って除脂肪筋肉量を2kg増やせば、運動を全くしない日でも以前よりも1日120～200カロリー以上多く消費できるようになる。

大切なことは脂肪を落として筋肉をつけること、すなわち、「引き締まった身体」をつくることである。

2) 成長ホルモン分泌を刺激する

William・J・Kraemer博士らが行った実験（1991年）では、筋肉トレーニングによって血中成長ホルモン分泌が誘発刺激されることが確かめられた。被験者が最大能力の70%でウエイトリフティングを行った場合には成長ホルモン分泌が3倍に、最大能力の85%で行った場合には4倍に増えたとしている。成長ホルモンとIGF-I値を上げるためには、食事療法を単独で行うよりも、筋力トレーニングをあわせて行うほうが効果がある。

3) 骨密度を高める

筋力トレーニングは骨を強化し、骨密度を高める効果がある。そのため骨粗鬆症の予防に効果的で、すでに骨粗鬆症にかかっている人も骨密度が改善され、症状が軽減する。ワシントン大学医学部のDalsky博士らの調査成績（1988年）では、筋肉トレーニングによって、高齢の被験者においても骨塩が著しく増加し、トレーニングを継続すれば加齢に対抗して長期間にわたり高い骨密度を維持できることが確かめられている。

4) 筋力を増強する

ウエイトトレーニングは当然筋力のアップに役立つ。年齢を問わず、大半の人は、数週間で筋力が増したことを実感するはずである。McCartney博士らの調査成績（1993年）は、60～90歳の被験者に10カ月間筋肉トレーニングのプログラムを実践してもらった結果、トレーニングを実施しなかった対象群

比べて、筋力は平均で65％増加したことを報告している。これより60歳を超えてから筋力トレーニングを始めても、遅すぎではないことがわかる。

5）怪我を減らす

Nelson博士の報告（1994年）によれば、筋肉と関節を強くすることは、怪我を減らす効果がある。歩行、ジョギング、テニスなど骨に衝撃が加わる運動でも、筋肉が強くなれば骨に加わる衝撃ストレスも軽減される。バランス感覚もよくなり、転倒その他の事故が減少する。フィットネス専門家Wayne Westcott博士は「筋肉を強化すれば、骨や結合組織が強くなり、身体全体の機能が改善されて、怪我をすることが少なくなる」と述べている。日本では東京大学身体教育学 武藤芳照教授の転倒予防教室が有名である。

せっかく病気を防いでも、怪我がきっかけで介護負担の大きな寝たきり老人になってしまっては元もこうもない。普段から身体を鍛えて、予期せぬ怪我から身を守ることは大切な抗加齢医学の考え方である。

6）日常の動作を容易にする

日常生活ではさまざまな動作をこなさなくてはならない。「孫を抱き上げる」という動作、かがみ込んだり、立ち上がったりするような動作など、その作業内容によって必要なエネルギーは異なってくる。仮定として、自分の腕で持ち上げられる最大重量が10 kgとしよう。ある日空港で、重さが10 kgのスーツケースを運ぶことになったとしたら、この作業は最大級（100％）の力が必要となる。しかし、筋肉トレーニングによって腕の筋力が増し、20 kgの重さまで持てるようになれば、同じ10 kgのスーツケースを運ぶことは以前のパワーの半分ですむことになる。身体にとってはより楽で、怪我のリスクの少ない作業となる。筋力トレーニングによって身体全体の筋力を強化し、スタミナをつけることで、日常のさまざまな仕事や動作をより簡単にこなせるようになる。これはQOLの向上に通じる。

7）感情をより安定させる

加齢や老化が進むと、神経伝達物質の一つであるエンドルフィンの分泌が減少し、ストレス耐性を高めるホルモンであるDHEAの分泌量は減ってくる。一方ストレス刺激によって分泌されるコルチゾルはほとんど減ることはない。コルチゾルは免疫機能を抑制するため、高齢者に強いストレス負荷が加わると、

健康を大きく害することがある。

　神経伝達物質は脳内にある化学物質で、私達の気分や感情を調整している。人間の情動反応は、さまざまなホルモンの影響を受けているが、エンドルフィンという物質は麻薬のモルヒネに似た化学構造を持ち、人間の幸福感や快感、気持ちの高揚感をもたらす。つまり、これらの神経伝達物質やホルモンが機能することによって、私達は気持ちよく感じたり、ストレスがやわらいだように感じるのである。高齢になると神経伝達物質が減り、ホルモンバランスが狂ってしまうために、気難しい人や怒りっぽい人、感情の不安定な人が増えてくる。

　加齢によるこのような変化に対しても運動療法は大きな効果をもたらす。20分以上の運動を行うと、身体に90～120分程度の弛緩反応が生じる。運動によってさまざまな神経伝達物質の分泌が誘発されて生じるこの現象は、「運動後陶酔感」または「エンドルフィン反応」と呼ばれている。米国運動協会（American Council of Exercise）では、感情の安定化を目的に1回20分、週に6～7回の運動を実践することを強く推奨している。有酸素運動、筋力トレーニング、柔軟運動をうまく組み合わせるとよい。

8）筋肉の萎縮を予防する

　鹿育体育大学学長の福永哲夫教授によれば、30歳以上の人は、日常生活のみで運動をしないと1年間で200gから400gの筋肉（年間1％）を失うという。従来は、この変化は加齢によって生じる避けがたい現象と考えられてきた。しかし、それは運動療法によってある程度防止できることが最近の研究でわかってきた。筋肉トレーニングを続ければ、除脂肪筋肉量を維持できるだけでなく、増やすことも可能である。健全な栄養補給と共に、バランスのとれた筋力トレーニングプログラムを週2回実践することは、筋肉の衰えを防ぐための最善の策である。

9）容姿を改善する

　身体の特定の部分だけの脂肪を落とすなどといった「部分痩せ」は、誰しも望む事項であろう。基礎代謝率を上げ、インスリンに対する感受性を保って、摂取されたカロリーをうまく燃焼させることにより、身体全体の脂肪を落とすことで、腹部の脂肪を落とすことは可能である。さらに筋肉トレーニングをうまく行うことにより「部分的にシェイプアップ」することができる。『医師が

すすめるセルライト撃退ダイエット―下半身だけヤセる!!』（主婦と生活社、2003年）の著者である青木晃博士によれば、腕、脚、腹部など、シェイプアップしたい部分を決めて、集中的に運動を行うとよいという。これは、身体全体の筋肉量を増やすことにもつながり、筋肉量を維持することで、単に脂肪を維持するよりも多くのカロリーが消費されるため、基礎代謝率が著しく改善され、結果的にシェイプアップされる。

10）記憶力を維持する

ニューヨーク大学 Antonio・Convit 博士らが脳の容量を MRI にて測定した結果（2003年）、筋力トレーニングをしていない群ではしている群に比べて、海馬が萎縮していることが示されている。海馬は脳における記憶回路の玄関としての役割を持ち、30代、40代頃より海馬の萎縮は記憶力低下に直結するが、これは筋力トレーニングによって予防できる可能性がある。

11）脂肪分解を促進する

筋肉負荷トレーニングを行うと、筋肉より乳酸が産生され、脳下垂体を刺激し、成長ホルモンの分泌を促し、約15分でピークに達する。1時間後より遊離脂肪酸の血中濃度が上がりはじめ、2時間後にピークに達する。これは体内で脂肪分解が促進されている状態である。また、両側上腕近位部と大腿近位部を加圧した状態で筋肉トレーニングを実践すると、短時間で効率よく成長ホルモン反応性分泌が得られる。これが加圧トレーニングと呼ばれるもので、（株）サトウスポーツプラザと（株）ゼノアにより加圧スポーツウェア「KAATS®」が開発されている。

3. 柔軟体操

柔軟性は、「身体の関節部分をどれほど自由に動かせるか」ということで定義することができる。

筋力をつける目的で適切な姿勢をとるためにも、また、年をとってからも身体の関節を自由に動かすためにも、柔軟体操は重要である。また、身体が柔軟であることは、ストレスの軽減、腰痛の緩和、怪我の減少に有用である。

ストレッチと呼ばれる柔軟体操のプログラムには、起床時に行う身体全体の筋肉を屈伸するための簡単なものから、ヨガ教室で行われる高度なものまでい

ろいろある。単純に筋肉を使用するだけでもいくらかの屈伸運動にはなるが、柔軟な身体を作るためには、インストラクターの指導のもとに本格的なストレッチプログラムを週3日から7日行うことが推奨される。ラジオ体操のような体操は、反動運動を駆使しているため、ストレッチ効果は弱い。ラジオ体操を実践するなら、2分の1以下の速さで、ゆっくり大きく関節を屈伸させるとよい。また、ストレッチは身体への負担が少なく、高齢者にも安心して処方できるプログラムである。以下に柔軟体操の効能を示した。

1) 柔軟性を高め、関節の動きを増大する

身体を柔軟にすることで、大半の腰痛は緩和される。特に、股関節と膝関節の周囲の屈筋群を柔軟にすることが目標になる。また、関節を柔軟にして、可動域を十分に保つことで、正しい姿勢を保持することができる。

通常の日常生活では、簡単な動作が多く、関節を可動領域全体に動かしていないため、関節運動は十分でなく、加齢と共に関節可動域は狭まってしまう。これを防ぐために、アメリカ関節炎財団 (The American Arthritis Foundation) では、身体の関節をあらゆる方向に動かす柔軟体操を毎日行うことを推奨している。

2) ストレスを軽減する

元体操コーチで *Science of Flexibility*（柔軟性の科学）の著者 Michael J. Alter 氏は次のように語っている。

「ストレッチ運動の利点の一つは、ストレスが軽減されることである。生理学的見地から言えば、弛緩とは筋肉の緊張がほぐれた状態であり、緊張によってエネルギーは浪費される。なぜなら、筋肉を収縮させることが、筋肉をリラックスさせることよりはるかに努力を要するからである。実際に体験してみれば、筋肉を弛緩させた状態でいるほうが疲労や筋肉痛を生じにくいことがよくわかるだろう」

3) 腰痛を緩和する

腰痛の多くは、身体の柔軟性の欠如によって生じる。ストレッチ運動によって、腰痛の80%は緩和することができるとも言われている。特に腰痛に関連深いのは、股関節屈曲筋の短縮と硬直である。ストレッチ運動で、こうした筋肉をよく伸ばすことにより、腰痛の緩和が実現される。

今後、抗加齢医学の教育を受けた運動療法士によって、これらの効果を皆もたらすような効率的なテーラーメイドの運動計画を提示したい。厳密には、日本に運動療法士は存在せず、日本体育協会認定の「アスレティックトレーナー」、厚生労働省の外郭団体認定の「健康運動指導士」と「ヘルスケアトレーナー」という3種の資格があり、やや混沌としている。

食事療法

　食生活と生活習慣病との関連は深く、その危険度を低下させるためには、若い頃から正しい食習慣を身につけることが重要である。

　日本における食生活や栄養状況を見ると、男性では、いずれの世代においても肥満の割合が増加している。消費エネルギーと摂取エネルギーの収支バランスの悪さが原因となっている。男性は全般的に過剰な食物摂取を慎む必要がある。若い女性では、極端なダイエットによるやせすぎが問題になっている。極端なダイエットは、骨からミネラル分が失われ骨粗鬆症を助長するばかりでなく、卵巣機能の抑制をもたらす。

　加齢による生理的な老化現象は避けることのできない身体変化だが、食生活の改善や、適度の運動によって、ある程度進行を遅らせることが可能である。老化は個人差が大きいので、自分の状態をよく把握し、適正な食事内容を決めることが大切になる。

　動物性脂肪や飽和脂肪酸を多く含む高脂肪食品の過剰摂取だけではなく、糖分や塩分の取りすぎ、食物繊維の不足、インスタント食品、レトルト食品への偏りによるビタミンやミネラルの不足など、栄養の不均衡が数々の病気を引き起こしていることは明らかである。毎日の生活の中で、どんな食品を選び、どんな食習慣を続けているかが、身体に後々大きな影響をもたらす。

　例えば、日常の食事で、活性酸素の害を抑えてくれる抗酸化食品を積極的に摂取していれば、酸化による細胞の老化を抑制でき、免疫機構の働きを高めてくれる食品を多く摂れば、病気に負けない健康な体を維持することができる。

　つまり、抗加齢療法を実践する重要なカギを握っているのが、私達に最も身近な「食」なのである。抗加齢医学の専門医療機関では、患者の食生活アンケ

ート、血液検査、体格や活動内容の調査結果をもとに、専門の栄養士が分析し、推奨する食事内容を提案、指導していくことが望ましい。以下は、食事療法に関する基本方針の概要である。

1. 生活習慣病を予防する

わが国の三大死亡原因は癌、脳卒中、心臓病で、およそ３人に２人はこれらの疾患のために死亡している。これらの疾患の発症にはさまざまな生活習慣が関係していることから、1996年の公衆衛生審議会で、それまでの「成人病」に代わって「生活習慣病」という概念が提唱された。

栄養バランスが悪かったり、エネルギーが過不足になるなど食事習慣が悪いと、体内環境は乱れてくる。この状態が続くと糖尿病などの代謝性の生活習慣病が自覚症状もなく忍び寄ってくる。反対に、食習慣を改善することで生活習慣病を防いだり、改善することができるのである。いかに早くから生活習慣病の予防を開始させるかで、抗加齢医学の目標である「いかに長く健康寿命を延ばすことができるか」が決まってくる。

2. 成長ホルモンの効果を活かす

抗加齢医学の観点から食事療法を考えると、血糖値を低めに維持することが重要な課題である。自分自身の成長ホルモンの分泌を促進したり、外からヒト成長ホルモン製剤を投与する目的は、IGF-I値を高めることにある。一方、過剰なインスリンはこのIGF-Iの産出を減少させるので、食事管理によって血糖管理を厳格に行う必要がある。

基本は適正カロリー食であるが、身体のホルモン分泌状況と基礎代謝率によっては低カロリー食の適用となる。肥満は成長ホルモン分泌の妨げとなるので、適正体重を維持する必要がある。日々の運動量と適正な体重から求められるエネルギー摂取量を守っていくことは重要であり、長期的に行うことによって、エネルギー消費と糖代謝を安定させることができる。

適正カロリーが決まったら、栄養バランスに配慮する。糖質やでんぷん質を多く含む食品は、急激なインスリン分泌を促すばかりでなく、成長ホルモン分泌を抑制するので、糖質過剰摂取は慎む必要がある。適正量の蛋白質・アミノ

酸摂取は成長ホルモン分泌を促進する。良質の蛋白を年齢に応じて十分量摂取して欲しい。また、脂肪や塩分の過剰摂取には細心の注意を要する。

3. 免疫機能を高める

健康な身体を維持するために免疫機能は重要な役割を担っている。体内に適切な栄養分が与えられれば、免疫機能が活発化して、風邪、細菌やウイルスによる感染症、そして悪性腫瘍さえも、早期に発見され除去される。しかし、加齢や老化と共に免疫機能は低下してゆく。従って、これを防ぐような免疫力を高めてくれる食品を積極的に摂取することが重要になる。

とは言っても、食事は楽しいもの、人生における大きな快楽である。抗加齢医学は人間の幸福を追求する学問であるから、食生活に理不尽な制限をつけるつもりはない。もともと人間は身体に不足しているものは自然に欲するようにできているので、基本的には食べたいものを食べていけば間違いないはずである。もちろん、基本的なガイドラインは存在するが、知性を働かせて気を配れば食生活は意外に簡単に改善することができる。例えば、食事は「おいしい物を食べるのではなく、おいしくいただくこと」が大切、これは100歳を超えて銀座のクラブを現役ママとして切り盛りしていた故有馬秀子さんの言葉である。

抗加齢医学を理解し、それを実践することによって身体の状態を健全に保てば保つほど、また機能的な若さを保てば保つほど、これからの人生において、おいしい物を多く食べることができるようになる。

4. 抗酸化作用のある食べ物を摂る

身体の諸器官を細胞レベルでフリーラジカルによる損傷から守るためには、抗酸化作用のある食品を多く摂ることが効果的である。これらの物質は野菜や海藻、果物に豊富に含まれる。

天然繊維の効用を考えれば、果実はジュースよりもそのまま食べて欲しい。またジュースとして摂取すると急激なインスリン上昇を起こす。

食物では、トマトのリコピン、緑茶のカテキン、ブルーベリーのアントシアニン、小豆やブドウのポリフェノール、サケのアスタキサンチンが代表的であるが、その他、ラズベリー、プラム、プルーン、キウイ、オレンジ、グレープ

フルーツ、イチゴ、ホウレンソウ、ナス、タマネギ、ピーマン、アルファルファの芽、ブロッコリー、芽キャベツ、トウモロコシにもビタミンA、C、E、その他の抗酸化物質が豊富に含まれる。

抗酸化作用を謳ったサプリメントの一部には注意を要する。スーパーオキサイドディスムターゼ（SOD）、カタラーゼ、グルタチオンペルオキシダーゼ製剤については、経口摂取しても分解されアミノ酸になってしまうので無効である。

5. ファーストフードとスローフードについて考える

現代社会にファーストフードが蔓延した結果、沖縄などこれまで長寿を誇っていた地域でさえも、若年者や中年者に生活習慣病が増えている。また、農水産物の輸出入については、一部の大規模多国籍企業だけが利益を享受できるような利己的な「グローバルスタンダード」の押しつけによって、富裕層と貧困層の二極化は進行し、世界の半数以上の国々が飢えと貧困に悩まされ、環境破壊と資源の枯渇が進んでいるのが現実であった。

スローフード運動とは、1986年頃からイタリアのブラという小さな町で始まった非営利運動である。そこでは、

・消えてゆく恐れのある伝統的な食材や料理、質のよい食品、酒（ワイン）を守る。
・質のよい食材を提供する小規模生産者を守る。
・子ども達を含め、消費者に味の教育を進める。

という三つの指針が提示されている。1989年設立のスローフード協会カルロ・ペトリーニ会長は、「私達はスピードに束縛され、習慣を狂わされ、ファーストフードを食べることを強制されるファーストライフに感染している」と述べている。

日本抗加齢医学会では、安全で健康的な食事を考えるうえで、農作物は有機肥料で育て、農薬は必要最小限に限るべきであり、食用肉や養殖魚の生産にも薬物や添加物の使用はできるだけ控えるべきと考えている。食材に栄養が十分含まれていて、有害な添加物が少なければ、身体の負担も軽減されサプリメントにたよる必要も減るであろう。日本の郷土料理やそれぞれの地方の食材を活

かしていこうという日本スローフード協会（http://www.slowfood.jp）の運動には共鳴できる。

6. 農業を見直す

農業、漁業、林業といった第一次産業には、

- ・安全で栄養のある食材の提供
- ・環境の保全
- ・高齢者への新しい職場の供給
- ・身体運動
- ・生きがい創生

という効能がある。それらは人類の長い歴史によって培われた生命科学の知識と経験が活かされたものである。特に農業（agriculture）は英語の語源からもわかるように文化（culture）の源になっている。『都会の百姓です。よろしく』（コモンズ、2001年）の著者白石好孝氏は「百姓は、命と環境を慈しみ、生きる者の糧を産み出す崇高な仕事である」と述べており、食糧産業に従事する者の心構えを説いている。その精神は、食品・加工品、果てはサプリメントや医薬品の生産業者、流通・販売・輸入・輸出業者に浸透すべきである。

今後、抗加齢医学の普及に伴って、70歳以上で仕事がバリバリできる人が増えてくる。農業、漁業、酪農といった一次産業を改めて見なおして、多くの人に参画してもらえるように変えてゆくことが望ましい。そして、次の世代へ、安全で、栄養のある食材を提供する役割を担って欲しい。それぞれの国の風土に見合った、地球環境にやさしい産業構造を築くことが、人々の健康長寿に通じる、真のグローバリゼーションと言えよう。

有機農業は世界的潮流である。『農業という仕事―食と環境を守る―』（岩波書店、2001年）の著者大江正章氏によれば、ヨーロッパではオーストリアとスイスで最も発達しており、フィンランド、スウェーデン、ドイツがこれに続く。南北アメリカ大陸ではキューバが突出しているが、これはソ連崩壊に伴い農薬や化学肥料の獲得が困難になったという事情の恩恵を受けたものである。アジアでは中国、台湾、韓国で有機農業が着実に広がっており、日本は実効的にも、農業政策的にも明らかに遅れを取っている。

7. 食品添加物と食の安全に注意する

　インスタント食品やレトルト食品の多用は悪しき食習慣の代表である。サプリメントに頼る前に、まずは食の安全には十分に配慮したい。防腐剤・防カビ剤・漂白剤・発色剤・保存剤・人工色素などの添加物が加えられた食品は、摂りすぎない注意が必要である。日本で認可されたものには、安全性に関するそれなりの根拠があるとされているが、定期的な見直し作業は必要であろう。

　農産物についても、農薬・除草剤・過剰な化学肥料が使用されていないかどうか確認すべきである。オルトフェニルフェノール（OPP）・チアベンダゾール（TBZ）・イマザリルなどの防カビ剤は、輸入物のオレンジやグレープフルーツ、レモン、リンゴに使用されていることがある。OPPは発癌性、TBZは催奇形性、イマザリルにはその両者がある。ポストハーベスト農薬の使用は、日本国内では禁止されているが、輸入農産物では 2,4-D などの農薬が収穫後に使用されることがある。「有機JASマーク」のついた農産物であれば安全性が高い。これらの添加物は体内では主として肝細胞内で抱合や代謝を受けるが、この過程はエネルギーを要し、余分なフリーラジカルの発生を伴う。従って、サプリメントなどで抗酸化物質を補うことを考える前に、添加物をできるだけ避けるようにすべきである。注意すべき食品添加物・農薬類については次に示した。

表　主な食品添加物

・タール系着色料	（ほとんど日本でしか認可されていない）
赤色3号	染色体異常や発癌性の疑いあり。
赤色102号	動物実験で体重減少の報告あり。
赤色106号	染色体異常や発癌性の疑いあり。
黄色4号	染色体異常や発癌性の疑いあり。蕁麻疹の報告例あり。
黄色5号	発癌性の疑いあり。ラットの乳腺癌や染色体異常の報告あり。
青色1号	発癌性の疑いあり。EU諸国では使用禁止。
・発色剤・漂白剤	
亜硝酸ナトリウム	多量摂取で中毒症あり。発癌性の疑いあり。
過酸化水素	発癌性の疑いあり。

次亜塩素酸ナトリウム	催奇形性の疑いあり。
・保存料	
ソルビン酸（カリウム）	動物実験で肝臓肥大の報告あり。亜硝酸ナトリウムと反応して発癌物質に変化する可能性あり。
・調味料	
L-グルタミン酸ナトリウム	多量摂取でしびれ、倦怠感の報告あり。
5'イノシン酸ナトリウム	動物実験で多量摂取による痙攣、下痢の報告あり。
・その他	
リン酸塩	多量摂取で骨粗鬆症を増悪させる可能性あり。
・農薬類	（残留農薬が問題となる）
防虫剤	マラソン、スミチオン、レルダン、DDT
殺菌剤	ベノミル、チオファネートメチル、キャプタン
防カビ剤	OPP、TBZ、イマザリル
除草剤	クロルプロファム、2,4-D

　遺伝子組み換え型の大豆、トウモロコシ、ジャガイモには、土壌細菌を殺す殺虫蛋白質を作る遺伝子、葉虫（ハムシ）や葉巻ウイルスなど天敵への抵抗性をつける遺伝子、除草剤への抵抗性をつける遺伝子などが組み込まれている。これらの遺伝子が産生する蛋白によってアレルギーの頻度が増すという報告がある。安全性が確立されているとは決して言えない。

　鶏肉・豚肉・牛肉・養殖魚には、さまざまな抗生物質や女性ホルモン・成長ホルモンが使用されていることがある。できるだけ健康的な飼育方法をとっている生産者の肉や魚を食べるようにしたい。

　インスタントコーヒーの一部大手メーカー（ネスレジャパン）では、工場や倉庫にある在庫品のうち出荷の見込みのない期限切れ製品を回収して、生豆から作るコーヒー抽出液に混ぜ、新しい賞味期限をつけて出荷している例がある。2001年に再利用された在庫品は約46トンで同社のインスタントコーヒー生産量の0.16％に相当した。『なぜ世界の半分が飢えるのか―食糧危機の構造―』（朝日新聞社、1989年）の著者スーザン・ジョージによる調査では、ネスレ本社（スイス）で広告費に使われる金額はWHOの活動予算に匹敵するという。食品を扱う企業は厳しい倫理性が問われるべきである。

8. 食事のスタイルを確立する

食事スタイルの基本は、よく噛んで、ゆっくりと、1日3回規則正しく、腹八分目といったところである。食事は意思疎通の場として楽しみながら食べるほうがよい。早食いの習慣は、脂肪組織からのレプチン分泌とそれによる満腹中枢の刺激が間に合わないので、カロリーオーバーを助長する。また寝る直前の食事は避けるべきで、少なくとも就寝時間まで2時間あけるようにしたい。飽食の時代と呼ばれる現代、栄養過剰にも注意を要する。バイキング形式の食事は避けること、そして宴会やフルコースディナーの後は2～3日質素な食事とし、レプチン感受性を十分に取り戻し、カロリー過剰状態を連続させないよう工夫が必要だろう。

小笠原流など日本の伝統的作法に従って食事をすれば急激な血糖上昇やインスリン分泌を避け、糖化ストレスを減らすことができる。

9. 食事療法のまとめ

適正カロリー、適正蛋白量など栄養バランスについては十分に配慮されなければならない。適正摂取カロリーは単に標準体重のみから求めるのではなく、除脂肪筋肉量や甲状腺ホルモン・DHEA-s・IGF-I・インスリン分泌量により定まってくる基礎代謝率に配慮して補正をすべきである。抗加齢医学に基づいた食事療法を提案するにあたり、個人のIGF-I、DHEA-s、基礎代謝率によって検証したほうがわかりやすい。次表は、標準体重が60 kgで、肥満など生活習慣病がない人に推奨される摂取カロリーと三大栄養素の摂取量の参考値である。当然、甲状腺ホルモン濃度は是正されたものとする。

2,000～2,400カロリー摂取する人の場合、炭水化物：蛋白質：脂肪の割合は6：2：2が理想的であり、蛋白量としては80～160 g/日は許容範囲である。炭水化物の摂取過剰や蛋白・アミノ酸摂取不足は、成長ホルモンの分泌低下とインスリン分泌量の増加につながる。一般的には、加齢と共にさっぱりとした食事が好まれる傾向にあるが、60歳以上の人やカロリー制限中の人でも、蛋白量70 g以上は確保したい。蛋白摂取量が70 gに達しない日は、アミノ酸のサプリメントで5～10 g補うこと。もちろんビタミンや繊維分を確保するために、野菜や海藻類は十分に摂取することが奨励される。

表　食事療法のめやす

IGF-I (ng/mL)	DHEA-s (ng/mL)	基礎代謝率 (％)	カロリー (kcal)	蛋白 (g)	脂質 (g)	糖質 (g)
250 以上	2,000 以上	0 以上	2,000～2,400	100～160	55～80	240～260
180～250	1,400～2,000	−5～0	1,800～2,000	90～140	50	220
120～180	800～1,400	−10～−5	1,600～1,900	80～120	45	200
120 以下	800 以下	−10 以下	1,500～1,800	70～100	40	180

（標準体重が 60 kg の場合）

　この食事表は基本的に高蛋白食になっている。基礎代謝を維持し、筋肉の衰えを防止しながら脂肪を落として、必要以上にインスリン分泌を上昇させず、そして成長ホルモンの分泌を促し IGF-I 値を上げ、総合的に加齢に対抗していくためには、これまで言われてきた以上に蛋白質を摂取することが必要となる。

　その次の特徴は、実際の IGF-I や DHEA-s 値によって摂取カロリーを分けたことである。

　20 歳の頃は「何を食べても太らなかった身体」の持ち主も、40 歳を過ぎると、「何を食べても太る身体」、すなわち、同じものを食べても燃焼されることなく脂肪として蓄積されやすい状態に変化する。年齢によって実際の基礎代謝率も変わってくるのである。

　IGF-I 値が 150 ng/mL 以下になると、脂質代謝異常、糖代謝異常、基礎代謝の低下を伴う可能性が高くなる。すなわち、肥満、高脂血症、動脈硬化、高血圧、2 型糖尿病、脂肪肝を合併しやすくなり、食事のカロリー、動物性脂肪、そして塩分を厳格に管理する必要が生じる。この状態から脱出するためには食事療法と運動療法が大切である。そして、IGF-I が上昇すれば、食事制限を緩やかにすることができる。

　IGF-I が 200 ng/mL 以上になれば、摂取カロリーを増やすことができるし、おいしい肉や魚を食べられる回数も増える。これは QOL の向上に通じる。これは療法を進め、患者に食事制限を励んでもらううえで大きな精神的支えになるだろう。

　もちろん目標レベルを達成したからと言っても、はめをはずすことは控える

べきである。例えば、フランス料理のフルコースも、IGF-I が 200 ng/mL 以上ならば、カロリーに気をつけることを前提にして、月に 3～4 回は楽しむことができるだろう。その値が低いようなら、程度に応じて高カロリー食の回数を減らさなくてはならない。IGF-I が 120 ng/mL 以下になると、逆に身体のほうがこってりした食べ物を受け付けなくなってくる。IGF-I が 150 ng/mL 以下の人は、アルコール摂取を控えるべきである。

精神療法

　精神療法は、高齢者にとって最も手軽に採用できる手法であり、またその効果も十分期待できる。特に加齢に伴う意欲低下、抑鬱状態、神経症、緊張、ストレスの蓄積、睡眠障害などの症状にとって精神療法は欠かすことができない。精神療法がもたらす最大の効果は、自分自身で生きようとする意志、健康でありたいという願望を自分の中にしっかりと作り上げることである。1日でも、いや、たとえ1時間でも長く生きようとする欲求は、全く正常な精神活動の範囲であり、恥ずべきことではない。若いうちから「何歳までは健康で元気に暮らす」と自分自身に誓約することによって健康を維持できる確立が高まるのは事実である。その誓約自体が精神的支えとなって、その人の健康を維持したという事例もあり、精神療法がもたらす効果を示唆していると思われる。

1. 気を持つこと

　年齢が高くなると、一般には、気力が失せ、新しいことに挑戦する勇気は衰えてくる。一方では気力が充実して、第一線で活躍しているような高齢者も存在する。身体の健康のみならず、心の健康が重要であることは言うまでもない。Lenard・W・Poon 博士を中心とした「ジョージア州の百寿者の研究」では、認識力に問題がない自立した 100 歳以上の老人 144 人を対象に心理的分析が行われている。結果は単純ではないが、被検者の中には、実にさまざまな性格の人がおり、性格が長寿と直接結びついているという結果は得られていない。しかし、百寿者のおおまかな傾向としては、「生きること」について極めて積極的で、前向きな考え方をしており、考えの切り替えが早く、また、どんな問題

に対しても自らの手で解決を試みようとする強い意志を持っていることがうかがえる。

　高齢になると、概して家に閉じこもりがちになる。こうした傾向が老いを助長し、「寝たきり」、「寝かせきり」のきっかけとなってしまう。「病は気から老化も気から」である。自分は「いつまでも若くて、健康で元気に生きるのだ」という気（スピリット、エスプリ）を持つことが、抗加齢医療において最も重要である。気力がないと、何も始まらない。生活習慣の改善のためには動機付けと行動変容が重要である。

2. ストレス対策

　加齢と共に、成長ホルモン、メラトニン、DHEA、性ホルモンなどのいくつかのホルモンは急激に減少する。ホルモンによっては、加齢してもほとんど減少しないものがある。それは、ストレスに関連したホルモンで、副腎皮質より分泌されるコルチゾルである。アンチエイジングドックの成績でも、コルチゾル濃度は減らないどころか、むしろ増える傾向にある。

　一度受けたストレスからの回復力は、加齢と共に低下する。病気への罹患、喧嘩や口論による精神的打撃、肉体疲労や冷たいプールに入った時のような寒冷刺激を受けた時のストレスは、若い頃に比べると、高齢者では長い期間残存する。同じストレスが与えられた時に受けるダメージは、20歳の人ならばダメージは少なく回復も早いが、60歳の人の場合ダメージは大きく回復にも時間がかかる。すなわち心の復元力、弾力性が落ちてくるのである。ストレスによる心身のダメージから回復するためには、質の高い睡眠、休養、趣味などに没頭して鋭気を養うことが重要となる。

　一般的には、年をとるほどストレスを受けやすくなり、ストレスを解消するのもへたになる。加齢とストレスと精神活動の観点から、血液レベルでどのような変化が起きているのかについては、まだ論議のあるところである。鬱病患者によく見られるように、セロトニンという生体内アミンの減少が脳内で起こっていると言われる。

　精神の高揚には、副腎より分泌されるDHEAが関係するが、加齢と共にDHEAの分泌は減少してくる。カリフォルニア大学サンフランシスコ校精神

科医である Wolkowitz 博士は、著書の中で「高齢者がストレスに弱い原因として重要なのは、血中の DHEA とコルチゾルの比率ではないか」と述べている（Wolkowitz O.M. and Reus V.I. "Treatment of depression with antiglucocorticoid drugs." *Psychosomatic Medicine* 61: 698-711, 1999）。

　高齢者がいかにストレスに弱く、ストレスが老化を助長すると言っても、外界との接触を制限するようになることは逆効果を招く。ストレスが全くない状態では、加齢による身体の変化が逆に進みやすくなり、認知症が進行してしまう。そして、ストレス耐性がさらに低下し、ストレス過敏症になっていく。この悪循環に陥ることは是非とも避けるべきである。高齢者では、一度ストレスによるダメージを受けたら、十分回復するのを待ってから次のストレスに立ち向かうべきである。

　ストレス学の権威、Hans・Serie 博士は「ストレスは人生のスパイスであり、ストレスの全くない生活を望むことは死を望むことと同じである」と述べている。ストレスを避けようとするのではなく、ストレスに対する抵抗力を高めることにこそ努力を払うべきであろう。あるレベルのストレスは「快ストレス」と呼ばれ、能率向上や意欲の維持を実現するものであることがわかっている。

　日本人の死亡原因の第1位である癌（悪性腫瘍）は典型的な生活習慣病であり、人口が高齢化するに従って増加する。「老人が増えたから癌が増えた」という説明で片づけることもできるこの問題は、だが、それほど単純なものではない。

　癌は氷山の構造に似た病気とも言われ、現在発症している癌は結果にすぎないという研究者もいる。つまり、癌発症に至る過程は、①遺伝的要因や生育歴などの歴史的背景のうえに、②仕事、人間関係から発するストレス、配偶者の死、生き甲斐の喪失などの心的要因が重なって、水面に姿を見せている氷山のような癌本体が存在するという考え方である。この癌発症の過程における心的要因の占める割合は大きく、癌を典型的な心身相関病であるとする研究者の根拠となっている。

　イギリスの心理学者 Eysenck 博士のグループが行った研究結果は、癌の発症が心的要因に大きく影響を受けていることを強く示唆している。Eysenck 博士らはイギリスの平均的な町の 48 歳から 68 歳までの約 1400 人を対象に性

格分類を行い、彼らを四つの性格群に分類した。そして、それぞれの性格に当てはまる人々がどのような病気になっているかを調べ、徹底的な分析を行った。その中で、自分の気持ちよりも周囲の人の要求を優先したり、自分の感情を押さえつけたりする癖がある人は、癌を発症する割合が高くなっていることを見出した。それは、四つの性格のうち、タイプ1と呼ばれる性格の持ち主達であった。

タイプ1とは、「大切な人や職業など、自分にとって価値ある対象が自分の人生にとって極めて重要な意味を持つ」という考え方をしている人で、その大切な人との別離や大切な仕事の挫折によって膨大なストレスに見舞われ、精神的に深い痛手をこうむるという特徴がある。しかし、そのストレスのために興奮したり、攻撃的になったりすることはなく、むしろ内向的となって、絶望感や無力感に陥ることが多い。Eysenck博士は、タイプ1が他のタイプより癌による死亡率が突出して高く、さらに、タイプ1の中でも高ストレス群のほうが癌による死亡率が高く、全体の生存率も低いことを報告している。

日本の生命保険会社の調査でも、ストレスの多い職場では癌の発症率が高いことが示されている。慢性的なストレスは副腎からのコルチゾル分泌を助長し、それが免疫システムに影響を与え、腫瘍免疫の低下をきたすことによって、免疫監視機構をくぐりぬけた癌細胞が増えることが原因と思われる。

ストレスホルモンのコルチゾルは、ストレスに対するその場しのぎ的な役割を果たす。しかし長期的には、免疫力の低下、骨密度の低下、糖代謝の増悪、肥満の助長、高血圧の悪化、動脈硬化の進展、肌の老化など、身体に対しさまざまな悪影響をもたらす。ストレスが老化を加速すると言っても過言でない。

3. コミュニケーション

女性が男性よりも平均寿命が長いことはよく知られた事実であるが、その理由についてはいくつかの説がある。

高齢者達の「心の健康」を保つために、地域社会の中で、「ふれあいの場」を提供するさまざまな取り組みや催しも行われるようになっている。若い世代との交流の機会を持ちたいと考える高齢者が多いからである。いくつになっても、おしゃれをしたり、身だしなみに気をつけたりすることはとても大切なこ

と。人間にとってのおしゃれとは、ちょうど鳥の飾り羽根のようなもので、異性の気を引くための意思表示を意味する。おしゃれをしようとする気持ちは、それだけ生殖に近いところに心が移るので、気持ちを若返らせることができる。

4. 睡眠の質

いくつかの百寿者の研究結果によっても、百寿を達成した人は睡眠障害を訴える率が少ない印象を受ける。人生の3分の1近くを占める睡眠という行為は健康な心と身体を維持するために重要である。睡眠のサイクルは、レム睡眠とノンレム睡眠を繰り返しながら1時間半続くと言われる。4サイクルなら6時間、5サイクルならば7時間半から8時間睡眠となる。サイクルの切れ目に覚醒しやすく、またノンレム睡眠のほうが質が高い。この睡眠の質が最も高い時に、脳細胞をはじめ身体の諸細胞は疲労から回復し、皮膚基底層では細胞分裂は活発化し、脳下垂体からは成長ホルモンが分泌される。

睡眠の質を低下させる要因としては、ストレス、運動不足、過労、大量のアルコール摂取、肥満（睡眠時無呼吸症候群）、悪い睡眠環境、交感神経系の緊張、そして松果体からのメラトニン分泌低下が挙げられる。これに対抗するために、睡眠の質を高めるための精神療法を行うことは意義深い。具体的な精神療法の内容としては、ストレス対策、適度な運動指導、アルコール指導、副交感神経の刺激法などである。

5. 感情のバランス

精神活動が正常に営まれていれば、健康は維持され、たとえ病気になってもうまく回復することができる。抗加齢医学の観点からも、加齢に対抗しながら、健康を維持するためには、健全な精神活動を保つことは極めて重要である。

ノーベル賞を受賞した脳神経生理学者 Roger・Sperry 博士は、「心とは、体各部位が形成した創造発生的な特長で、脳が行う因果的制御のうえに存在し、人間の行動における第一位の決定要素である」と述べている。すなわち、心とは、身体の色々な部分が組合のような組織を作った結果可能になった、それぞれの機能をはるかに超えたスーパーパワーであり、人間が行動を起こす際に、脳が受け持つ体への物理的な指令に優先して、人の行動を決定する最も重要な

要因となることを意味する。

　人間の感情は、大きく「喜び」「怒り」「悲しみ」「恐れ」に分けられ、「想像力」がこれに加わる。これらは外からの刺激に対する人間の精神的反応である。これらの感情の変化は互いに関連があり、通常はそれぞれが調和のとれた状態にある。刺激がある許容範囲の強さであれば、それによって病気を引き起こすことはないであろう。しかし、突然、強烈な刺激を受けたり、あるいは、長期間にわたり継続的な刺激を受けた場合、そして、それが身体の生理的調節範囲を超えてしまった場合には、調和のとれた精神活動は失われることになる。

　「喜び」「怒り」「悲しみ」「恐れ」「想像力」のどれ一つをとってみても、過度の感情変化によっては臓器の機能失調をきたし、疾病を引き起こす可能性がある。精神活動が調和のとれた状態から逸脱すると病気を引き起こすだけでなく、その進展にも重要な影響を与える。よく「癒し」という言葉が使われるが、「癒し」は神経に対する鎮静効果を意味しているのではない。「喜び」「怒り」「悲しみ」「恐れ」「想像力」のバランスが乱れた状態から、調和のとれた状態に整えることが「癒す」ということではないだろうか。

　例えば、職場などで過度のストレスが加わると、人間は「悲しみ」「恐れ」の感情が強まり、「喜び」は失せ、「想像力」など全く湧かないであろう。そして「怒り」の感情さえも忘れてしまうことになる。「ストレス反応に対する癒し」とは、このような状態から脱却させて、感情の調和を図ることである。

6. 音楽療法・芸術療法

　芸術活動に従事している人達が概して長命であることは統計学的にも確かめられている。芸術家達は、人生における目的意識が強く、ストレス回避がうまくなされていることが理由なのであろうか。芸術療法によって「病は気から、老化も気から」という言葉を実践することは悪くない。

　中高年から高齢期になると、人生の目標を見失ってしまう場合も少なくない。芸術活動は、生きがい作りの面からもわかりやすく、取り入れやすいと言える。

　音楽療法などの芸術療法は、呼吸法や温泉療法などと共に、代替医療（Alternative Medicine）の範疇に入る。それぞれ趣味的要素や娯楽的要素を持ち、うまく取り入れることによって、健康増進に効果的で、楽しいものになるだろ

う。芸術活動は誰にでもでき、参加しやすい活動である。60歳を過ぎてからでも新しい趣味を持つことは意義がある。

音楽療法などの芸術療法の効用としては、生きがい作り、ストレス解消、認知症の予防、免疫力の強化、意思疎通の機会の創生などが挙げられる。

芸術療法がストレスの解消に有効であるという調査成績も集まりつつある。また、芸術療法により免疫力がアップするという報告もある。免疫力が高まれば、感染症にかかりにくくなり、癌の発症率低下にもつながるであろう。芸術活動によって、脳に刺激が与えられ、また細かい手作業がこれに加わることで、認知症の予防にもなる。新たなる意思疎通が生まれることによって、高齢者の引きこもりや意欲低下、抑鬱状態を防ぐことにもつながるであろう。

7. 運動の効能

運動療法はストレス対策をはじめ、精神的にもさまざまな効能がある。日本抗加齢医学会顧問の故日野原重明博士は、著書『人生百年　私の工夫』(幻冬社、2002年)の中で、「くよくよしたら、まずは歩こう」と述べている。これは経験に即した極めて現実的で貴重な助言と言える。

薬物療法

1. ホルモン補充療法

1) 食事療法、運動療法、精神療法から始める

加齢や老化に対抗して、真の意味での健康な心と身体を維持するためには、もともと自分自身が持っている生物学的能力を十分に引き出す必要がある。

抗加齢医療の中でも、順序として、食事療法、運動療法、精神療法といったより自然な手法をまず実践して欲しい。サプリメントに関しても、まずは食の安全を考慮し、食事から十分な栄養やビタミンを摂取することを心がけよう。1週間分の献立を書いてみて、栄養士に診断してもらい、助言を受けることは最も基本的な方法である。ホルモン補充療法について検討するのは、このような基礎的療法を行ってからとなる。

2）客観的評価が重要

どのような治療法でもそうだが、基礎的なデータ収集がまず必要である。治療前には、健康度チェックはもちろん、老化度について客観的な評価を行う必要がある。抗加齢医学の専門医であるならば、客観的な評価を適宜加えながら、抗加齢医学の治療プログラムを進めていくのが正しい姿であろう。その中でも、IGF-I、DHEA-s、エストロゲン、テストステロン、甲状腺ホルモン、その他のホルモン量の測定は必須項目となる。

3）人間ドック・検診の受診を

使用されるホルモンなどの薬剤には発癌作用はない。ただし、癌がすでに存在している場合には注意を要する。なぜなら、成長ホルモンを含めたいくつかのホルモンには癌をいっしょに増殖させてしまう可能性があるからである。その危険性を避けるためには、平素から人間ドックなどの定期健康診断をきちんと受けておくことが重要になる。また、大腸癌の検診（注：腸造影検査または大腸内視鏡検査）も忘れないように受診して欲しい。

4）副作用もある

ホルモンというものは、人間の体内で日常的に分泌される物質である。そういう意味では、一般的に、内服薬や注射薬に比べて自然であり、安全域が広く、有効性も高い。しかし、誤った量を投与したり、自分勝手に量を変更することは危険な行為である。それぞれのホルモンの作用や副作用、ホルモン同士の相互関係について熟知した専門医による管理指導体制のもとでホルモン投与は行われなければならない。

5）抗加齢医学専門医のあり方

抗加齢医学の専門医は、内分泌内科としての知識のみならず、婦人科領域、精神神経科領域、整形外科領域にわたる関連知識を最大限に生かすことができる一般臨床医（General Physician）であるべきである。他領域の専門医を含め、すべての医師にとって、抗加齢医学の概念を共有することは極めて有意義なことである。それによって、患者への個々の助言が、さらに的確で、有効なものになる。日本抗加齢医学会では、抗加齢医学の専門医を育成するためのガイドブック、教育システム作りに努めている。

6) 保険適用はもう少し先

　人間ドックや健康診断と同様に、抗加齢医学療法に属する医療行為すべてが健康保険の適用になっているわけではない。日本の健康保険の考え方では、保険は病気が起きてからの治療費には適用になるが、病気の予防に対しては適用にならないのが基本である。また、DHEA、メラトニンなどのいくつかの薬剤にも保険適用はない。成人型成長ホルモン欠乏症についても日本では保険適用はないが、アメリカとフランスなど世界50ヵ国以上では成人型ホルモン欠乏症には保険が適用されることになっている。アルギニン静注あるいはLドーパ経口負荷による成長ホルモン分泌刺激テストで陰性で、IGF-I値が100 ng/mLの人は、成長ホルモン投与が保険診療として投与される。日本でも2001年より成人型成長ホルモン欠乏症に対する成長ホルモン補充療法の臨床試験が始まっている。もちろん成人型成長ホルモン欠乏症と加齢による成長ホルモン分泌低下と混同して議論するわけにはいかないが、身体症状からの両者を区別することは簡単なことではない。

　抗加齢医学はまだまだ発展途上の学問である。治療する側も、治療を受ける側も、共に協力しあいながら、実績と医学的データを積み上げていく必要がある。治療方法はオープンにすべきであるが、患者のプライバシーの保護は当然であり、プライバシーが十分に保護されたうえで、治療方法や治療費用、成績、副作用などの安全情報については、学会や研究会において公開のうえ議論されるべきであろう。

　抗加齢医学が大多数の国民や医師から支持が得られる時がくれば、政府としても、この究極の予防医学に対して公的資金を投入することを検討するはずである。破綻寸前とも言われている日本の健康保険システムを健全化するためにも、終末医療の膨大な無駄部分を財源にして、それを予防医学に回すことは意義深い。

7) ホルモン補充療法で、健康増進

　ホルモン補充プログラムを検討するにあたっては、人間が健康を維持していくうえで重要なホルモンの役割をよく理解することが大切である。ホルモンには多種多様な人体の機能を制御する働きがあるが、抗加齢医学において、その機能、相互関連などをより深く理解する必要がある。成長ホルモンなどいくつ

かのホルモン濃度は、30歳を超えるあたりから低下してくる。こうして、ホルモン分泌が低下しはじめると、次のような症状が現れはじめる。

①エネルギーレベルの低下
②筋力および運動能力の低下
③性衝動および性的能力の低下
④精神的および視覚的鋭敏さの低下
⑤脂肪のない筋肉量の減少
⑥骨粗鬆症の発症
⑦皮膚の柔軟性の喪失

これらは老化症状であるが、こうした症状の大部分は該当するホルモンを補充したり、調整したりすることによって、進行を遅らせたり、食い止めたりすることが可能である。こうした症状の発現、治療の中で、メラトニン・DHEA・成長ホルモンの占める役割は大きい。以下に、加齢と共に低下する代表的なホルモンを取り上げ、その機能について説明する。

8）治療に用いられる代表的なホルモン

①メラトニン

メラトニンは網膜が光を受信しない状態になると松果体から分泌が始まり、光を受けるとその分泌が止まるという性質がある。この性質を活かして、まずは自分自身のメラトニン分泌を高める工夫をすべきであろう。

睡眠環境は大切である。必ず部屋は真っ暗にして眠り、朝になったら太陽光を身体一杯に浴びることが理想である。朝、網膜が明るい光を浴びると、14時間後にメラトニン再分泌が起きるように身体がセットされる。もちろん、太陽光を浴びられないのであれば、人口照明で代用できる。

メラトニンは朝には分泌が止まるので、通常の診察時間帯に血中濃度を測定しても、分泌不全の有無について診断の役に立たない。メラトニン血中濃度は、日内変動が激しく、投与量の指標ともならない。メラトニン投与量の目安として、1回の睡眠サイクルを1時間30分として、4～5サイクルの睡眠がとれて、そして昼間に眠気がこない量が適量である。投与量は 0.5～10 mg/日 の範囲であるが、だいたい 2～3 mg から開始して、状況をみながら増減して調節するのが一般的である。メラトニン製品の種類に

は、通常、製剤と長期間作用型の2種類があるが、睡眠障害の中でも入眠障害が主体ならば前者を、中途覚醒が主体であれば後者を用いる。

中年期以降の睡眠障害の治療として、睡眠薬とメラトニンのどちらを第一選択にすべきかについては、今後の検討課題である。私見としては、睡眠のリズムをくずさないこと、睡眠の質が高まること、より自然に近いこと、副作用が格段に少ないことなどの理由から、メラトニン投与のほうが良いと考える。

②DHEA

副腎皮質ホルモンのコルチゾル分泌にはサーカディアンリズムと呼ばれる日内変動があり、朝に分泌が亢進するが、同じ副腎から分泌されるステロイド系ホルモンDHEAの分泌のコントロール因子については、まだよくわからない部分が多い。また外部からDHEAを投与されても、内因性DHEAに対し明らかな抑制がかからないとされている。運動や減量によって、DHEA分泌が高まるという報告もあるが、まだまだ検討を要するようである。

身体の中ではDHEAをもとにテストステロン、エストロゲン、プロゲステロンなどの性ホルモンや、蛋白同化ホルモン、ミネラルコルチコイドといった他のステロイド系ホルモンにも転換されるので、それらが互いに反応しあうためDHEAの分泌・代謝の制御はかなり複雑になっていると思われる。DHEA分泌は加齢と共に減少するが、同時に他のステロイド系ホルモン量も低下するので、身体機能に及ぼす影響は大きい。ただしコルチゾルは例外で、加齢と共に上昇傾向を示す。DHEA/コルチゾルの比率（同一単位とした時）は、ストレスに対する抵抗性と相関し、この比率が20以上であることが理想的（オプティマル）であるが、13以下に低下するとストレスに弱くなる。若年者に比べて、高齢者では、ストレスを受けると、それによるダメージが大きく、回復が遅い。

DHEA補充療法については、男女共に更年期症状や加齢に伴う兆候が改善するという証拠が集まりつつあり、抗加齢医療の中でも強力な治療手段になっている。血清DHEA-s値がオプティマル値（2,000～3,500 ng/mL）よりも顕著に低値を示す時には、DHEA補充を試みるべきであると考え

る。DHEA 投与量は 5～75 mg/日。25 mg より開始し、はじめは 3～4 カ月ごとに採血検査を行い、血中濃度が DHEA-s のオプティマル値に収まるように調整するとよい。DHEA/コルチゾルの比率も参考にする。

採血当日に DHEA を服用すると、血中濃度は当然高く出るので 2 分の 1 の値として補正する。

③エストロゲン

2003 年、米国国立衛生研究所（NIH）は、ホルモン補充療法（HRT）について、恩恵よりもリスクのほうが大きいとの見解を発表した。この試験は、50 歳から 79 歳までの健康女性約 16,000 名を対象として、HRT を受けたグループと受けないグループとの間で有効性と合併症の発生率を比較した。調査期間としては当初 8.5 年を予定していた。

その結果、大腿骨頸部骨折、結腸直腸癌、癌の発生数は、それぞれ 34％、37％、24％ 減少するという利点がある一方で、乳癌、心臓発作、脳卒中、肺血栓症の発生数は、それぞれ 26％、29％、41％、113％ 増加してしまうという問題点があることが中間データで明らかになった。HRT の方法は、エストロゲンとしてプレマリン® 0.625 mg/日、プロゲステロンとしてプロベラ® 2.5 mg/日の併用投与であった。エストロゲンとプロゲステロンを併用した HRT は恩恵よりもリスクのほうが高いとの判断から、この大規模な臨床試験は約 5 年の調査で中止となった。エストロゲン単独投与のグループについては、「リスクのほうが高いという傾向は明らかではない」として臨床試験は継続されている。

本試験では、試験対象女性の平均 BMI は 28.5 と肥満者が多いこと、35％ に高血圧、過去・現在を含めた喫煙率が 50％ という特徴があり、すでに乳癌や血栓症のリスクを抱えていることは考慮すべきであろう。

肥満女性には HRT を施行してはいけないことは確かである。肥満者の有する大量の脂肪組織はそれだけ多くのエストロゲンを取り込む性質があり、必然的にその代謝産物（16α-OH エストロン、2α-OH エストロン、4α-OH エストロンなど）の絶対量も増える。このうち 16α-OH エストロンこそが乳癌・子宮癌の発症に関わる悪玉代謝産物なのである。肥満はそれだけで乳癌・子宮癌の危険因子である。

もう一つの問題点は、前述の大規模試験では経口エストロゲン製剤が用いられたことである。経口投与が原則の合成エストロゲン製剤では、腫瘍との関連が疑われ、血栓や静脈炎の誘発、肥満などの副作用が、天然型エストロゲンよりも頻度が高い可能性がある。

　一つには、経口投与されたエストロゲン製剤が門脈を経て肝臓に運ばれ、肝における IGF-I 産生を阻害することに起因する（肝臓への first pass effect）。経皮的投与された天然型エストロゲンは、はじめから全身血流にのるため、肝 IGF-I 産生系に及ぼす影響が少なく、性ホルモン結合グロブリン（Sex Hormone-Binding Globulin: SHBG）産生も少ない。

　エストロゲン血中濃度と臨床症状の推移を確認し、エストラジオールの濃度が低く、HRT が望ましいと判断されたならば、天然型エストロゲン製剤（パッチ製剤またはクリーム製剤）の経皮的投与を行う。例えば、エストラダーム TTS®（1 枚にエストラジオール 2 mg 含有：キッセイ薬品工業）2 日に 1 回塗布、フェミエスト®（4.33 mg 含有：帝国臓器製薬）週 2 回塗布など。乳癌・性器癌などのエストロゲン依存性腫瘍の発現には、十分留意する（年 1 回の人間ドックなどの癌検診）。

　エストロゲンの血中濃度を 3〜4 カ月ごとに測定し、血清エストラジオール値が 40〜100 pg/mL の範囲に収まるように調整する。ただし、血栓性静脈炎・肺塞栓、過敏症、妊娠またはその可能性のある者には禁忌となる。

　米国では HRT 施行中の患者に対し、乳癌・子宮癌の予防のため、インドール 3 カルビノール（Indole-3-Carbinol）が用いられている。本剤はエストラジオールの代謝産物のうち、乳癌・子宮癌の発症に関連深い 16α-OH エストロンを減らし、2α-OH エストロン、4α-OH エストロンを増やす作用がある。本剤の入手は日本では困難なので、ブロッコリーより抽出したサプリメントを利用している。

　しかしながら、女性の更年期障害に対して、DHEA とエストロゲン製剤のどちらを優先させるべきかについては、まだ的確に答えるための資料はない。

④テストステロン

　テストステロンは男性ホルモンの代表格である。最も強力な天然の男性ホルモンで、精巣の間質細胞において最も多く生成されるが、卵巣と副腎皮質でも作られている可能性がある。このホルモンの作用として、積極性の亢進、性衝動の促進、臓器の成長促進、筋肉・皮膚・骨を形成するための蛋白利用の促進、精子生産の刺激、男性泌尿器と生殖器の育成、前立腺の成熟、プロスタグランジン生成の調整など男性生殖機能に関する広範囲な作用を持っている。女性でも、テストステロンは男性の約20分の1のレベルで存在し、さまざまな機能があり、特に性衝動のコントロールと筋肉の形成に関与している。

　男性更年期という概念が認知され始めたのは、欧米では10年ほど前から、日本では2～3年前からのことである。更年期症状が現れる時期は、テストステロンなどの活性型の男性ホルモンが急激に下がる40代後半から50代前半であることが多い。症状は、心の症状（精力減退・意欲低下・抑鬱症状・不眠・不安）、身体症状（前立腺肥大による症状・肩こり・頭痛・倦怠感・勃起不全・動悸・息切れ）、自立神経失調症状などである。実際には、50歳前後の男性は、仕事や家庭のストレスや生活習慣病を抱えやすく、肥満や運動不足も加わりさまざまな症状をきたす。従って、さまざまな外的要因に起因する一般的な心身障害とは鑑別すべきである。両者はしばしば混在するので注意を要する。

　中年期から初老期にかけて、意欲低下、初老期鬱病などの症状が現れることがある。これらの症例に対し抗鬱剤を投与すると、鬱症状は改善するが、抗鬱剤に共通する副作用である性欲低下、勃起不全（ED）が増悪することがある。性的機能を改善させつつ、抗鬱作用を有するテストステロン投与は、男性の初老期鬱病に対しても有効な療法となる。DHEAにも類似の作用がある。

　男性更年期障害に対する治療としての男性ホルモン補充療法は、まだ歴史が浅い。男性更年期障害がテストステロン単独因子説のみでは説明がつかないこと、DHEAや成長ホルモン/IGF-I分泌低下など加齢に伴うさまざまな因子が個々において複雑に関与することから、更年期障害の治療に

あたっては十分な診察とホルモン系の測定をすることが大切である。

　DHEA 投与は、女性更年期症状に対するのと同様、第一選択に位置するホルモン補充療法と考える。DHEA-s 値が低値を示す時には、DHEA を 5〜100 mg/日経口投与し、血清 DHEA-s 値が 2,000〜3,500 ng/mL となるように調節する。

　その後、総テストステロン、遊離テストステロンの血中濃度、臨床症状の推移を見てから、テストステロン製剤の筋注投与を行う。例えば、エナント酸テストステロン（エナルモン・デポ®：帝国臓器製薬）125〜250 mg 筋注、2〜4 週ごとに 1 回などである。合併症については留意すべきである。テストステロンをジヒドロテストステロンに変換する 5α-リダクターゼが皮膚毛根、特に陰嚢の毛根に多く分布することから、クリーム製剤は推奨されない。メチルテストステロン系の経口製剤は肝機能障害の頻度が高く、推奨されない。しかし、クリーム製剤や経口剤を使用しても合併症が起こらない例もある。ジヒドロテストステロンをモニターすると、この値を上昇させる作用は、クリーム製剤＞経口剤＞筋注製剤の順に強い。ジヒドロテストステロンは前立腺肥大、前立腺癌、脱毛・禿げに関与するテストステロン代謝産物である。

　総テストステロン、遊離テストステロンの血中濃度を 3〜4 カ月ごとに測定し、前者が 700〜1,100 ng/dL、後者が 20〜40 pg/mL の範囲に収まるように調整する。ジヒドロテストステロン値は 1.0 ng/mL 以下に留め、これを超えるようならばテストステロンを減量するか、5α-リダクターゼ阻害剤であるフィナステロイド 1〜5 mg/日、経口投与（Propecia®、Proscar®）を併用する。ソーパルメット（ノコギリヤシ）にも同様の作用があり、サプリメントとして入手可能である。骨髄の造血機能が活性化して Hb（ヘモグロビン）上昇が顕著な場合は、献血や瀉血により対処する。相対的な甲状腺ホルモン不足状態があれば、甲状腺製剤の経口補充をあわせて行う。

　精神指導も含めこれらの療法にもかかわらず、勃起不全が持続するようならば、泌尿器科医による専門治療が必要である。

⑤甲状腺ホルモン

　甲状腺は前頸部にある、蝶型の小さな内分泌腺である。甲状腺ホルモンが分泌されることによって、さまざまな代謝過程が影響を受ける。甲状腺ホルモンは、心拍数、体温、脳神経機能に作用し、生存するために不可欠なホルモンの一つである。甲状腺ホルモンの欠乏症状の一部を列記すると、易疲労感、全般的なエネルギーの低下、筋肉の痙攣、風邪をひきやすい、ウイルスに罹患しやすい、頭痛、情緒不安定、食欲不振、関節の硬直、性的衝動の低下、心筋の収縮性の低下などがある。

　DHEA や IGF-I 値が上昇し、基礎代謝や活動量が増えてくると、甲状腺ホルモンの需要も高まる。その結果相対的な甲状腺ホルモン不足状態に陥れば、甲状腺製剤の経口補充をあわせて行う必要が生じる。TSH 値が 3.5 以上であれば、たとえ FT_4 や FT_3 が標準値の下限以上であっても、甲状腺ホルモンの補充を考慮すべきと考える。

⑥成長ホルモン

　ヒト成長ホルモンもしくはソマトトロピンは、人体に天然に存在するホルモンの一つである。これは 191 個のアミノ酸でできた単純な蛋白質で、脳下垂体から放出される。成長ホルモンの放出は幼児期に始まり、老齢期まで続く。成長ホルモンは、幼児期から思春期にかけて大量に血流内に分泌され、成長期に背が伸びたり、骨が成長するのを助ける役割をする。成長ホルモンは成長にとって欠かすことのできないホルモンであり、欠乏イコール即発育不全という問題をもたらす。

　成長ホルモンは、成長が止まった後も放出され続ける。細胞同士でのアミノ酸輸送を助け、細胞のアミノ酸取り込みや同化を促進することによって、代謝を促進するなど、一生涯にわたり体内で重要な役割を演じ続ける。アミノ酸は蛋白質の構成要素で、筋肉を作ったり、傷を修復したり、心臓や皮膚を含む臓器や器官を作ったり、また、それらを回復させたりするために、身体の各部所で使用される。

　このほかにも成長ホルモンにはさまざまな効用がある。代表的なものとしては、若く厚い皮膚を作る、骨を丈夫にする、また、エネルギーレベルや性的能力を高める働きが挙げられる。また、免疫システムを強化する、

心臓の出力を増加させる、皺を減らし視力を良くする、また、時には気分を良くし記憶力を持続させたりするなど、その作用は実に多岐にわたる。

成長ホルモン分泌量は30歳前後から低下しはじめ、10年で13%も低下してしまう。前述のさまざまな作用を考え合わせると、最適な健康状態を維持するためには成長ホルモン分泌の低下を防ぎ、できるだけ最適値まで増加させることに努力をすべきであろう。成長ホルモンを直接補充するという方法も現在では可能だが、やはりそれは最後の手段ということになる。成長ホルモンの分泌を促し、IGF-I値を上げる因子としては、食事療法（高蛋白食・高アミノ酸食）、運動療法（負荷トレーニング）、精神療法（ストレス回避・質の高い睡眠）が重要である。反対にIGF-Iを下げる生活習慣は、高炭水化物食、運動不足、ストレス、睡眠不足、過労があるので、これらをできるだけ回避する。

ここでは欧米のクリニックにおいて実際に行われているヒト成長ホルモンの投与法を紹介する。成長ホルモン分泌は日内変動が激しいので、指標としてIGF-Iを測定するのが一般的である。IGF-Iの目標値は、30歳の健康な男女の値として250〜350 ng/mLが提案されている。IGF-Iを上げるためのサプリメントも考案されているが、医学的な検証はまだまだである。遺伝子組み換え型ヒト成長ホルモン0.1〜0.5 mg（0.3〜1.5単位）/日を朝、皮下注射により投与し、週に1日休薬する方法が行われている。IGF-I値を450 ng/mL以上にすることは意味がないばかりか、発癌率の増加、心臓病の発生率の増加があり危険である。60歳以上の高齢者では成長ホルモンに対する感受性が高いので最少量から開始する。

2. 抗酸化療法

呼吸によって生じる活性酸素などのフリーラジカルが、白血球の殺菌作用など一部を除いて、身体にとって有害であることはすでに述べた。呼吸以外にもさまざまな原因でフリーラジカルは発生する。例えば、宇宙からの自然放射線やレントゲンで使うX線は、そのエネルギーによって、体内の水分子（H_2O）のO-H結合を断ち切り、H・ラジカルやOH・ラジカルを発生させる。それとほぼ同時にO_2・ラジカル、過酸化水素が生成され、さらには最も攻撃的な

OH・ラジカルが体内の脂質を攻撃して脂質過酸化の連鎖反応を引き起こす。こうして発生したフリーラジカルは、細胞膜やDNA、ミトコンドリアなどにダメージを与える。フリーラジカルが、癌やリウマチ様関節炎、アルツハイマー病などさまざまな病気の発生に深く関与していることがわかっている。加齢による細胞の変化も本質的にはこのフリーラジカルによる酸化が主体である。

そのため身体には、活性酸素・フリーラジカルに対する防衛システムが先天的に備わっている。その代表的なものに、ミトコンドリア内のCoQ10、スーパーオキサイド・ディスムターゼ（SOD）やカタラーゼなどのフリーラジカル除去作用のある酵素蛋白、グルタチオンがある。

抗酸化療法として、フリーラジカルの発生予防と抗酸化物質の摂取が重要である。予防としては、フリーラジカルの発生要因に対し個々に対応する。

最近では、赤ワインのポリフェノールやトマトのリコピンなどが話題になっているが、これらにはすべて抗酸化作用がある。サプリメントとして摂取される代表的な抗酸化物質にはビタミンA・C・E、CoQ10がある。身体の抗酸化反応に欠かせないミネラルとしてはセレン、マンガン、クロムも大切である。

身体の中でも、特に脳神経細胞と心筋細胞は、生まれてから死ぬまで増殖することがなく、老化の大部分が酸化と老廃物の蓄積によって引き起こされるので、これらの細胞を守るためには抗酸化療法は重要である。

（NPO）日本コエンザイムQ協会理事長の山本順寛博士がCoQ10の普及に尽力している。CoQ10の歴史は、1957年Morton博士らがラット肝臓から単離し、広く生物界に分布している（ユビキタスな）キノン体であることからユビキノンと命名、同年Crane博士らがウシの心筋ミトコンドリアからATP産生に不可欠なキノンを分離し、補酵素Q（コエンザイムQ）と命名、後に両者が同一であることが判明し、Folkers博士が化学構造が確定したというものである。1978年Mitchell博士がラット肝細胞内ミトコンドリアを用いて、電子伝達系でのエネルギー産生におけるCoQ10の働きを詳細に検討した業績により、ノーベル化学賞を受賞している。1997年国際コエンザイムQ10協会（International Coenzyme Q10 Association）が、2002年11月、NPO日本コエンザイムQ協会が発足した。抗加齢医学会としても日本コエンザイムQ協会の活動を応援している。

第4章 抗加齢医学の治療

表 フリーラジカルの発生要因

・呼吸	1日3時間以上の過度な運動は控える
・宇宙からの自然放射線	オゾン層を守る
・レントゲンで使うX線	X線検査は年に2～3回以内に控える
・紫外線	UVケア（1日1時間以上直射日光に当たらない）
・煙草	禁煙や減煙（マイルドセブン60本からショートピース20本へ）
・アルコール	適量に控える
・大気汚染	皆で環境を守る
・食品添加物	インスタントやレトルト食品を避ける
	農薬や肥料の総量規制（無農薬・減農薬の奨励）
	人工色素や発色剤を避ける
〈代表的な抗酸化物質〉	
・ビタミンA・C・E	サプリメント
・CoQ10	サプリメント
・セレン、マンガン、クロム	サプリメント
・ピクノジェノール	サプリメント
・ポリフェノール類	小豆、赤ワイン
・グレープシード	ブドウ
・リコピン	トマト
・カテキン	緑茶
・アリシン	ニンニク
・アントシアニン	ブルーベリー

　最も強力な抗酸化作用のあるCoQ10は牛肉やイワシ、ホウレンソウ、ピーナツなどの食品に含まれるほか、体内の組織や器官でも合成される。しかし加齢と共に食物から吸収できる量が減ってしまい、体内の生成量も確実に減る。20歳代のCoQ10量を100とすると、40歳では肝臓90、腎臓78、肺73、心臓70、80歳では肝臓83、腎臓65、肺51、心臓43まで減少する。必要量は多くなるので、年をとるとどうしても欠乏しがちになる。

CoQ10の量が低くなると、高血圧・心臓麻痺・咽喉痛・免疫効果の減少・歯周病・エネルギー不足・肥満の原因になる。2002年ロンドンにて開催された第3回国際コエンザイムQ10学会でも、スタチン系薬剤を使用するとCoQ10の合成阻害が生じるとの報告が注目された。スタチン系薬剤は、HMG-CoA還元酵素を阻害することにより、HMG-CoAからメバロン酸への変換を阻害し、コレステロール合成が抑制される。しかしCoQ10もメバロン酸を経て合成されるため、スタチンによりCoQ10の合成も阻害されてしまうことになる。これら薬剤を使用すると筋肉痛・腰痛・神経痛・眼痛・頭痛の頻度が増えるが、これらはCoQ10の補充により大部分緩和される。

　もともとCoQ10量の低い高齢者では、スタチン系薬剤により横紋筋融解症といった重篤な副作用が起こりやすいので、これを補充する。推奨されるCoQ10摂取量は50〜100 mg/日であるが、200 mgまで摂取したほうがよいという意見もある。

　最近では、脳梗塞の治療に抗酸化剤ラジカット®が使われている。ラジカットが抗酸化剤として機能を発揮するためには、ビタミンC・Eの存在が前提となることはもっと強調されるべきである。フリーラジカルとラジカットが反応して生じるラジカット（ラジカットラジカル）、またそれに酸素（O_2）が反応して生じるペルオキシド化合物は、ビタミンC・Eなどの抗酸化物質により還元され、安定化合物に変換させる必要がある。ビタミンC・Eが欠乏すると、大量に生じたラジカットラジカルが生体に酸化ダメージを与える。高齢者や糖尿病患者ではラジカットの副作用が出現しやすいのは、これらの患者ではビタミンC・Eなどの抗酸化物質が少ないからである。ラジカットを使用する際には必ずビタミンC・Eを併用しており、これまで1例も副作用を見ない。ちなみにビタミンEは酸化すると、電子を放出して、ビタミンEラジカルに変わる。当然、ビタミンEラジカルが突出して増加すれば害を生じるが、これを還元するのがグルタチオンの役割である。

　脂肪が少ないやせた人でも、フリーラジカルに関連した障害や副作用が起きやすい。これはフリーラジカルと生体分子の親和性・反応性の差が原因となっている。脂質を構成する不飽和脂肪酸の二重結合に隣接する水素は最もフリーラジカルと反応しやすい性質を持つことから、真っ先に標的になる。ラジカル

化した脂質は隣接分子に連鎖反応を引き起こし、酸化損傷は広域化する。見方によっては、脂質が真っ先に犠牲になることによって、酵素蛋白や遺伝子がフリーラジカルによる損傷から防御されているとも言える。

スタチンやラジカットのみならず、薬を人体に処方する医師は、製薬会社からの情報をうのみにしないで、時には亀の甲型の化学構造式を眺めながら、自らよく考えて、安全に効果的な治療を行うことを心がけなくてはならない。

3. 免疫強化療法

一般的に加齢と共に免疫力が低下する。これにより細菌やウイルス、真菌などの病原生物によって感染する機会が増え、また免疫監視機構をすり抜けた癌細胞が増えることにより発癌率も増えてくる。加齢に対抗してQOLを維持向上させるために免疫力を強化することは重要である。本項ではその方法に関して解説する。

1) 健康な精神を維持する

健康な精神とは、喜怒哀楽という人間の豊かな感情の調和がとれ、夢や想像力に富む状態を言う。精神的ストレスに絶望的な感情が加わると、これらの感情の調和は乱れ、想像力は著しく低下するのみならず、身体の免疫力は劇的に弱体化することになる。免疫反応に関与する細胞にはT細胞、B細胞、NK（ナチュラルキラー）細胞などがあるが、免疫力の評価にはパラメーターとしてしばしばNK細胞活性が用いられる。精神的ストレスと免疫力の関係については、配偶者と死別した人を対象にした調査（1977年）では、死別というストレスによりNK細胞活性が著しく低下していることが示されている。反対に、笑いやご機嫌な感情はNK活性を上げると言われている。

ストレスやマイナスの感情を持続させないためにプラス志向を精神医学にかなった方法で身につける姿勢は重要である。近年では不況の煽りを受けて、労働衛生環境に問題を持つ職場も少なくない。労働衛生に携わる産業医の職務の中で、労働者の精神衛生管理の占める割合は今後ますます増加するであろう。

2) 十分な睡眠をとる

睡眠は身体を日々再生させるための手段と考えられている。すなわち肉体や脳は昼間の活動により疲労し、睡眠により回復する。この再生反応は睡眠中に

のみ起こり、覚醒時には稼動しない。必要な睡眠時間は人によって異なるが、免疫システムを再生、強化するためには最低6時間の睡眠が必要とされる。7.5~8時間であれば理想的である。睡眠のリズムは1サイクル約1.5時間なので、4~5サイクルとなる。睡眠中には、皮膚表皮細胞の分裂増殖のみならず、免疫システムを健康に保つための蛋白合成やエネルギー生成が活発に営まれる。

3）健康な食生活をする

健康的で理想的な食事とは、適正なカロリーと栄養の調和がとれた食事を意味する。これは免疫機能にもさまざまな好影響を及ぼす。

免疫機構は数兆という細胞が関わって成立しているので、細胞の活動や健康維持のために必要な栄養素は免疫機構も同様に欲しているのである。新鮮な野菜や海藻、果物に含まれるビタミンやミネラル、適度な糖質、不飽和脂肪酸（低温搾りのキャノーラ油、オリーブ油、魚油、グレープシードオイル、シソ油）で調理された低カロリー・好バランスの食事を摂ることが免疫細胞を強化することになる。また食事中も、その合間も、十分量の良質の水を飲むことも重要である。そうすることによって、血液の微小循環動態のみならず、リンパ循環が改善される。ちなみに微小循環は著者の恩師土屋雅春教授（昭28年慶大医卒）の専門である。

ビタミンCやB、カロチノイド、ビタミンE、亜鉛、セレンなどは抗酸化作用を発揮して胸腺機能を向上させる。亜鉛、ビタミンC、ビタミンB_6は、胸腺ホルモンの生成に不可欠な栄養素で、ビタミンAは造血肝細胞を活性化させリンパ球の生成を促し、NK細胞を活性化させ、抗体生成を支援する働きがある。ビタミンCは免疫組織に刺激を与える代表格で、リンパ球の生成を活発化することで、ウイルス抑制因子であるインターフェロン生成を上昇させ、さらに抗体生産を高揚させる。ビタミンEは、脊髄で形成される免疫細胞やB細胞の数を増やす作用があると言われる。また、フリーラジカルの攻撃から免疫組織を防御しながら、非特異的免疫反応を向上させることも確かめられている。亜鉛（1日60mg以内）は免疫力を向上させる。また、亜鉛は高齢者のT細胞の数を増やす効果がある。加齢と共に亜鉛が欠乏しやすくなり、同時に胸腺の機能がさらに衰退する。適量の亜鉛分の補充は免疫力強化に効果があると予想される。しかし、亜鉛の過剰摂取は要注意である。1日に60mgを超

えると、かえって免疫機能に負担がかかる。

①飲酒

過度な飲酒は免疫力を低下させる。アルコールの血中濃度が上昇すると、感染病原菌に反応する白血球の能力は著しく抑制される。

②精製糖の害

異化糖や精製糖の摂取は免疫力維持に影響を与えると多くの専門家が考えている。さまざまな研究が、異物を捕食、除去するリンパ球の能力は精製糖により鈍化することを示している。異化糖や精製糖はインスリン濃度を上げ、体内でのビタミンCの作用を制限してしまう。これによって、体内を巡回し、侵入者を攻撃・破壊する免疫細胞の働きが弱まるとされている。

4) 軽い運動を定期的、継続的に行う

血液が運ぶ脂質の増加に関連して、身体に余分な脂肪を沈着すると免疫反応が鈍化する。軽度の運動を定期的かつ継続的に行って余分なエネルギーを燃焼させることは、免疫力の向上につながる。

5) マクロファージの活性化

免疫システムは伝染性微生物の侵入に対して直ちに反応するわけではない。抗原が認識され、T細胞に情報が伝わり、最終的に免疫力が強まり効果的な反応が出るまでには約2週間という時間を要する。この間は、マクロファージの非特異性防御力によって感染は抑えられている。つまり、マクロファージは免疫が始動するまでの間、病原体との戦線を維持する重要な役割を果たしている。

マクロファージとはギリシャ語で「大食い」を意味する。何でもまず貪食して、自己か非自己を確認するというマクロファージには適切な名前である。マクロファージはこうした積極的な役割によって免疫機能を活発にしている。

マクロファージによって高められた免疫活動は、癌細胞を認識し破壊するために特に重要となる。最も危険な癌細胞は正常細胞を装って、免疫システムの認識システムをすり抜ける性質がある。マクロファージの認識力がなければ人間はすぐに癌で死滅してしまうことになる。こうした意味でマクロファージを活性化させることは、直接的な免疫力強化につながる。

体内のマクロファージを活性化できる物質は多くはない。現在確認されてい

る最も強力なマクロファージ活性物質は、β-1, 3-D-グルカン、βグルカンで、微量でもマクロファージを活性化させ、ウイルスや感染性バクテリア、真菌などを認識して感染を防御する働きがある。こうして活性化されたマクロファージは、免疫監視機構に見落とされていた腫瘍細胞を改めて認識し、攻撃を加える。アロエベラにもマクロファージ活性化作用があると言われている。

6）NK 細胞の活性化

　ルイ・パストゥール医学研究センター所長藤田哲也博士らが悪性腫瘍に対して免疫強化療法を実践している。イフナンク療法は Interferon Activated NK Cell Therapy の略（IFNANK）で、身体から白血球分離（Leukoapheresis）装置により分離された白血球をインターフェロン α によって活性化した後に体内へ戻し、癌細胞の増殖を制御するという方法である。サイトカインの一種であるインターフェロン α は少量で免疫細胞全般の活性化をもたらす。分離された白血球浮遊液には T 細胞や B 細胞のみならず、抗腫瘍効果が最も期待される NK 細胞が含まれており、サイトカインとの反応により効率よく活性化される。イフナンク療法は癌細胞の集塊を除去するほどの効果はないが、癌の進行や転移の予防という点では有効性が示されつつある。また大きな副作用がないことも評価されよう。

4. 脳神経機能の改善

　欧米の抗加齢医学会などでは、脳神経機能改善薬についても一領域が築かれている。これらはスマートドラッグと呼ばれ、記憶力や認知力を改善し、より良い生活を送る目的を持って使用される薬剤を意味する。薬剤の中には日本でも医薬品に指定されているものもある。臨床試験も極めて少なく、有効性についてはほとんど確立されていない。使用に関しては十分な配慮が望まれる。

　巻末の資料、スマートドラッグ一覧にそれぞれの薬剤の詳細情報を記した。

5. 抗炎症療法

　高齢者の予後を決める因子の一つに炎症反応がある。米国心臓協会（AHA）と米国疾病対策センター（ADC）は 2003 年 1 月、心血管疾患の中等度リスク者に対し、炎症マーカーである C 反応性蛋白（CRP）の高感度検査を推奨す

る共同声明を発表した。

　財団法人三越厚生事業団の中村治雄先生は、動脈硬化の進展と炎症反応の関係について、次のように述べている。

　　動脈硬化病巣から放出される TNF-α、IL-6、IL-1α がマクロファージの活性化をもたらし、さらに肝臓に刺激を与えて CRP の合成分泌を促進する。CRP は LDL 分解産物と結合して硬化巣にプラークとして付着する。また同時に内膜依存性の血管拡張を障害すると言われている。肥満者で CRP 高値が多く見られるのは、脂肪組織からの TNF-α、IL-6 の分泌が原因と推測されている。喫煙本数の増加と共に CRP 値の増加が見られる。

　ハーバード大学心臓外科 Paul・Ridker 博士らによる心臓発作と CRP の検討（2002 年）も、高感度 CRP 値が心臓発作を起こす危険を表しているということを指摘している。そのほかにも関節炎や筋肉痛でも炎症反応が関与する。

　2001 年 NIA（National Institute of Aging）の成績も、女性の QOL 予後を決定している因子として DHEA-s に加えて、炎症反応マーカー IL-6 が重要としている。さらに培養細胞を用いたサイトカイン動態に関する研究によっても、TNF-α、IL-6 などの炎症反応マーカーは、IGF-I、HGF（Hepatic Growth Factor）、EGF（Epidermal Growth Factor）などの局所性成長因子の合成と分泌を阻害することが示されている。

　CRP は肝臓で生産される蛋白である。身体に急性炎症が起こると 24 時間以内に CRP 産生が増え、通常の 1000 倍もの濃度になる。臨床検査でも身体の異常の診断に有用な指標である。通常 CRP は基準値 0.3 mg/dL 以下で、従来の検査法ではこれ以下は感知不能だった。

　高感度 CRP 測定装置では 0.01 mg/dL まで測定可能となった。オプティマルレンジは＜0.02 mg/dL 程度であると予想される。動脈硬化がある人は CRP 値が上昇し、0.3 mg/dL 以上となると、将来心筋梗塞や脳卒中を併発する頻度が上昇し、その分生命予後は不良となると予測される。高感度 CRP 検査法では、糖尿病や肥満、喫煙、加齢歯周病でも CRP 値が上昇することが明らかにされている。単純性脂肪肝に炎症が加わった状態が非アルコール性脂肪肝炎（NASH）であり、進行すると肝硬変に至る。内蔵脂肪の貯留に炎症が加わると、メタボリックシンドロームを呈し、やがて心臓血管性病変の発症に至る。

表　高感度 CRP 検査値が上昇する因子

喫煙（微小気管支炎）　　加齢　　肥満　　高脂血症　　糖尿病　　歯周病
変形性関節症　　NASH（非アルコール性脂肪肝炎）

　これまで心筋梗塞や脳卒中の予防にバッファリン81®（アスピリン 81 mg/日）投与が推奨されて成果を示してきたが、アスピリンの血小板凝集抑制作用に加えて、実際に CRP 値を下げる抗炎症作用ももっと強調されるべきであろう。

　コレステロール合成阻害剤であるスタチン系薬剤は、ミトコンドリア内の抗酸化物質である CoQ10 の合成を阻害してしまうという欠点があるにもかかわらず、心筋梗塞や脳卒中のイベント発生率を下げることが大規模調査により示されている。近年スタチン系薬剤が CRP 値を下げる抗炎症作用があることがわかり、動脈硬化の抑制に寄与しているのであろう。しかしながらスタチン系薬剤の服用により、重篤な横紋筋融解症や腎障害に至らないまでも、筋肉痛、神経痛、眼痛などを自覚している患者は多く存在し、それらは CoQ10 の補給により改善される。スタチン系薬剤の効果を最大限に活かすためにも、CoQ10 を併用すべきであろう。酸化型 CoQ10 はユビキノン、還元型 CoQ10 はユビキノールと呼ばれる。還元型 CoQ10 のほうが吸収率が高い。高齢者やスタチン系薬剤服用者では CoQ10 量は低下している場合が多い。

サプリメント療法

　長年にわたる過度な農業生産、化学肥料や農薬の使用、酸性雨などの環境汚染によって土壌のビタミンやミネラルが奪われてしまった結果、最近の食物には、ビタミン・ミネラルなどの栄養素が少なくなってきたと言われている。たとえ色や形が昔と同じでも、現代のトマトやホウレンソウは味や風味ばかりではなく、含まれる栄養素も 30 年前のものとは大きく異なっている。

　また、現代人の生活は、昔に比べると多くのストレスに満ち溢れている。旧石器時代は、厳しい自然と対峙しながら生き延びること自体が一大事であったが、現代人ほど多くのストレスは抱えていなかった。車の排気ガスや工業排水、

排煙、部屋に充満する煙草の煙、スモッグ、オフィスのほこり、飽和脂肪の多い食品群、食品に含まれる精製糖や添加物などとは、全く無縁の生活だったと言える。

　こうした新しい敵に打ち勝つためには、身体にもそれなりの武装が必要となる。食物から十分なビタミンやミネラルを摂取するのが困難なのであれば、サプリメントとして摂取せざるを得ないのが現実であろう。これが、なぜサプリメントが必要なのかの理由である。

　アメリカ人の食生活に関する調査でも、多くの栄養分の摂取が十分でないことが指摘されている。誤った食事療法や栄養不良から生じる変性疾患はアメリカ人の死因の第1位となっている。しかし、日本ではこのような研究が十分になされていない。

　市販されているサプリメントの質や成分は実にさまざまで、中には、実際の量もラベルに表示してある量に満たないものもあれば、低品質な成分や吸収性の悪い成分、安価な栄養素を含んでいるものなどもある。サプリメントの選択にはある程度の知識と慎重さが必要である。ビタミンやミネラル系のサプリメントの場合は値段や製造者によって中身は大きく異なってくる。

　抗加齢医学では、サプリメントに関しての患者指導と情報提供は重要と考えている。医師としては、市場に溢れているまがい物についても警鐘を鳴らす義務があろう。全く効果がないにもかかわらず、高価な価格で売られているサプリメントがたくさんある。

　サプリメントの選択に関して主治医に相談することができれば、まがい物をつかまされたり、効果の薄いサプリメントを高値で買わされるようなリスクを下げることができる。医師のみならず薬剤師や栄養士もサプリメントについての知識を持つ必要がある。これにより、患者に適切なアドバイスができ、栄養に関する相談に応じることができる。

　抗加齢医学を実践しようとする医療従事者は、サプリメントを含めて補足療法、代替療法にまで知識を広げる必要がある。

　現在の保険診療の範疇には含まれないが、各種ビタミン、ミネラル、その他の成分の血中濃度を測定すること（栄養状態検査）は可能である。それによって、体内の細胞レベルで各種ビタミン、ミネラル、抗酸化剤などがどのように

表　推奨されるサプリメント

抗酸化作用物質

　抗酸化作用のある食物は、抗加齢医学における重要な栄養素である。これらに含まれる成分は免疫力を高めて癌や心臓病にかかりにくくすることにより、体質を根本的に改善する効果がある。これらの物質には、ビタミンA・C・E、セレン（非金属元素）、αリポ酸、アセチルLカルニチン（carnitine）、CoQ10（Co-enzyme Q 10）、ケルセチン（Quercetin）、アスタキサンチンなどが含まれる。

抗糖化物質

　蛋白糖化反応最終生成物（AGEs）の生成を抑制する成分がいくつか知られている。アミノグアニジンなど医薬品（日本では未承認）のほか、ドクダミ、ローマカミツレ、セイヨウサンザシ、ブドウ葉、茶葉などのハーブは抗糖化活性を有する。

ビタミンB

　私達が年齢を重ねるに従って経験する多くの健康障害はビタミンBの不足に起因している。従って、ビタミンBの服用によりこのような障害をある程度抑えることができる。ビタミンBの効果は、体重減少、健康な血液をつくる効果、特定の病気から体をまもる効果などが挙げられる。ビタミンB群にはB_1、B_2、B_3、B_6、B_{12}、パントテン酸がある。

カルシウム

　年をとると男女共に骨が弱くなるので、カルシウムの摂取が必須である。また、他の生体機能にもカルシウムは大変効果的である。サプリメントを選ぶ場合には吸収しやすい構造であることが重要。

クロム

　クロムはダイエット用のサプリメントとしてポピュラーな成分である。クロムの摂取は、体を柔軟にするなどいくつかの効用が挙げられている。

消化酵素剤

　高齢になると胃酸や消化酵素が減り、栄養を吸収しにくくなる。従って、酸と消化酵素の補給は栄養吸収力の補助に効果的である。蛋白質や脂肪の消化能力が加齢と共に特に低下しやすいので、消化剤の中でも膵酵素やラクターゼなどが有効である。

肝臓の保護と解毒作用

肝臓は体内のエネルギーを維持するのに大切な役割を担う。肝臓は体内の毒素を除去し、血液を浄化し、ホルモンバランスを調整する。αリポ酸、グルタチオン、シリマリンといった成分は、肝臓をアルコールなどの毒素から保護し、解毒を補助・促進する作用がある。

マグネシウム

アメリカでは7割以上の成人が、必要とされるマグネシウム摂取量を満たしていない。マグネシウムは体内の300以上に及ぶ作用や機能を維持するのに必要な成分である。マグネシウムの適切な摂取は、骨を丈夫にし、腎臓結石を予防し、低血圧を改善する。さらにマグネシウムはエネルギーの補給にも欠かせない。グリシン酸マグネシウムは吸収がよく、サプリメントとしても理想的である。

前立腺の保護

加齢と共に前立腺肥大症のリスクは増大する。50歳以上の半数をこえる男性には前立腺肥大があり、そうではない人も肥大傾向にある。ノコギリパルメットヤシ（Saw Palmetto）、アフリカピジェナム（Africanum Pygenum）、イラクサ（Nettle）などの天然ハーブ類は、前立腺肥大を抑え、前立腺癌を予防しうる効果があると言われている。

スマートドラッグ

加齢や老化と共に思考能力や集中力が衰える。スマートドラッグを服用したり、ゆったりとリラックスすることにより、脳動脈の緊張をやわらげ、脳内血流が安定し、脳の働きが活発になる。イチョウ葉エキス、フォスファチジルセリン、アセチルLカルニチンには、記憶力の回復や脳血管障害の予防効果がある。

＊それぞれのサプリメントに関する情報を巻末の資料にまとめた。

働いているかがわかる。これらの栄養素は基本的に細胞レベルで最も重要なもので、この種の検査結果は、患者が関節炎、慢性疲労、心血管疾患、糖尿病、免疫疾患などにどの程度かかりやすいかという診断に大いに役立つであろう。

測定をしないのであれば、各栄養成分の不足によるリスクを避けるために、マルチビタミン、マルチミネラル、抗酸化物質の組み合わせ摂取が推奨される。

抗加齢医学の専門施設では、このようなテストを行うことにより、実際に総

抗酸化剤機能、ビタミンB複合体、葉酸、各種ミネラルなどの数値を算出すべきであろう。抗加齢医学の専門医は、これらの情報を基に、患者の基本プログラムを作成して、さらにはこの情報を利用して、栄養補給プログラムが最大限に機能するように改善を重ねていく作業を行う。そして、栄養状態の検査を、経過を追って繰り返し行うことにより、その結果を検証しながら栄養補給プログラムを進めることができる。

漢方における抗加齢医学

　漢方医学には歴史と実績があり、極めて奥が深い。本項では、漢方医学の根底に流れる陰陽五行思想について紹介するにとどめる。本項の内容は主として遼寧中医大学医学部教授　韓　晶岩博士に直接指導を受けたものである。漢方医学において、心と身体の調和を計ることが大切に扱われていることは大変に興味深い。陰陽五行思想は、中国に古くから伝わる思想で、もともとは別々の哲学思想である陰陽説と五行説を合体したものである。その起源は陰陽説であると言われ、春秋戦国時代以後に組み合わされ、陰陽五行理論として体系化したとされている。

1. 陰陽説
　陰陽とは、明るい、暗い、良い、悪いといった表現ではない。それはもっと相対的なものである。男女を例にとると、男性が「陽」、女性が「陰」となる。しかし同じ男女であっても「老人」と「少女」の場合は、年齢を基準にして判断され、老人は「陰」、少女は「陽」となる。また少女についても、正面を向いていれば「陰」、背中から見た場合は「陽」となる。視点を変えれば陰陽は変わり、一つの陰陽の中にもさらに陰陽が存在し、細かく分かれてゆくのである。すなわち陰陽説は「森羅万象は相対的だ」ということを表している。陰陽によって生成された相対的な世界には、絶対的なものは存在しないという意である。

　陰陽の発想の源は昼と夜だと言われる。それ故、陰は陽に向かい、陽は陰へと変化する。それは自然の摂理に適った考え方で「絶対の真理」より正しいよ

うに思える。陰陽とは時間と状況に応じて移ろいゆくものなのである。

2. 五行説

　五行説とは、世の中のすべてのものを五行という五つに分けて考えるという思想である。具体的には、「木」「火」「土」「金」「水」という五つの要素から成る。この考えは数千年来の人間と自然の付き合いの中から生まれたもので、五行説ではこれら五つの要素に森羅万象を当てはめて説明しようとしている。五行説では、このような分け方を「配当」と言う。以下に、五行のそれぞれについて説明する。

　1) 木行（季節は春、方位は東、色は青、味は酸味、臓は肝、腑は胆）

　五行の配当を説明するには、季節を中心に考えると大変わかりやすい。なぜならあらゆる学問は自然に対する関心とその観察から始まっているからである。五行説における「木」は、春が巡って、冬眠していた命が再び活動を始める象徴である。従って、季節は春、太陽が昇る東を意味し、若葉の美しい青を指すという具合になる。

　東洋医学における内臓は、現代解剖学に沿った内臓ではなく、内臓が人体の中で果たす機能領域を指す。人体では、内臓は五臓六腑に分類されるが、もともとは五臓五腑で、それぞれが五行に配当されていた。しかし、人体の機能領域が経験的に解明されていく過程で、一腑加わり五臓六腑とされるようになった。ちなみに臓とは中身のつまった臓器を言い、腑とは中空で袋状の臓器を意味する。「木」に配当される臓腑は「肝」と「胆」である。

　それは前述のとおり、西洋医学の言う肝臓や胆嚢ではなく、肝臓や胆嚢の気を持つ、その機能領域に属するすべての器官を指す。そして、なぜ「木」の行に配当されたかというと、木の若々しい生命力を、人体において肝と胆が果たす機能領域と同じだと感じたためである。「やってみてから考える」といった少々先走りの生命力、好奇心の固まりのような何でも知りたがる力などは、肝と胆のなせる業だとされている。味の酸味は、酒精（アルコール）が発酵して酢になった時の味。

　2) 火行（季節は夏、方位は南、色は赤、味は苦味、臓は心、腑は小腸）

　五行説における「火」は、文字どおりの火で、「熱い」「明るい」「焦がす」

などが連想される。従って火の印象から、夏や南、赤といった配当は理解しやすい。こうした「熱」を司っている人体の機能領域は、当然心臓となる。火に配当される臓「心」は、西洋医学で言う心臓とは違って心気を含んだ「心」という機能領域を意味する。例えば、心を焦がす「愛」や「恋」はこの原則に従い「火行」に配当される。

同じ理由から、火行の腑に小腸が配当される。小腸は、食物を消化して吸収できる形に変え、養分として初めて人体に吸収する器官で、言い換えれば、食べ物をエネルギーに変える機能領域である。吸収された食物は熱源になるので、東洋医学においては小腸を「小心臓」とも呼び重要視している。

また「五味」の中で一番「熱い」という感覚を催すのは、苦味であるとされる。一般的には熱さを催す味は辛みと思われがちだが、辛味は発汗を促す味で、汗を出すということは、逆に、身体を冷やすという結果をもたらす。

3）**土行**（季節は土用、方位は中心、色は黄、味は甘味、臓は脾、腑は胃）

五行説における「土」には特定の季節はなく、四季を充実させて側面から支える特別な役割があるとされる。五行の中の「土」以外がそれぞれ東西南北を配当されているのに対して、「土」には中央が配当され、他の行に春夏秋冬が配当されるのに対して、「土」には「土用」という季節の境界が配当される。色として「土」に配当される黄は、色の中心、すなわち色彩スペクトルの中央色である。つまり「土」はすべての中心を意味する。

中心という意をさらに拡大解釈すれば「基礎を成す」の意となる。このことから、古来より中国では黄色を好み、重んじる風潮がある。中華思想という、中国を世界の中心とし、周囲を東夷、西戎、南蛮、北狄と呼び蔑んだ排他思想の主張的表現として黄色を好んだという説もあるが、中国最古の医書であり、三皇五帝の一人「黄帝」と名医との問答を記録した書物『黄帝内経』が、以後の東洋医学の基礎となっている事実を考えると、中国人の黄色好みが中華思想の結果だけであるとは思えない。

「土」に対する臓腑の配当は「脾」と「胃」である。東洋医学で言う「脾」とは、西洋医学における脾臓とは大きく異なる。脾臓は造血作用や免疫系に関わる臓器と教えられてきた。また外傷などで脾臓を摘出しても特に支障がないとされてきた。しかし、東洋医学を学ぶとそれが真実なのか疑問が生じる。な

ぜなら「土」に配当される臓器とは、土行の中心性、重要性からして、単なる造血や免疫に関わる摘出可能な臓器という認識を超えるものである。脾臓には、未知の生命活動の調和を計るような重要な役割があるのかもしれない。

「土」に配当される「胃」は人体の中央にあり、食物を消化するという中心的な働きをする機能領域として「土」との親和性は理解できる。また、人体の中心であるということは、「陰陽」の中間という解釈もでき、物質と精神の媒体という解釈も生まれる。胃を中心とする消化器官は感情と深い関わりを持っており、ストレスに曝されると胃が痛くなるという事実は人間の感情の動きを司っている大脳辺縁系が、消化作用や呼吸などの不随意運動を司る自律神経系の中枢でもあることから相互浸透的に影響しあって起きるとされている。

「土」に配当される味「甘味」は、人間のエネルギーを生成する糖質に起因する。やはり栄養素の中心を成すものとして「土」との親和性が定められている。

4) **金行**（季節は秋、方位は西、色は白、味は辛味、臓は肺、腑は大腸）

季節を陰陽に分類すると、春と夏は陽、秋と冬は陰となる。中でも秋は、暑い夏から一転して寒くなっていく過程にあり、子孫を残すための実りの時期、そして収穫の時であり、春の開放感に比べると寂しい印象がある。しかし、このもの寂しさは、そもそも人間に芸術的な創造意欲をもたらし、その結果として芸術の生成に寄与するとも解釈できる。すなわち「金」の特徴は、生命の受け渡しのために、命そのものが引き締まり、「何かを残さなければ」という創造の気運を生じる行ということになるのである。

「金」に配当される色、「白」は、五行説においては「引き締まって無になった状態」を指す。「黒」を引き締まった色と考えがちであるが、五行説では「黒」とは内側に何かがこもり、滞留している感じととらえられる。それに対し白は「虚」の状態、すなわち、中に滞留していた物を搾り出して引き締まった状態ととらえている。「金」とは、中にあるものを搾り出す行ということになる。

人体から搾り出すと言えば排泄である。排泄に関わる器官は大腸、そして発汗に関わる毛穴がある。また呼吸には「呼気」があるため、排泄の一種と考えられる。

「金」に配当される味「辛味」は、前述のとおり発汗を促す味であり、暑い

地域でスパイスの効いた食事を摂るのは、発汗を促し涼しくなろうとする企てなのである。

  5) **水行**（季節は冬、方位は北、色は黒、味は塩辛味、臓は腎、腑は膀胱）

　冬とは陰が極まった状態である。冬には動物も植物も冬ごもりに入り、あまり外に姿を見せなくなる。象徴的には雪が降って、一面の銀世界が季節を支配するようになる。そこで、「水」に配当される色は「白」と言ってしまいそうだが、五行説では黒が配当されている。前述のように、黒とは内部に何かがこもっていて滞留している様子を表す色である。すなわち、表向きは何も姿を見せないにもかかわらず、内部では着々と春に向けての新しい生命力が用意されているという冬の様子と相関する。「表には見えないが中には何かがある」というのが黒の持つイメージで、東洋医学においては、これを「内燃力」と称している。

　「水」に配当される方位は「北」、これは理解しやすい。また、寒い地方では塩を使って漬けた「漬け物」や「塩干し」をよく食べる。これは塩辛い味覚や塩分そのものが「内燃力」を高め、それを高いレベルで維持させる働きがあるからである。

　かなり昔、リラクゼーションの画期的な方法として、真っ暗な水槽の中に塩分濃度の高い水を張り、その中で浮かぶことによって癒しを得ようとする試みがなされたことがある。「暗黒の中で浮遊する」という状態がなぜ人間を癒すことができるのか、それは、かつて皆、母親の胎内でそうして育ったからなのであろう。生命は水中で発生し、長い進化の果てに人間にたどり着いた。そして、人間もまた、過去の進化を母親の胎内で再現し、育つ過程で、羊水という浮遊する環境が与えられている。つまり、子宮という光の入らない環境において、羊水に浮遊している状態こそが、生命としての「完全な状態」にほかならないのである。すなわち、いかなる理由によって起こった進化も、生命にとっては根源的な平安を実現するものではなく、生物は、単細胞動物から人間に至るまで、生命が発生した環境である、「適当な塩分と浮力を持った液体の中で漂う」という原始的、根源的な願望に支配されている。

　人間は塩分がなければ生きられない。また身体の七割は水である。こうして考えてみると「水」と「塩」は生命には欠くことのできない要素であることがわ

第4章 抗加齢医学の治療

かる。そうした理由から「水」には「生命の根源」という配当がなされている。

これまでの「水」に関する解説でも理解できるように、「水」に配当される臓腑は「腎」と「膀胱」となるが、東洋医学でいう「腎」は、西洋医学でいう腎臓とは少し異なる。「腎」とは、ただの尿の濾過器ではなく、「腎気」という生命の源を秘めている場所の意である。

3. 陰陽五行の相関的関係

陰陽、五行のあらましを理解したところで、五行各行の相関的関係について述べる。

五行を自然の移り変わりである「季節」に当てはめて整理すると以下のようになる。

春は「木」、夏は「火」、土用は「土」、秋は「金」、冬は「水」。

次に、これらの季節を陰陽に当てはめてみる。配当の基本は、太陽に近いか遠いかであるので、春と夏は「陽」、秋と冬は「陰」となる。

「土」に配当される季節「土用」は、それぞれの季節の境目に当たる。土用と言うと、夏の盛りの「土用の丑の日」が連想されるが、土用は夏と秋の間だけではなく、各季節の境目に存在する。つまり「土」はすべての中心の意である。

こうして陰陽五行を季節に割り振ったわけであるが、五行の最も大切な点は「相生相剋」の関係、すなわち、それぞれの行が、生み出し、また、打ち消しあうという相互浸透的な関係になっているということである。

1) 相生

相生とは、互いを生み出していく母子の関係だと言われている。

「木」が燃えると「火」になるので「木」は「火」を生むとされる。これを「木生火」と言う。

「火」は燃え尽きて土になるので「火」は「土」を生むとされる。これを「火生土」と言う。

「土」には鉱物が含まれているので「土」は「金」を生むとされる。これを「土生金」と言う。

「金」には水滴が溜まるので「金」は「水」を生むとされる。これを「金生水」と言う。

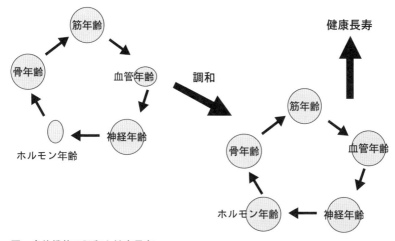

図　身体機能の調和と健康長寿

「水」のある所に植物が育つので「水」は「木」を生むとされる。これを「水生木」と言う。これらは相生の関係である。

2) 相剋

相剋とは、五行の要素の間で互いに打ち消し合う関係を言う。

「木」のあるところでは根が張って土の場を奪うので「木」は「土」に勝つとされる。これを「木剋土」と言う。

「土」は水を埋め立ててしまうので「土」は「水」に勝つとされる。これを「土剋水」と言う。

「水」は火を消してしまうので「水」は「火」に勝つとされる。これを「水剋火」と言う。

「火」は金属を溶かすので「火」は「金」に勝つとされる。これを「火剋金」と言う。

「金」は金属によって木が切り倒されるので「金」は「木」に勝つとされる。これを「金剋木」と言う。これらは相剋の関係である。

五行説における「相生相剋」の関連は、さらに複雑で膨大な説明を要する。しかし、概要を理解するうえでは、この程度で十分であろう。陰陽五行に基づ

く心理療法とは、喜怒哀楽憂といった感情の調和を取ることである。漢方における病気の治療についても身体機能の調和を計ることに重点を置いている。

4. 漢方療法の可能性

風邪に対する漢方薬として葛根湯が有名である。主成分はカッコン、タイソウ、マオウで、自然発汗がなく、頭痛・発熱・悪寒・肩こりなどの症状を伴う風邪の初期に有効である。健康保険で認可されている。免疫強化療法の薬に分類されるのであろうか。

最後に、抗加齢医学における漢方の代表として、高麗人参を挙げる。これはウコギ科の多年草で、その根は古来より生薬として活力増進、免疫賦活、血行促進、強心作用、精神の安定、健胃、貧血の改善などの薬効が高く評価されている。主成分はジンセノサイドというサポニンである。漢方は原料が命なので、中国製など外国産のものは残留農薬に注意する必要がある。最高級品は、有機無農薬栽培の6年ものの国産品とされる。高麗人参を服用してから、「風邪をひきにくくなった」「活力が出てきた」と言う声をよく聞く。慶應義塾大学医学部漢方医学センターの渡辺賢治専任講師(昭59年慶大医卒)、遼寧中医大学韓 晶岩教授と協力して、今後はこれらの漢方医療についても正当に医学的に評価したいと考えている。

睡眠の質を向上させる

厚生労働省は2014年3月に「健康づくりのための睡眠指針2014」を発表した。睡眠の質を低下させる要因としては、ストレス、運動不足、過労、アルコール摂取、夜間の喫煙、夜間(夜6時以降)のカフェイン摂取、肥満(睡眠時無呼吸症候群)、悪い睡眠環境、交感神経系の緊張、そして松果体からのメラトニン分泌低下が挙げられる。

睡眠指針では朝食の欠食を問題視している。体内時計の観点からも朝食をきちんと食べた方が体内のリズムが保たれる。ただし夜更かし、寝不足があると胃腸運動が活発にならず食欲がわかない。朝食を食べる習慣を身に付けるためには、夜更かしを避け早めに就寝する、朝早く起きて可能ならば軽い散歩をす

表 奨励される睡眠環境

- 照明　真っ暗にする・アイマスク
- 室温　18〜25℃
- 湿度　40〜60%
- 騒音　騒音対策・調音
- 寝具　快適な寝具

るなど、前の晩から準備すると効果的である。

　睡眠の質を高めるための精神療法としては、ストレス対策、適度な運動指導、アルコール指導、副交感神経の刺激法などがある。医療としてはメラトニン投与、睡眠導入剤の使用がある。ベンゾジアゼピン系薬剤を摂取すると特有の脳波が出現する。睡眠の質は改善しないのではないかとの指摘がある。メラトニンを使用すると脳波パターンは若者のパターンに近づく。

　睡眠環境を改善は大切である。光刺激はメラトニン分泌を停止するので部屋は暗くして眠る。

　騒音対策は重要であるが、無音状態になると鼓動が気になり寝つきが悪くなる。我々の実験では、不快な音を遮断して快適な音を残す調音壁材（Aural Sonic［東京鋼鐵工業］）を使用すると睡眠の質を高まることが示されている。

　我々は寝具に関する臨床試験（αゲル製寝具［ジェルテック］、4層特殊立体構造マットレス［西川産業］）を行ってきた。快適な寝具を使用すると睡眠の質が改善し、成長ホルモン／IGF-I 分泌亢進、DHEA 産生の上昇、メラトニン分泌の上昇、入眠中の糖代謝の改善といった好影響が確認できる。

住まいとオフィスの抗加齢医学

1. 住まいの抗加齢医学

　居住空間は、QOLを高く保つための重要な要素である。家で過ごす時間の長い子供や主婦、高齢者はもちろん、外で働く人達にとっても、仕事のストレスや疲労を癒すための大切な空間となる。健康長寿を目指すためにも、もっと居住空間について真面目に取り組むべきであろう。

第4章　抗加齢医学の治療

　健康維持のみならず環境にもやさしい住宅作りを目指しているのが、建築生物学（バウビオロギー）という学問である。これはドイツを中心に、スイス、オーストリアなどヨーロッパに広がっている。日本でも日本バウビオロギー協会が設立されている。

1）居住環境

　公園の樹木が火事の延焼による被害を食い止めたという阪神・淡路大震災での例から、都市部の雑木林や農家の畑が防災や避難場所として大きな役割を果たすことが示された。また生鮮野菜の供給源として、精神的な安らぎの場として、農地は居住環境に好影響をもたらす。住宅地と農地の混在が都市計画の遅れと看做された時期もあったが、近年では都市における畑の存在も見直されている。

2）室内の空気

　第一に部屋の空気の状態に注意を払うべきである。ダニや花粉、ホルムアルデヒドなどの有機溶媒で汚れている場合がある。また、温度や湿度が、許容範囲を超えていることがある。特に湿度は忘れがちである。湿度計を用いて、部屋の湿度を 40〜60% の範囲に保つことが大切である。これは人間が一番快適に感じる湿度帯であり、この時空気中の水分は 0.5〜1 nm の水滴になる。

　近年、家の文化は、伝統的な木造工法から工業化工法へと大きく姿を変えた。生活するための空間は、合板や鉄、ビニール、工業製品、コンクリート、ガラスが多用され、壁材には壊れにくく傷がつかない性能が要求されている。ホルムアルデヒドなどの有機溶剤は、シックハウス症候群という身体不調の原因になる。

　日本の伝統的な住まいは、木と土と紙、草からできていた。明治時代になり、建物がレンガやコンクリート、鉄骨造りに変わっても、中の壁には漆喰、土壁が使われていた。それは木と土と紙と草が持っている調湿機能により、高温で多湿の日本の風土に最も適した居住空間だったと言える。

　最近、珪藻土壁と呼ばれる壁が、結露やカビの防止、消臭、防火機能があり注目を集めている。珪藻土は、昔、地球がまだ太古の海に覆われていた頃に繁殖した珪藻が積もってできたものである。多孔質で、孔数が木炭の 5000〜6000 倍もあるのが特徴である。

3）精神的な安楽

住まいは、外で受けた心身に対するさまざまな傷害から回復し、明日の鋭気を養うための大切な場所になる。花や観葉植物などのちょっとした自然はもちろん、アートやカルチャー、ファーニチャーとの触れ合いは大切であろう。

4）寝室の環境

寝室の環境も重要である。加齢と共に、眠りの質が低下する。中途覚醒といって、わずかな刺激でも目が覚めてしまうようになる。部屋を真暗にしてメラトニン分泌を最大限に促し、深夜の成長ホルモンの分泌を助ける環境作りが望ましい。質の高い睡眠は皮膚の新陳代謝、脳の休息にもつながる。

5）部屋の香り

部屋の匂いも大切だが、市販のスプレータイプや据え置きタイプの芳香剤は推奨されない。生活の質を極めるためには、ポプリやアロマテラピーで用いられる天然の精油（アロマオイル）のほうが優れていると思われる。

6）通勤時間

基本は職住接近であろう。職場に近い場所を選んで、十分な広さがない時は、余分なものは置かない配慮が必要であろう。

7）住居内の事故防止と早期検知

急速な高齢化に伴い住宅内の不慮の事故死は増加しており、65歳以上の方の住宅内死亡事故は交通事故死の1.7倍にも達する。核家族化が進む中で、近親者が高齢者を見守ることが困難になっている状況では、高齢生活者を見守る技術が重要となる。産業技術総合研究所ヒューマンストレスシグナル研究センターでは、松岡克典博士を中心に、住居内の生活行動を常時計測して、ストレスや加齢、疾患に伴う異常事態を早期に検知する技術開発を進めている。具体的には、照明器具に組み込んだ赤外線感知器とコンセントに装着する電力量感知器を用いて、日常生活から得られる情報を蓄積し、住まいにおける行動や生活状態を判別、そして生活異変を的確に自動検知し、その情報を家族や支援機関に情報を伝えるという画期的なシステムである。現段階では、生活者に負担をかけることなく、リアルタイムでいつ、どこで、誰が、何をしたかに関する情報の自動検知がなされ、正答率は70％以上だという。これにより新しい生活見守りサービスが提供できる可能性がある。

2. オフィスの抗加齢医学

　オフィスで働く人の健康作りが大切であることは言うまでもない。20歳代の若者にとっては、仕事でちょっとくらい不規則な生活を送っても、ストレスによるダメージを受けても、若さと回復力があればさほど心配ない。むしろこの期間は修業やトレーニングを集中的に積んだほうがよい。しかし極端に多忙な生活を続けていると、30歳くらいで健康に破綻をきたすので注意を要する。

　30歳は、男女共に、心身が最も健康的で、社会的にも責任があり、仕事も効率良くこなすことができる年齢である。医学的にも免疫力、ホルモンバランスが最適な状態となる。この30歳の状態をその後もできるだけ長く維持させることが大切である。

　労働者の抗加齢療法としても、食事・運動・精神療法などの生活療法を中心に、必要に応じてサプリメント療法や薬物療法などの指導が中心になる。生活療法の中には、住居やオフィスの環境整備を含めるべきであろう。清潔なオフィス環境は、心と身体の健康維持のために大切であることは言うまでもない。

　働く人が単に健康であるだけでなく、オプティマルヘルスの状態にあるならば、企画力もやる気も出て、欠勤率も下がり、仕事の能率も上がり、企業の業績が上がることは間違いない。健康保険組合からの疾病治療に対する負担金も減ることになる。働く女性達にとっても、身体の健康はもちろん、肌を若く美しく保つために役立つ。

1）職場環境と寿命について

　人間の健康と寿命に影響を与える因子としては、遺伝的素因、環境素因がある。「職業によって寿命が異なるのかどうか」についても研究がなされており、環境素因が寿命に与える影響を知るうえで大切な課題である。

　郡山女子大学　森　一教授の研究によれば、僧侶は、奈良時代以降、現在に至る各時代で、常に平均寿命が第1位になっている。理由としては、精進料理に代表されるような、華美な食事や過食を避けた食生活、読経・説教・瞑想による心身の修行と精神の安定が挙げられる。木材、土壁、漆喰（しっくい）、畳、襖（ふすま）、障子といった天然素材をふんだんに使った純和風の住まい、そして庭や境内から得られる森林浴効果も要因に加えられるであろう。

　癌の発症率が高い職業の調査によると、第1位マスコミ関係、第2位以下は

交通機関の乗務員、金融機関、商社マン、生産工場の管理職となっている。ストレス過剰になると、睡眠の質が低下し、ストレスホルモンであるコルチゾル分泌が増え、若さと健康を保つホルモン（メラトニン・成長ホルモン・IGF-I・性ホルモン）の分泌が妨げられる。その結果、免疫力が低下して、感染症に罹患しやすくなり、癌の発生頻度が高まる。ストレスや仕事疲れを緩和させてくれるような「癒しのアメニティ空間」は今後ますます重要になるであろう。

2）五感が活かせる健康オフィス

私達人間は、五感といわれる五つの感覚、視覚、聴覚、嗅覚、味覚、触覚を通して、外界を認知している。外からの刺激は、五情といわれる五つの感情、怒・喜・憂・悲・恐に、さまざまな影響を及ぼす。健康を保つためには、五情の調和が重要である。これは古来より東洋に伝わる陰陽五行の大切な考え方である。

視覚的には、オフィスの窓の配置と採光、照明の明るさ、色調、壁や床や家具の色調が鍵になる。画一的な白い壁、直線的な廊下と壁、凹凸も影もない空間、それらは人々に退屈さを与えることはあっても、安らぎを与えることはない。アートや植栽、インテリアにファーニチャー、工夫をこらす余地はいくらでもあるだろう。心が休まる色は何といっても茶色と緑であろう。これらは植物を連想させる色である。海や湖に関連した青系も人気が高い。

聴覚的には、電車やエンジンの騒音、雑音、空調や換気扇、冷蔵庫の発する低周波音が問題になる。仕事に集中し、緊張をほぐすためには、ある程度静けさを確保する工夫が必要となる。楽器の奏でる音や自然音は、調和がとれた音として感じられる。話し声やオフィス機器の反響音は、固い壁面に反射すれば不快感を与えるが、厚いカーテンによってやわらげることができる。四六時中BGMを流すのも考えものであり、残業時間帯に限定するなどの工夫を要する。

嗅覚は大変敏感な感覚である。合板や合成樹脂、合成接着剤に含まれる有機溶剤は、皮膚や粘膜への刺激が強く、呼吸器や神経系に障害を起こす。ホルムアルデヒド、イソシアネート、トルエン、キシレンは、シックハウス症候群やシックオフィスの原因となる。また煙草の煙は花粉症や喘息を悪化させる。最近では合成芳香剤もやたらと目につく。芳香剤の臭いと、オフィスの片隅から

漂うコーヒーの香りとでは、どちらが安らぎを与えてくれるのか、熟考すべきである。臭いと埃の粒子を不活化させるためには40〜60％の湿気が適当であると言われている。有害なカビの予防のためにも、オフィスの壁に過剰な湿気は厳禁である。

　味覚は無視できない因子である。オフィスにいる時に、口内に苦味感や不自然な甘味を感じた時には、それが鉄、鉛、クロム、カドミウム、銅、アルミニウム、水銀などの重金属の存在を示唆していることがある。いくつかの重金属は、それ自体に発癌性がある。合成塗料や合成樹脂の安定剤や着色料には、さまざまな重金属が用いられているので注意を要する。

　触覚は、身体に直接触れる感覚なので、それだけ影響が大きい。椅子や机が身体になじんでいるか、オフィスの床の硬さ、暖かさにもこだわりをもつべきであろう。冷たくて硬い床は足に疲労感を与える。

　床の素材に多く使われているのが塩ビシートである。主成分のポリ塩化ビニルには、可塑剤（鉛とスズの有機化合物、リン酸エステル、フタル酸エステル）、充填剤（アスベスト繊維など）、安定剤（カドミウムを基材にしたものや、カルシウムと亜鉛の化合物）、色素（さまざまな重金属）が含まれている。塩化ビニルは発癌物質であり、燃えると有害な塩素ガスが放出される。

　一般的に、天然系の素材（亜麻、木綿、麻、ココヤシ、ワラ、コルク）は、製造、加工、使用にあたって健康に問題は生じない。素材自体の生産は自然の光合成によってなされるので、製造に際しての、環境への負荷やエネルギー消費も問題が少ない。放射線を発生することもなく、有毒ガスや、危険な粉塵が出るわけでもない。熱帯雨林の乱伐を避け、森林はきちんと管理し、持続利用する必要がある。

　天然系素材の材料価格と加工コストは、運賃や手間賃などの関係から、たいていの人工素材よりも高価となる。しかし、製品の価格を考える際に、現在のところ、合成素材のエコロジカルな観点からの廃棄処理負担が全く考慮されていない。かけがえのない地球の環境保護のために相応の費用負担を惜しむべきではない。

3）オフィスの健康管理

　オフィスには、さまざまな職種や仕事があり、なかには労働条件が良好とは

言えないところもある。産業医は健康管理に一役かってくれるかもしれないが、小規模の事業所では産業医不在の場合が多い。しかし仕事には、社員とその家族の生活が深く関わるので、オフィスの健康管理は重要である。

　そして基本は職住接近、通勤時間は少ないほうがよい。職場が家と近ければ、交通費も安いし、貴重な時間を通勤で失われるのが防げる。その時間を運動や、疲れた心と身体を癒したり、芸術や文化に触れる時間に充当することができる。理想的には、郊外に広めの家と都内に小さなマンションを持ちたいところであろう。

　夜の接待は、女性にとってはもちろん、男性にとっても好ましい職習慣ではない。夕方から際限のない会議をやるより、早朝会議のほうが効率的である。夕食を兼ねた商談より、午後1〜3時までのパワーランチを活用すべきである。夜の時間帯は家族や友人、恋人のためにそして自分のために使うことが望ましい。

4) オフィスのストレス対策

　精神的ストレスが胃潰瘍などさまざまな病気を引き起こす。職場は、男社会であることが多く、人間関係からくるストレスも少なくない。女性が多数の職場でも、未婚と既婚、子持ちと出産未経験者、ベテランと新米、独り暮らしと親と同居者と、立場もさまざまなので、すべての女性が結束して一枚岩となるわけにはいかないことがある。ストレスによって受けるダメージの大きさは人それぞれである。ダメージが大きい時にまず必要なのは、心と身体の休息である。ダメージから十分回復してから、次のストレスに立ち向かうことが肝要となる。

5) 喫煙

　ひと仕事を終えたあとのくつろぎの一服、食後の一服、ちょっと気分転換するための一服、愛煙家の理屈もわからないわけではない。しかし、煙草による健康被害は自分自身のみならず、周囲の人々にまで降りかかってくる。

　煙草から脱却できないのはニコチンに対する中毒症状のためである。煙草を燃やして煙を吸うと、ニコチンが肺から血液に吸収されて、身体全体を循環して、脳に運ばれる。煙草は動脈硬化を促進する作用があり、喫煙は受動喫煙も含め、高血圧・脳梗塞・心筋梗塞の危険因子になっている。肺癌・舌癌・喉頭癌の発症とも関連がある。美容の面からも、ニコチンは肌あれ、シミ・くすみ

など肌の老化の原因となる。

WHO は、禁煙によって減らすことのできる年間死亡者数を、全世界で約 400 万人と推定しており、わが国でも約 10 万人と推定されている。これは交通事故の死亡者数の約 10 倍に相当する。抗加齢医学では、煙草は絶対禁止である。オフィスは全面禁煙にすべきである。

6）飲酒

「酒は百薬の長」と言われることがある。健康な人ならば適量のアルコールは悪くない。しかし飲みすぎは害がある。アルコールそのものによる害とカロリーオーバーになる害の二つに気をつけるべきである。

アルコール量としては 20～40 g 程度、週 2～3 日以内であれば十分許容範囲である。ただしアルコール 40 g で 250～350 カロリーあるので、糖尿病や肥満傾向の人は真先に削減すべき項目となる。

アルコールには人の心をリラックスさせる効能がある。特に労働者は、仕事中は交感神経が優位に働いて戦いのモードにあるので、仕事後のリラックスは望ましいことである。適度なアルコールは交感神経の働きを抑え、副交感神経の活動を優位にさせる。飲酒によって血管が拡張し、顔面は赤くほてる。血圧も低下傾向となり、悩みも減り、ストレスに対する抵抗性も強くなると言われている。

7）未来の健康オフィス

繰り返し述べるが、日本における三大死因は、脳卒中・心臓病・癌である。脳卒中・心臓病は、動脈硬化が原因なので血管の若さと健康を保つことの意義は大きい。癌に対しては早期発見、早期治療が重要であるが、今後さらに積極的な予防策を取り入れるべきである。またストレスは、動脈硬化の進展、糖代謝異常、骨密度の低下、免疫力の低下をもたらし、癌の発症頻度に悪影響を及ぼすと言われる。ストレスによって、IGF-I や DHEA などのホルモン分泌の低下、副腎皮質ホルモン（コルチゾル）の分泌を促すからである。これからのオフィスの健診項目には、生活の質（QOL）、若さ（生理的年齢）と健康に関連の深いこれらのホルモン測定を是非とも加えて欲しい。国内大手鉄鋼会社 JFE では 2003 年より役員の定期健診としてアンチエイジングドックが採用され、これらの検査項目が採用されている。

最近、オフィスの片隅にコーヒーバーなどのリフレッシュコーナーを設置している職場が増えてきた。未来志向のアメニティ空間として、いくつかの案を提案したい。それは、芸術に触れるアートコーナー、新鮮で良質な水を供給するフレッシュウォーターコーナー、かつての「富山の薬売り」のようなサプリメント供給コーナー、軽い有酸素運動や筋肉トレーニングを行うリフレッシュコーナーなどである。

①アートコーナー

アートは、もともと建物や内装に付随して発展した歴史を持ち、純粋に美を楽しむためのものである。美術館をぐるぐる巡って疲れるばかりでは、本来の役割を全うしているとは言えない。オフィスアメニティとして作品を楽しむために、もっと自由な発想をして欲しい。例えば、各自のお気に入りのアートを1週間ずつ交代で展示するとか、本物の油絵でなくても、リトグラフでもポスターでも写真でも構わない。

②フレッシュウォーター

仕事を含め生命活動を営む過程で、体内にはさまざまな代謝産物、老廃物が生じ、蓄積すると毒性を発揮する。また煙草の煙・排気ガス・窒素酸化物・重金属・有害化学物質・環境ホルモンなど身体に好ましくない物質を、体内に取り込んでしまうことがある。健康を保つためには、老廃物や有害物の排泄を補助することが大切である。蒸留水・ミネラルウォーター・ろ過した水など、飲料水にも十分に配慮したい。良質な水分を1日2リットル摂取することが推奨される。腎臓や心臓に障害がある方は量を調節する必要がある。なお、運動やサウナにより発汗を促すことも好影響をもたらす。

③置きサプリメント

オフィスアメニティの一環として「置きサプリメント」も考案されている。ビタミンやミネラルといった基本栄養サプリメントはもちろん、ちょっとした症状に応じたターゲットサプリメントなどを準備してもよい。最強の抗酸化剤であるCoQ10、耳鳴りやめまいには脳血流を改善するイチョウ葉エキス、気分の落ち込みや不安の解消にセントジョーンズワート、アルコールの飲みすぎと思ったらオオアザミ（別名：マリアアザミ、英語

名：ミルクシスル、成分名：シリマリン）やウコン、風邪気味の時のエキネシア、目の疲れにはブルーベリーなどが挙げられる。沖縄モズクに含まれるフコイダン、ブロッコリーに含まれるインドール3カルビノールやスルフォラファンも推奨される。

④リフレッシュ運動療法

　オフィスでもわずかな時間にできる運動療法がある。例えば、椅子から立ったり座ったりするスクワット運動（連続20回）が推奨され、目標時間は40歳前なら30秒以内、50歳前なら40秒以内といったところである。これは大腿四頭筋の筋力トレーニングである。そのほかオフィスにダンベルなどもあるとよい。イライラした時には、大きく伸びをしながら深呼吸を数回行うだけでもリフレッシュ効果がある。

8）リストラよりワークシェアリングを

　抗加齢医学の立場からは企業の経営方針に口を挟む意向はない。しかしながら、その目標が健康長寿でありQOLの向上であることから、その観点よりリストラとワークシェアリングの2点につき言及する。

　リストラされた人は、収入が激減あるいはなしとなり、精神的苦痛が大で、企業にとっては労務費が若干減ること以外には全く利点がなく、社会的には失業保険の支給などで負担になる。極端な場合、路上生活者を生じかねず、QOLの低下は著しい。

　リストラ対象からはずれて企業に残った人は、収入はある程度確保されるだろうが、残業時間が大幅に増加することが多く、同僚を失った苦痛と過労により、QOLは一般に低下する。企業の立場から見ても、経営の立ち直りに重要な想像力や企画力が残された社員に生まれにくく、時には安全性などが犠牲にされる。大規模企業災害が生じた事例もある。

　ワークシェアリングでは、収入は減少するが、1人当たりの割り当て仕事量は変化なしから減少することになり、精神的苦痛を伴うがその程度は平均すれば最も軽度となる。勤務から免除される余裕の時間が生じるが、その時間の使い方は個々の意向に大きく左右される。企業にとって必要な斬新な企画が生まれることもあるが、収入減少を補うためにアルバイトをする場合もある。QOLが悪化する場合も少なくないだろうが、精神的に割り切れれば向上する

表　リストラとワークシェアリングの比較

	収入	残業	精神的変化	疲労度	企画力
リストラ 　残った人 　された人 ワークシェアリング	変わらず 激減・失業保険 減少	大幅増加 なし なし・減少	苦痛 ひどい苦痛 苦痛やや緩和	大 中 小	中 なし 大

場合もある。社会全体への負担は最も少ない。

3. まとめ

　職業について、江戸時代には「士農工商」政策があったと言われる。これは単なる身分制度という程度のものではない。政治経済の本質を見抜き、それぞれの職業の持つ資質と競争力、公共性といった観点から、どの分野に公的援助を厚くすべきか、その順序を説く優れた経済理論である。

　現代社会に置き換えれば、「士」は師、すなわち教育であり、「農」は農林水産業で、この二つは職種としての公共性と脆弱性から公的支援を必要とする分野である。医療と福祉も「士」の範疇に分類され、やはり公的補助を必要とする。

　「工」は日本を技術大国たらしめる重要な要素である。技術教育・継承を担う巧みは「士」である。「商」に属する職種は、それ自体に事業性と競争力があり、国の加護なしで成長できる。公的支援のそれほど必要でない分野なのである。にもかかわらず、金融などの分野に多くの公的資金が注入される事実は、これらの職種から生じる利権が大きいことを疑わせる。

　オフィスにおいても働く人の健康状態についてさらなる配慮がなされるべきであろう。食料と健康な身体があれば人間は生きられる。それ以外は人生の享楽にすぎない。従って、物品価格の価値判断は、健康に生きるために必須の費用である食費と医療費に基づくべきであろう。

　農林水産業と医療に対しては、再優先事項として、最大限の配慮が必要であろう。最近のデフレ経済に対する政府の打開策は、逆を行っている気がしてならない。

第 4 章　抗加齢医学の治療

喫煙対策

　喫煙については、WHO は禁煙によって減らすことのできる年間死亡者数を全世界で約 400 万人、日本でも約 10 万人と推定している。これは交通事故の死亡者数の約 10 倍に相当する。
　煙草を吸う理由の中に「ストレスに対処するため」というのがあるが、これは誤りである。たとえ喫煙のきっかけがストレス解消であったとしても、煙草を吸わないことによるイライラ感はストレスが原因ではなく、ニコチンの禁断症状によるものである。従って、喫煙以外の方法でストレスに立ち向かう必要がある。
　毒物代謝系の特定の遺伝子を持つ、ごく一部の人々にとっては、喫煙は発癌率にはそれほど害を及ぼさないかもしれない。しかし、大部分の人と、間接喫煙の被害に遭っている多くの人々に対しては、煙草の煙は発癌性のみならずさまざまな点で有害である。
　それでも煙草の効能をうんぬんする人、「煙草が生き甲斐」とまで言う人は、ニコチンという薬物に依存し、禁煙する気持ちがないわけであるから、自分の健康被害をよく理解したうえで、周囲に対する迷惑を第一に考えるべきである。実際には、喫煙者に対して煙草を止めさせようという努力に、大きな虚しさを感じる医師も多い。抗加齢医学を目指す医療従事者はニコチン依存症の治療に積極的にかかわってほしい。

飲酒について

　アルコール摂取によるエネルギー量は 1 g あたり 7 kcal 程度である。アルコールは、蛋白質やビタミン、ミネラルなどの栄養素を含んでいないばかりか、アルコールが代謝されてエネルギーになる過程で大量の栄養素を消費する。そのために、アルコールを飲む時には良質の食品を摂取する必要がある。アルコールによる弊害には、大きく以下の四つがある。
　①カロリー摂取過剰に陥ること

②栄養不良に陥りやすいこと
③アルコール性肝障害などのアルコールによる直接的障害
④アルデヒドの生成と糖化ストレスの増大

　肥満や糖尿病、脂肪肝のある人は、①のカロリーオーバーについて最も注意を要する。

　②の栄養不良に陥らないためには、飲酒時には野菜スティックやチーズ、ナッツなどを摂り、最低限の栄養補給をする必要がある。肥満や糖尿病、脂肪肝がある人で、これ以上カロリー過剰になれない人は、サプリメントで補給する。もちろん飲酒制限のほうが重要である。

　③のアルコールによる臓器障害のある人は、アルコールの減量もしくは禁止しか有効な方法はない。

　④糖尿病など他の糖化ストレス要因がある人はアルコール摂取を避けるべきである。血清 IGF-I 値が 140 ng/mL 以下の人、または DHEA-s 値が 1,200 ng/mL 以下の人は、インスリン抵抗性増大、脂質代謝異常の可能性が高いと思われ、飲酒は勧められない。まずは、抗加齢医学に基づいた運動療法や食事療法、サプリメントの補充により、体調が改善するまで、単純化して言えば IGF-I 値が 160 ng/mL 以上、また DHEA-s 値が 1,400 ng/mL 以上に上昇するまで、禁酒すべきである。

　IGF-I 値が 200 ng/mL 以上、DHEA-s 値が 1,800 ng/mL 以上で、ほかに疾患がなければ、「無理をして好きな酒をやめろ」という医学的理由はない。もちろん、肝機能検査や尿酸などの検査を定期的に行い、健康であることの確認が前提となる。

　国立がんセンター疫学部（部長　津金昌一郎、昭和 56 年慶大医卒）の研究によれば、アルコールを全く飲まない人に比べて、適量のアルコール（日本酒換算で 1 日 1〜2 合）を飲む人のほうが健康的な生活を送っている。しかし、飲酒量が 1 日 4〜5 合を超えるにつれて、QOL は明らかに低下し、死亡率も上昇する。ビール 1 杯で顔が赤くなる（hot flush）人はアルデヒド脱水素酵素がヘテロで弱い。このタイプの人はアセトアルデヒドの毒性の影響を受けやすいので飲酒量を極力抑える。

第 4 章　抗加齢医学の治療

免疫機構の弱体化とその対策

　身体の免疫機構の中で最も重要なのは骨髄である。ここでは血液成分の赤血球、白血球、血小板が作られるが、免疫機構に重要なリンパ球も生産する。リンパ球のうち B 細胞は、異物を排除するための物質である抗体を産生する働きがある。骨髄は加齢と共にゆるやかに変化する。組織学的には、細胞の密度が徐々に減り、脂肪や繊維分が増えてくる。これらの変化には個人差がある。
　胸腺では、骨髄で作られたリンパ球の一部が移動し、分裂・増殖して、T 細胞と呼ばれる特殊な免疫細胞になる。加齢に伴う胸腺は大きく変化する。胸腺は、生誕後徐々に大きくなるが、思春期の 10 代半ばで最大になる。その後、胸腺の皮質や髄質が脂肪組織に置き換わり、40 代後半にはほとんどが脂肪組織となる。
　胸腺の重要な機能として、リンパ球に自己と非自己の認識をさせる働きがある。骨髄で生まれたリンパ球が胸腺皮質に移行し分裂・増殖するが、この間に自分自身と異物（自己と非自己）の区別がつけられるようになる。胸腺で増殖したリンパ球の 90% が胸腺外に排出され、残りの 10% のリンパ球は、胸腺髄質へ移行して、T 細胞に分化する。中年以降に胸腺機能が低下すると、自己と非自己の認識能力の低下をもたらし、自分自身の身体成分を攻撃するようになり、自己免疫性疾患が増加する。また、胸腺内のリンパ球が増殖する場所が失われると、リンパ球が減少し、免疫力は低下する。
　身体にはリンパ管とリンパ節のネットワークがある。毛細血管から組織内へ移行したリンパ球は、再びリンパ管に入りリンパ節に移動する。リンパ管のネットワークが加齢と共に、どのように変化するかは、不明な点が多い。高齢者では、浮腫が生じやすくリンパ管の機能は低下していると予想される。リンパ節では、加齢によって形質細胞の増加などの変化が見られる。
　脾臓は、1 kg に達する臓器で、B 細胞や T 細胞、マクロファージなどの免疫担当細胞を蓄える働きがある。脾臓の重量が加齢と共に徐々に減少する。
　加齢と共に低下するホルモンの中に、免疫機構に影響を与えるものがある。その代表がメラトニンと DHEA で、これらのホルモンは免疫力を増強する。

例えば盲人は、網膜からの光刺激が松果体に伝わらないのでメラトニン分泌量が多いため、免疫機構が増強され、特に癌に対する監視機構が強まった結果として、癌の発生率が低いことが統計的に示されている。反対にコルチゾルには、リンパ球を減少させるなどの免疫抑制作用がある。このホルモンは加齢と共に減ることがない。

　高齢になると、概して免疫力が低下するので、病原体に対する抵抗力が弱まり、感染症に罹患しやすくなり、また癌に対する免疫監視機構が弱まるため、癌の発生率も高まる。高齢者では、胸腺が萎縮して自己と非自己を区別する力が弱まるために、自分自身の成分に対する抗体（自己抗体）が増える。その結果、リウマチ様関節炎などの自己免疫性疾患が発症しやすくなる。

　生体には癌の発症を未然に防ぐための免疫機構がある。身体では絶えず新たな癌細胞が発生しているが、それは免疫機構によって常に監視されている。通常の細胞とは異なる癌抗原を持つ癌細胞が発生すると、異物として認識し、これを攻撃する。これが癌細胞に対する免疫監視機構である。

　癌細胞を攻撃する免疫担当細胞には、ナチュラルキラー（NK）細胞、キラーT細胞、マクロファージがある。NK細胞は色々な種類の癌を攻撃する。キラーT細胞は主に悪性黒色腫、大腸癌、肝癌などの癌細胞を攻撃する。マクロファージはTNF-αなどの腫瘍壊死因子を放出することにより、癌細胞を攻撃する。これらの攻撃は、重量1g以上の癌には有効ではない。

　健康な状態では免疫監視機構が作動して、癌の発生を未然に防御する。癌に対する免疫機構が低下する要因には、加齢・老化、エイズウイルス感染、ストレス・過労、栄養不良、過度の飲酒がある。高齢者に癌が発症しやすいのは、老化によって免疫監視機構が弱まり、監視の目を盗んで大きく育つ癌細胞が増えてくるからと言われている。

　免疫強化療法としては、適度な運動、ストレス対策、睡眠の質の向上、アルコール摂取過剰の注意、過労の予防などの生活習慣の改善は重要である。食事の栄養バランスは免疫力の維持に重要である。食事が不規則な時はマルチビタミンやマルチミネラルをサプリメントとして補うべきであろう。

　睡眠障害が見られるなどメラトニン分泌の低下が疑われる場合は、メラトニン補充療法は免疫強化につながる。血清DHEA-s値が1,400 ng/mL以下か、

それ以上であってもコルチゾル値が $20\,\mu g/dL$ 以上の場合は、DHEA の補充が免疫力の強化に有効である。

ストレス対策

　加齢や老化が進むと、神経伝達物質の一つであるエンドルフィンの分泌が減少し、ストレス耐性を高めるホルモンである DHEA の分泌量も減ってくる。しかし、ストレスに反応して分泌されるコルチゾルはほとんど減ることはない。コルチゾルは免疫機能を抑制するため、老齢期になると、強いストレスによって健康を大きく害することがある。ストレス時に血中でどのような変化が起きているのかについては、まだ論議のあるところだが、鬱病患者によく見られるような、セロトニンの減少が起きている可能性がある。
　ストレス刺激は、大脳皮質から視床下部を経て、副腎へ伝わる。副腎からは、副腎皮質ホルモンであるコルチゾルが分泌される。コルチゾルは、糖尿病を悪化させ、血圧を高め、動脈硬化を促進し、免疫機能を低下させる。一言で言えば、老化を促進する悪玉ホルモンである。
　神経伝達物質は、脳内にある化学物質で、人間の気分や感情を調整している。人間の感情はさまざまのホルモンの影響を受けている。エンドルフィンという物質は、麻薬に似た化学構造を持ち、幸福感や快感、気持ちの高揚感をもたらす作用がある。これらの神経伝達物質やホルモンが機能すると、気持ちよく感じたり、ストレスがやわらいだように感じる。
　高齢になると神経伝達物質が減り、ホルモンバランスが狂うために、気難しい人や怒りっぽい人、感情の不安定な人が増えてくる。ストレスによる障害からの回復力は、加齢と共に低下してゆく。喧嘩や口論による精神的打撃、病気や肉体の疲労や冷たいプールに入った時の寒冷刺激などのストレスは、若い人に比べ高齢者では長く尾をひく。
　精神の高揚には、副腎より分泌される DHEA が関係するが、DHEA 分泌は加齢と共に減少する。高齢者がストレスに弱い原因として重要なのは、血中の DHEA とコルチゾルの比率と言われている。
　高齢者がストレスに弱いからと言って、外界との接触を制限することは、か

えって逆効果である。ストレスが全くない状態では、認知症が進行し、加齢による身体の変化が逆に進みやすくなる。またストレス耐性を低下させ、ちょっとしたストレスにも過敏に反応することもある。高齢者では、適度なストレスと、ストレスによるダメージから十分回復してから次のストレスに立ち向かう姿勢が必要である。

　このようにストレスは老化を加速すると言っても過言ではないので、ストレス対策は重要である。そのためには、まずは休息することである。肉体的、精神的疲労を自覚したら、十分な睡眠と休養をとるように心がける。受けたダメージを十分に回復させてから、次のストレスに立ち向かうべきである。

1) 症状
　①脳神経の変化
　　ストレスが脳神経系に与える影響については、浜松医科大学名誉教授高田明和博士（昭和36年慶大医卒）が多くの著作を刊行している。形態的には、強度のストレスに暴露された人の脳をMRIにて計測すると、特に海馬の萎縮が著しいと言われる。ストレス負荷時に副腎皮質からコルチゾルが分泌され、これは海馬の脳細胞と結合し、細胞障害を引き起こす。また海馬にはグルタミン酸作動性神経が分布しており、この神経の異常興奮も脳細胞の死滅をもたらす。記憶のメカニズムとしては、記憶情報はまず海馬に入り、その後大脳皮質のそれぞれの部位に長期間にわたり保持される。海馬が障害されると新しいことを覚えることができない、すなわち新規記憶の障害が生じる。この場合、過去の記憶は比較的よく保たれる。
　　強度のストレスに暴露されると、人は抑鬱状態に陥る。また鬱病ではストレス感受性が高まる。一般に、鬱病患者では血中コルチゾルが上昇する。脳内のセロトニン分泌状態も変化する。その結果、海馬はさらに萎縮することになる。ストレスは脳に重篤な障害を与えるのである。
　　一般的には加齢と共に認知症の頻度が上昇する。これには脳血管性認知症とアルツハイマー病による認知症がある。老人斑や神経原線維変化は、その両者で見られるが、後者ではより特徴的であり、また進展がより急速である。ストレスにより脳細胞が死滅してその数が減ずると、認知症が誘発されたり、増悪をきたす。またストレスが全くない状態に置かれても、

第4章 抗加齢医学の治療

高齢者では認知症が悪化する。必要なことは、適度なストレス負荷と、ストレスによりダメージが加えられたら、十分に回復してから次のストレスに立ち向かう姿勢である。

日本人の三大死因の一つである脳卒中は、高血圧が危険因子である。ストレスは交感神経を優位に刺激し、全身的に動脈硬化を促進し、血圧は上昇傾向になる。従って脳卒中の頻度が増す。ストレスや過労により30歳代の若年者でもくも膜下出血が誘発され、過労死として扱われるのは周知である。

②免疫

ストレスは免疫系にも作用する。免疫力が低下すれば、病原体による感染症や癌が発症しやすくなる。高齢者では特にストレスに対する抵抗力が弱いので、小さなストレスでも大きなダメージを受ける。近親者との死別など、深い悲しみを経験すると、免疫機能が低下するのもよく知られた現象である。

「病は気から、老化も気から」という諺にもあるように、気の持ちようによって、病気に対する治癒力を高め、免疫力を増強することができる。例えば、成分として全く効果がないはずの偽薬（プラセーボ）でも、「これは非常によく効く薬」と言って相手を信じこませれば、本当に病気が治ってしまうことも多々ある。「信じる者は救われる」という現象は確かに存在する。笑いや前向きな考え方は、NK細胞の活性が上昇するなど、免疫力を増強させる。

③皮膚

精神的ストレスが皮膚機能の変調につながることは、経験的に多くの人が実感していると思われる。皮膚の基底細胞のターンオーバーが28日であることから、ストレスや過労によって生じる、肌荒れ・くすみ・潤いの喪失・吹き出物・湿疹などの皮膚症状は1カ月くらい遅れて現れる。また医科系大学皮膚科や化粧品企業の研究室にて、多くの実験が行われた結果、皮膚血流、皮脂腺機能、皮膚免疫機能、表皮細胞増殖、皮膚バリアー機能、保湿機能などの皮膚機能はストレスにより大きく影響を受けることが報告されている。

資生堂ライフサイエンス研究センター土屋　徹博士（昭和59年慶大工修）らの第3回日本抗加齢医学会における報告によれば、化粧などのスキンケアによる皮膚の触覚刺激は抗ストレス作用を示すという。また化粧品の多くにはアロマ成分が含まれるが、ある種の嗅覚刺激は、ストレス負荷による血中ならびに唾液中コルチゾル分泌増加を抑制することから、抗ストレス作用があると考えられる。アロマ成分としては、植物由来成分の1,3-ジメトキシ-5-メチルベンゼン（DMMB）が挙げられる。実験的に皮膚バリアーを破壊した後のバリアー回復過程を観察すると、ストレス負荷により回復は遅延するが、DMMBを含有するアロマ吸入により、バリアー回復促進効果が見られるという。

　著者らも、イソフラボン含有化粧品を用いたスキンケアが、血中コルチゾル値を低下させ、エストロゲン分泌を刺激すると共に、抗加齢QOL共通問診票の中でさまざまな心の症状を緩和することを報告している。

　皮膚機能は加齢と共に低下してゆくが、ストレスはこれを加速する。これに対し化粧などのスキンケアが有用であり、それにはさらに全身への抗ストレス作用、精神的緊張緩和が認められる。女性特有の化粧という行為は、男性よりも女性のほうが長寿である理由の一つになっている可能性がある。

④肥満の助長

　脂肪組織で肥満の鍵を握る酵素は11b-HSD1（11b-hydroxysteroid dehydrogenase 1）である。本酵素は脂肪細胞内で非活性型コルチゾンを活性型コルチゾルに変換、その結果、細胞内コルチゾルが増えると脂肪合成が活発化、脂肪貯留が増大し、肥満に至る。ストレス、炎症や細胞外グルココルチコイドの増加があると11b-HSD1活性が亢進し、肥満になりやすい。反対にDHEA-sの増加はPPARγ活性化を介して、11b-HSD1に対して抑制性に作用する。

生活習慣病の増悪

ストレスにより胃潰瘍や過敏性大腸症候群に陥り、喘息やアトピー性皮膚炎

が悪化するのは、周知である。

1. 診断

　抗加齢 QOL 共通問診票は、身体の症状と心の症状の平均スコアを求めるだけで客観指標になる。ストレス度を算出するために、各項目ごとの重みや係数を定めて、スコア計算式を決定するまでには、数千例規模の症例の積み重ねが必要であろう。

　血清 DHEA-s はストレス抵抗性を、コルチゾル値はストレスによるダメージの程度を反映すると考えられている。血清 DHEA-s がオプティマル値（2,000〜3,500 ng/mL）の範囲内にあればストレスに対する抵抗性も十分であるが、加齢に伴って 1,200 ng/mL 以下の低値になるとストレス抵抗性が低下する。コルチゾル値がオプティマル値（10 μg/dL 以下）の範囲内にあればストレスは適量であるが、20 μg/dL 以上ならば休息と共にストレスを軽減させる必要がある。

　コルチゾル/DHEA-s 比はストレス度を最もよく反映する。コルチゾルの比率が DHEA-s の 5% 程度であれば健常状態、5〜10% は境界状態、10% を超えるとストレス過剰、15% を超えると危険状態と判断する。

2. 治療

1）生活療法

　そのためには、まずは休息することである。肉体的、精神的疲労を自覚したら、十分な睡眠と休養をとるように心がける。受けたダメージを十分に回復させてから、次のストレスに立ち向かうべきである。悩みを打ち明ける、趣味や芸術に気持ちを切り替える、時間の使い方を自分で決める、イエスマンにならない、他人の視線を気にしないことなどが有効である。

　休息のためには睡眠の質が重要である。加齢と共に、中年太り、鼻閉、口呼吸、舌を支える筋肉の弛緩、口蓋垂や舌の下垂が生じると、いびきや睡眠時無呼吸症候群が生じ、睡眠の質の低下をきたす。軽症例では、鼻呼吸を促す口閉じテープや鼻腔拡張具で睡眠中に口呼吸やいびきは是正される。

2）食事療法

ストレス太りという言葉のとおり、過剰摂取、体重増加に注意する。夕食後2時間以内の睡眠を避ける。

3）運動療法

運動療法はストレス解消に大きな効果をもたらす。1回20分間もしくはそれ以上の有酸素運動を行うと、身体の筋肉に弛緩反応が生じる。運動によって神経伝達物質の分泌が誘発されて生じるこの現象は、運動後陶酔感またはエンドルフィン反応と呼ばれる。

口閉じトレーニングでは、口呼吸の改善のみならず、舌の下垂、頬のたるみ、表情筋機能、睡眠の質が改善できる。口唇閉鎖力（口を閉じる力）が男性で16ニュートン、女性で13ニュートン以下の者は鍛えるべきである。東京歯科大学の秋広良昭博士が開発した口閉じトレーニング器具（パタカラ）が医療機器として認可されているが、口内炎ができやすい人は器具なしでも可能である。方法は、まず上唇と下唇を強く合わせ、歯を食いしばってしまったらそこだけをわずかに緩め、唇合わせだけで踏ん張ったまま3分間我慢する、これを1日3～4回行う。

4）精神療法

呼吸法・太極拳・ヨガ・宿坊などのプログラムに参加する、カウンセラーに相談する、神経科を受診するなどの方法がある。睡眠指導も精神療法に含まれる。「ふて寝」はストレス対策として推奨できる。

5）サプリメント療法

ビタミンやミネラル、ストレスによって消費されるアミノ酸（リジン・ロイシン・イソロイシン）、神経機能を補強し、神経細胞の細胞壁や神経伝達物質の材料となるサプリメント（イチョウ葉エキス・フォスファチジルセリン）が有効とされる。

6）薬物療法

心配事で眠れない時には、精神安定剤や睡眠剤を服用する。睡眠の質を考慮すれば、メラトニンの使用を優先したいと考える。抗加齢医学の観点からは、DHEAが減っているのならば補充する。

第4章　抗加齢医学の治療

生活習慣の改善による抗加齢

　米国国立老化研究所（NIA: National Institute of Aging）では「健やかな老いのための10ヵ条」を提唱している。
　①果物や野菜のジュースを1日最低5杯摂取する。
　②定期的に運動する。
　③定期的に健康診断を受ける。
　④煙草は吸わない。今吸っているなら絶対に禁煙する。
　⑤転倒したり骨折しないよう、家の中の安全チェックを行う。車で出かける時には、必ずシートベルトを着用。
　⑥家族や友人と頻繁に会うこと。仕事や遊び、コミュニティなどの活動にも参加する。
　⑦日光や冷気にあたりすぎない。
　⑧飲酒するなら軽く済ます。
　⑨予算や投資を節約するため、日記や家計簿をつける。住宅費や必要な経費は計画を立てる。
　⑩人生に対して前向きな考え方をする。
　NIAの勧告については若干の補正をすべきであろう。①のジュースに関しては、青汁などの野菜ジュースはまだしも、果実ジュースは決して奨励できない。果実をそのまま食べれば繊維質も摂取でき、インスリン分泌の惹起性もそれほど高くないが、ジュースは急激な血糖上昇をもたらし、カロリー摂取過剰とインスリン抵抗性上昇の契機となりうる。②運動習慣と③定期健診、④禁煙は良いであろう。⑧飲酒は日本酒換算で1日1～2合程度が妥当と言われているが、肝機能障害がある人、カロリー制限が必要な人はこれ以下となる。また、⑦日光に関しては極力避けるほうがよいというのが、日本抗加齢医学会理事である皮膚科医市橋正光先生の見解である。⑥社会活動や交友活動を積極的に行うのは望ましいが、⑩のように今さら「前向きな考え方を」と言われても困難な場合が多い。その時は身近な人の中で「前向きな考え方をしている人」とできるだけ多く接するようにすればよい。

エステ・コスメ、美容皮膚科・美容外科的療法

　外見上の見た目の良しあしが、精神面に大きな影響を及ぼすことはよく知られている。他人から見れば些細なことであっても、本人にとっては一大事なのである。顔のシミを気にしすぎた結果、神経症や抑鬱状態に陥ったり、引きこもりなどの状態になる場合もありうる。気になっていた1本の皺をとることによって、驚くほどの満足感が得られ、生まれ変わったような気分になることがある。気分が前向きになると、高血圧・癌・喘息などの病気の治療にも良い結果をもたらす。反対に、生活習慣病などをきちんと治療すれば、肌などの外観も健康になるのである。

　抗加齢医学の中には、エステやコスメ、メイクによって肌をきれいにすること、美容皮膚科や美容外科での加齢や老化に伴うさまざまな皮膚の変化に対する外面的抗加齢治療も含まれる。例えば、シミとりについてはレーザー療法が中心となる。皮膚の弛みや皺とりには、これまで外科的療法が主体だったが、最近ではプチ整形と言って、身体の組織成分に近いコラーゲンやヒアルロン酸という物質を皮膚局所に注射して、一定期間皺を伸ばす簡便な方法が行われるようになった。筋肉の働きを抑える作用のあるボツリヌス毒素を少量用いて、顔面の表情筋に注入することによって、顔の皺をきれいにする方法も広く施行されるようになった。神戸大学医学部皮膚科元教授である市橋正光博士、東海大学形成外科教授谷野隆三郎博士（昭和40年慶大医卒）、『永遠美人』（講談社、2002年）の共著者である十仁病院 故梅澤文彦院長（昭和35年慶大医卒）、北里大学名誉教授 塩谷信幸博士、自治医科大学形成外科 吉村浩太郎博士、北海道大学医学部皮膚科学教授 清水宏博士（昭和54年慶大医卒）、近畿大学皮膚科 川田暁博士を始め、抗加齢医学の観点から美容医療に取り組んでいる多くの方々がいる。

　いくらシミや皺をとっても、身体自体が老化してしまえば、いずれまた皺ができてしまう。「肌は身体の健康状態をうつす鏡」と言われるように、老化が進めばその変化は肌に現れる。抗加齢医学に基づく抗加齢療法によって、身体の内側からも最高の健康を保つことができれば、エステやコスメ、美容外科に

よる治療の効果を長持ちさせることができるのである。「せっかく美しくした外面をいかに長持ちさせるか。」この言葉は、外面的な抗加齢法と内面的な抗加齢療法の意味するものの違いと、これらが互いに協調関係にあり、決して敵対するものではないことを端的に表している。

著者らの研究室でも化粧の効用について臨床試験を実施している。その結果、化粧を楽しんで励行することにより、ストレスホルモンの血清コルチゾル値が減り、女性ホルモンのエストラジオール分泌が促され、また「幸せと感じない」「人と話すのが嫌」「くよくよする」「心配事でよく眠れない」といった心の症状が緩和されることが示されている（*Anti-Aging Medicine*, 2004）。日本人の平均寿命は女性のほうが男性よりも明らかに長いが、化粧という行為はその理由の一つかもしれない。

呼吸法・ヨガ・気功

世の中には、○○式呼吸法、ヨガや気功教室など、さまざまな健康志向プログラムがある。それらの効能については、次の四つに分けると理解しやすい。

1. 呼吸そのものの効用

呼吸法やヨガの基本をなす、深くて大きな呼吸そのものが、身体にとって好影響がある。肺の血流はもともと不均なので、安静時には、肺内の限られた部位しか機能していない。肺の末梢側は、激しい運動をした時のみに有効に使われる程度である。深呼吸によって、通常は使われない肺気管枝の末端まで、新鮮な空気を送り込むことは意義がある。鬱滞した毛細血管の血流も回復するであろう。呼吸法の基本は、鼻から息を吸い、鼻から吐き切る腹式呼吸である。仕事や勉強の合間に、2～3回大きな伸びと共に深呼吸をすることはストレス対処法となる。

2. 精神鍛錬

インドや中国では古来より、呼吸法によって「息」を調整することは、精神の統一をなす足がかりとして位置づけられている。自然治癒力の強化のために、

自律神経の調和を保つことが肝要であるが、呼吸法は自律神経系を整え、自然治癒力を高めてくれる最高の鍛錬法である。呼吸法の一つである丹田呼吸法には、「生命のふるさとは海であり、海の波打つリズムに合わせて呼吸する」とある。雑念を払い、波の律動を想念し、大きく息を吸ったら、自然体から静かにゆっくり呼気に入る。これを繰り返す。

3. 運動効果

　腹筋や横隔膜を使って大呼吸を繰り返すことは筋肉トレーニングにもなる。呼吸法教室によっては、これに加え、普段は使わない筋肉のトレーニングを行う。例えば、後ろ向きに歩いたり、走ったり、右利きの人ならば左手でテニスの素振りをする、といった具合である。一般的にヨガ教室では、呼吸法に加え、ストレッチや柔軟体操を重視している。運動量が適度なため、女性や高齢者にも受け入れやすい。

4. 意思疎通（コミュニケーション）

　呼吸法教室やヨガ教室に参加することの効用として、コミュニケーションの機会が増えることも見逃せない。健康長寿を目指す者同志が集う所であれば、自ずと会話もはずむ。人間にはコミュニケーションが重要であることは言うまでもない。教室を選ぶコツとしては、呼吸法でもヨガでも、肌の美しい先生がいる所が良いであろう。長い年月の間、生活療法を実践している指導者は、身体の奥から健康であるために、肌の美しい人が多い。

老廃物の排泄とキレーション

　生命活動を営む過程では、さまざまな代謝産物・老廃物が生じ、それらは体内に蓄積すると毒性を発揮する。また煙草の煙・排気ガス・窒素酸化物・重金属・有害化学物質・環境ホルモンなどの身体にとって有害な物質を、呼吸を通して肺から、食事・飲水を通して消化器系から、接触を通して皮膚から体内に取り込んでしまうことがある。疾患を防ぎ、加齢による変化に打ち勝って、健康な身体を維持するためには、これらの代謝産物・老廃物・有害物質を効率よ

く体外へ排泄することも重要となる。主な排泄経路としては、下記のものがある。

1. 肝臓・腸管

　有害物質の多くは、肝細胞内でグルクロン酸抱合やグルタチオン抱合などの代謝を受け、胆汁と共に、肝細胞から胆汁中に排泄される。そして小腸・大腸を経由して、糞便が形成され、排便により体外に排泄される。この経路が円滑に作動するためには、便の形成成分としての繊維や水分を十分摂ることと、便秘を防ぐことが重要となる。

2. 腎臓

　腎臓では、血液などの体液のバランスを保つために、糸球体というろ過装置で血液をろ過し、過剰な水分や塩分、そして不要な代謝産物を体外に尿として排泄する。尿中に排出される主なものは、アルブミンよりも分子量の小さな蛋白分解産物、BUN・クレアチニンなどの窒素代謝産物、ナトリウム・カリウム・リンなどのミネラルである。

3. 肺

　芳香族・エステル類などは、炭酸ガスと一緒に、呼気として体外に排出される。最近では、シックハウス症候群など、壁材に使用されたホルムアルデヒド系有機溶媒による健康障害が問題になっている。日常生活では、肺の機能は末梢側のすみずみまで活用されていない。呼吸法によって、肺の末端の気管支や肺胞に空気を送り込み、ガス溶解性の老廃物・代謝産物・有害物を積極的に体外に排出すべきである。

4. 毛根

　毛髪から水銀、ヒ素、カドミウム、鉛、アルミニウムなど身体にとって望ましくない重金属が検出されることは、毛髪テストの項で述べた。特に、有機水銀に汚染された海産物を多く摂取する地域では、毛髪中の水銀量が多くなる。歯の治療に用いる水銀アマルガム補塡剤も毛髪中水銀含有量に影響する。この

ように毛髪は、有害な重金属類の重要な排出経路であることがわかる。毛根が活性化され、毛がふさふさ生える状態のほうが重金属の排出には好ましい。

5. 爪

爪にも、毛髪と同様の重金属類が含まれる。排出経路としてはわずかであろう。

6. 汗

汗には、塩分や重金属が含まれる。発汗は代謝が活発である証拠なので、適度な運動で汗を流すことは好ましい。

老廃物の排泄を補助する療法

1. 食事療法

蒸留水など良質の水分を1日2リットル以上摂取する。腎臓に障害がある方や心不全など、水分制限の必要な方は量を少なめに調節する必要がある。

2. 運動療法

定期的にジョギング・エアロビクスなど有酸素運動を行い、補給された水分を汗として体外に排出させる。有酸素運動は、呼吸器系にも適切な負荷をかけ、呼気中にも老廃物が排出される利点がある。

3. 生活療法

サウナ風呂で発汗を促すことは排出促進療法と言える。発汗と排尿では、排泄経路が異なり、発汗のほうが重金属を排出するのに効率が良いという成績もある。

4. キレーション療法

キレーションというのは、身体の老廃物や環境ホルモンなどの不要な物質を体外に排出するという新しい概念である。EDTAなどのキレート剤を点滴投

与し、尿中排泄を促す。まだ医学的な証拠が揃っていないが、閉塞性動脈硬化症、脳梗塞、心筋梗塞・狭心症などの心疾患、動脈硬化性腎障害に効果がある可能性があり、今後の研究成果が待たれる。キレーション療法の評価には毛髪テストが用いられる。

5. サプリメント

　水のほかに、食物繊維やキチン、キトサンなども、腸内の有害物質を体外へ排出させ、問題となっている食品添加物なども排出する効果があると言われている。EDTAなどのキレート剤を用いる場合、マグネシウム、マンガン、亜鉛などをサプリメントとして補う必要がある。

アロマテラピー

　アロマテラピーとは、植物から抽出される揮発性芳香エッセンス（精油）を用い、心身の若さと健康、そして美しさを保つ目的で行われる療法である。アロマテラピーという言葉は20世紀初頭フランスの科学者ルネ・モーリス・ガットフォセ博士によって作られた。
　実験中に手に火傷を負った博士が、ラベンダー油のビーカーに思わず手を浸けてしまったところ、回復が非常に早かったことから研究が始まったと言う。その後、博士の弟子マルグリット・モーリー女史によってイギリスに伝えられた。健全な形で日本にアロマテラピーが広がるためには、英国 ITEC の認定を受けたアロマテラピスト達が中心的役割を果たすべきである。本項の執筆にあたり『アロマテラピーの事典』（篠原直子著、成美堂出版、2000年）を参照した。
　精油は植物（ハーブ）の花や葉、果皮、樹皮、樹脂、根や果実に含まれる揮発性芳香物質を集めたものである。脂溶性でアルコールやオイル類には溶けるが水には溶けない。植物の中でハーブと呼ばれる芳香植物は約3500種類、そのうち精油の採れる植物は約200種類と言われている。植物から抽出される精油の量は希少なので、一般的に高価である。50本のバラから抽出される精油は1滴程度と言われる。

アロマテラピーの仕組みについては、香りの伝達を考えると理解しやすい。すなわち、鼻から脳への経路、鼻から肺への経路、皮膚を介しての経路である。

1. 鼻から脳への経路

　香りの分子は鼻腔の中に入ると、嗅覚上皮と接触、嗅神経にて電気信号に変換され、大脳皮質へ伝達される。嗅神経は脳神経Ⅰと称されるように、系統発生学的に原始的な神経で、人間や動物の本能に深く関連がある。従って、嗅覚刺激は、大脳の中心部の大脳辺縁系と呼ばれる、人間の本能的感情を司る領域に強く作用する。さらに視床下部や脳下垂体にも刺激が伝達され、自律神経系、免疫系、ホルモン分泌にも作用し、心身共に影響を及ぼす。香りの種類によって、神経が鎮静化したり興奮したり、性的情動が高まったり、頭がさえたりする効果が現れる。

2. 鼻から肺への経路

　香りの分子は呼吸と共に気管を通って肺に達する。一部は気管支粘膜や肺胞に直接作用し、また一部は血液中に吸収される。吸収された香りの分子は肝臓や腎臓で代謝され、最終的には体外に排出される。
　抗菌・殺菌作用のある精油は、吸入により気管支粘膜に作用し、呼吸器感染症から保護的に作用する。温熱照明（アロマライト）や蠟燭で香りを漂わせる方法がある。火災発生には十分注意する必要がある。

3. 皮膚を介しての経路

　精油をキャリアオイルや水で薄め、直接肌に用いる方法で、アロママッサージがその代表例である。キャリアオイル（ベースオイルとも呼ばれる）とはマッサージオイルを作成する時の基礎となる植物性油脂のことで、精油を皮下に運ぶ補助をし、皮膚を保護する作用もある。アロマテラピーでは鉱物性油は一切使用しない。
　皮膚は表皮、真皮、皮下組織の3層から構成される。表皮と真皮の間には、紫外線を防御し、水分の通過を制限する機能がある保護膜（バリアー）があり、精油はこの保護膜を通過し、真皮から皮下組織に浸透する。皮膚の若さと健康

を保つためには、表皮における細胞分裂・新陳代謝、皮膚血流の維持、保湿が重要であるが、アロママッサージは精油の作用とマッサージの相乗効果により、皮膚へも好影響を及ぼすと思われる。

アロマテラピーを行ううえではいくつかの注意事項がある。それらは、精油の原液は直接肌につけないこと、精油を絶対に飲まないこと、アレルギーテストをすること、精油の保管場所と使用期限に注意すること、安全な精油を用いること、妊娠中は安易に行わないこと、光毒性（光感作）に注意することなどである。

初めて使う精油は10分の1以下に希釈したものを用いて、体質に合うか否か試験すべきである。保管場所と使用期限については、開封前でも2年以内、開封後なら半年以内に使用し、特に直射日光を避けた冷暗所に保存する必要がある。また、光毒性とは、精油を塗った後に日光に暴露して生じる皮膚の炎症のことである。光毒性のある精油として、アニス、オレガノ（マージョラム）、ベルガモット、レモン、ライム、オレンジ、グレープフルーツ、アンジェリカ、ジンジャー、スイートフェンネル（ウイキョウ）、ブラックペパー、ベンゾイン（安息香）などが知られている。妊娠時（初期を含む）に使用してはいけない精油に、アニス、エストラゴン、カンファー（樟脳）、シダーウッド、シナモン、セージ、タイム、ティートリー、ナツメグ、ニアウリ、バジル、パセリシード、パルマローザ、ヒソップ、ベチバー、ペパーミント、ミルラ、ヤロー（西洋ノコギリ草）などがある。

次に、代表的な精油をいくつか紹介する。ラベンダーは、神経を穏やかにする効能があり、眠れない時や頭痛・肩こりなどに用いられる。そのほかには、日焼け・火傷・虫よけなど、皮膚への効能があり、アロマテラピーで最もよく使われる。ユーカリの特徴はその芳香性にあり、呼吸器系に直接作用するので、風邪の初期や予防に有効であるほか、意識を清明にし、筋肉痛や関節痛にも効果がある。ユーカリ精油（2%）を室内に噴霧した際のブドウ球菌の除菌率は70%と報告されている。ペパーミントの香りは、気分を清明化させるため、眠気覚ましや乗り物酔い防止、二日酔いの際などにも用いられる。ローマンカモミールは青リンゴに似た香りが特徴的で、抗炎症作用のあるアズレンを含有している。熱帯地方に生息するイランイランはエキゾティックな香りが特徴的

で、その催淫作用が期待されており、インドネシアでは結婚式の夜、ベッドにイランイランの花を添える習慣がある。ローズウッドの甘酸っぱくて爽やかな香りや、レモン・オレンジ・グレープフルーツ・ベルガモットなどの柑橘系の香りは、気分が落ち込んでいる時に、気持ちをほぐし、明るくする作用があると言う。また、ローズマリーの香りは、大脳辺縁系の中でも海馬に作用し、記憶機構にも好影響を及ぼすのではないかと期待されている。

　実際的な風邪予防法として、アロマソルト液でのうがい、アロマバス、ハーブティーがある。アロマソルトうがい液は、天塩 25 mL に、ティートリー、ラベンダー、ユーカリプタス、ラバンサラなど 3〜4 種類の精油 1〜2 滴加えたアロマソルトを水に溶かして作製する。アロマバスは、バスタブにこれらの精油を 3 滴加えて入浴する。精油は最大で 5 滴、初心者は 1 滴から始めること。浴槽でマッサージをすると効果が上がる。また、ペパーミント、レモングラス、セージなどのハーブティーの飲用は、ヨーロッパでは風邪予防の民間療法となっている。

　植物の香り（アロマ）は奥が深い。アロマテラピーを生活の中に取り入れることで、身体機能の乱れた状態を整える契機となる可能性がある。アロマテラピーによる皮膚の手入れ（スキンケア）は、皮膚に対してのみならず、ストレス対策などとして身体全体に作用する。アロマテラピーは医療ではないので、重篤な疾患や慢性疾患に対してはあくまで補助的使用に限られる。また妊娠中の精油の使用や副作用には十分注意する。

音楽療法・芸術療法

　音楽療法などの芸術療法も医学的には代替療法（Alternative Medicine）に分類される。これらは趣味的、娯楽的要素を持ち、誰にでも受け入れやすく、上手に取り入れることによって身体に好影響をもたらす。また、抗加齢医学の恩恵を受け、60 歳を超えてからでも新たな趣味を持つことは可能である。一つの芸術に全身全霊を注ぐことができれば、それは素晴らしいことだと思う。

　芸術療法の効用としては、生きがい作り、ストレス対策、認知症の予防、免疫力の強化、新たなコミュニケーション作りなどが挙げられる。職業別に寿命

を調査した結果によっても、芸術活動の従事者が概して長命であることが示されている。芸術家は、人生における目的意識が強く、ストレス回避がうまくなされていることが理由であろう。芸術療法は「病は気から、老化も気から」の言葉を実践するために有用である。

　高齢者はしばしば人生の目標を見失ってしまう場合がある。芸術活動は、生きがい作りとして、理解しやすく、取り入れやすい。芸術療法が高齢者のストレス解消に有効であるという成績も集まりつつある。また、芸術療法により免疫力が向上するという報告もある。免疫力が高まれば、感染症に罹患しにくくなり、癌の発症率低下にもつながる。脳血管研究所附属美原記念病院の美原盤院長（昭和59年慶大医卒）は、高齢者のQOL改善と脳血管障害のリハビリテーションを目的に音楽療法を積極的に導入している。

　芸術活動は認知症予防にも有効である。認知症の予防には、全身運動と細かい手作業による運動神経領域の刺激に加え、目を使うなどの視覚領域の刺激、歌唱や発語など言語領域の刺激など、広い領域にわたり、常に脳に刺激を与えることが重要である。また新たなるコミュニケーションが生まれることによって、高齢者の引きこもりや意欲低下、抑鬱状態を防ぐためにも有効であろう。

　東洋医学で「心と身体の調和を計ること」が大切であることはすでに述べたが、人間は外界からの刺激を視覚、聴覚、嗅覚、触覚、味覚といった五感を通じて感知する。身体は五感からさまざまな刺激を受け、それは、時に乱れたバランスを調和させる方向に作用し、時にはバランスをさらに乱す作用をもたらす。拙著『陰陽五行による癒しの音楽』（廣済堂出版、2001年）では、五感を介したさまざまな芸術的刺激により、心と身体の乱れたバランスを程よく調和させる方法を説いている。

第5章

加齢による各障害の診断と治療

更年期障害

1. 女性更年期障害

　近代医学の著しい進歩と社会環境の改善により、人の寿命が飛躍的に延びたにもかかわらず、閉経年齢は高くなっていない。女性の身体は卵巣から分泌される女性ホルモンによって、心身共に大きな影響を受けている。

　女性ホルモンには卵胞ホルモン（エストロゲン）と黄体ホルモン（プロゲステロン）の2種類があり、この2種類のホルモンのバランスが、身体の中のさまざまな機能を微妙に調整している。これらの女性ホルモンは、女性特有の体型を形成し、乳房を大きく発達させ、排卵を促し規則正しい月経周期をもたらすなどの作用がある。10歳代の後半から女性ホルモンの働きは活発になり、20〜30歳代の後半にかけてピークに達し、50歳前後から急速にその分泌は衰える。

　更年期とは生殖期から老年期への移行期で、閉経期の前後数年間を意味するが、この更年期における女性ホルモン（主にエストロゲン）の減少を主原因とするさまざまな症状を更年期障害と言い、ほとんどの女性が更年期に伴う不快な症状を経験していると言える。

1）症状

　更年期に至る頃は、精神的ストレスも影響する時期でもあり、心身にさまざまな症状が現れる。まず、月経周期にその変化が現れる。一般には、月経周期が延び、月経期間が短くなる。また子宮内膜症や不正出血（反対に周期は短縮、

第5章　加齢による各障害の診断と治療

期間は長くなって、凝血を伴い出血）が現れる場合もある。そして、12カ月以上の無月経を確認して、閉経したと判断する。

そのほかには、ほてり、のぼせ（Hot Flush）、発汗、冷え、動悸、肩こり、腰痛、手足のしびれ、感覚鈍磨、めまい、頭痛、イライラ、不眠、鬱状態などといった不定愁訴がある。症状の強さや回数、起こる時間などは千差万別である。これらは血管運動神経障害、運動器系障害、精神神経障害、知覚障害に分類されているが、分類困難な場合も多い。

生殖器・泌尿器系にも影響がある。膀胱および下腹部の筋力低下のため、頻尿（排尿回数の増加）や尿失禁をみることがあり、また、老人性膣炎（閉経後膣炎）により、膣の不快感、痒感、乾燥感および性行為痛を認めたり、性欲も著しく減退したりする。

以上は比較的短期間に現れる症状である。エストロゲンの分泌低下に伴って、長期的には、骨粗鬆症、高脂血症、動脈硬化などの進行を速めてしまう。エストロゲンが存在しなければ、カルシウム摂取のみでは、骨粗鬆症は改善しない。

2）診断

自覚症状や他覚的症状のほか、血中エストロゲン、プロゲステロンの濃度と共に、FSH（卵胞刺激ホルモン）濃度を測定するのが一般的である。更年期障害に悩む女性が婦人科の医師を受診しても、場合によっては血中のホルモン濃度の測定さえも行わずに、画一的な治療（主に合成エストロゲン製剤の経口投与）を行うだけの場合も少なくない。個々の患者によって症状が異なり、不足するホルモンの種類も程度も異なる。また、甲状腺ホルモン、DHEA-s、IGF-Iについてもあわせて検討することが望ましい。ストレスをやわらげる効果についても、DHEA-s/コルチゾル比が参考になるであろう。この比（単位は統一時）が20以上あれば状態は良好であるが、13以下ではストレスによるダメージが強い。高齢にもかかわらず女性ホルモンが相対的高値を示す場合は、悪性腫瘍の存在をまずは疑う。

3）治療

①生活療法

生活療法は、更年期障害の治療の基礎を成し、更年期障害の初期には特に有用である。過労・睡眠不足、過度のアルコール摂取、喫煙などの習慣

を改める。

②運動療法

運動は、種々のホルモン分泌を活性化させるので、運動療法を積極的に取り入れる必要がある。更年期障害に伴う、イライラ感、抑鬱状態、ストレスにも運動療法は効果がある。

③精神療法

ストレスは性腺機能を抑制し、エストロゲン分泌を低下させる。ストレス対策は有効である。

④食事療法・サプリメント

大豆に含まれるイソフラボンにはエストロゲン作用がある。

⑤薬物療法

エストロゲンの血中濃度を実際に測定した結果、低値を示せば、ホルモン補充療法を考慮してもよい。低値を示さなければ適応はない。副作用が前面にでるだけで効果が期待できないのである。エストロゲン（30～80 pg/mL）に加え、プロゲステロン（2～6 ng/mL）、テストステロン（20～60 ng/dL）、DHEA-s（2,000～3,500 ng/mL）についても測定する。そしてホルモンの中でも、オプティマル値（括弧内に数値を示した）から最も大きく逸脱したものを重点的に是正すべきであろう。

・エストロゲン製剤

エストロゲン製剤は化学合成によって製品化されているが、構造式の違いから、天然型と合成系の2種類に分類される。天然型のエストロゲンは経皮クリームやジェル、パッチとして皮膚に塗布し使用するが、合成エストロゲンは経口摂取され、小腸より吸収され門脈を経て肝臓に達してから、全身血流によって運ばれる。このように肝臓を最初に通過するため（first pass effect）、合成エストロゲンは肝臓におけるIGF-I産生を約15％抑制する。エストロゲン製剤（プレマリン、避妊ピルなど）の経口投与により、時に肥満、脂肪増加が生じるのはこのためである。

米国の大規模試験で得られた教訓は、肥満者にエストロゲン、プロゲステロンを投与してはいけないということである。また、合成エストロゲンを投与されると体重が増加する人は、エストロゲン補充療法を中止

すべきである。天然型エストロゲンのほうが肥満の副作用は少ない。

・エストロゲンと乳癌

エストロゲン製剤は一親等内の親族に乳癌患者がいる場合には使用禁忌である。乳癌予防のサプリメントとしてインドール3カルビノール（Indole-3-Carbinol）がある。インドール3カルビノールは、エストラジオールからの16α-OHエストロン（乳癌の危険因子）生成を劇的に低下させる作用がある。どの程度乳癌発症の頻度を低下させるかについては、まだ報告がない。インドール3カルビノールは、ブロッコリーなどのアブラナ科野菜に豊富に含まれる。また、肥満者では脂肪組織にエストロゲンが貯留し、悪玉代謝産物16α-OHエストロンの絶対量が増加するので、乳癌・子宮癌の発症頻度が高い。肥満者へのエストロゲン補充療法は禁忌と考えるべきである。

2. 男性更年期障害

男性更年期という概念が認知されはじめたのは、欧米では10年ほど前からで、日本では2～3年前から札幌医科大学泌尿器科の熊本悦明名誉教授、塚本泰司教授のグループを中心に研究と医療がなされている。更年期症状が現れる時期は、テストステロンなどの活性型の男性ホルモンが急激に下がる40代後半から50代前半であることが多い。疾患名としてアンドロポーズ（Andropause）や男性更年期障害があるが、最近はPADAM（Partial Androgen Deficiency of the Aging Male）がよく使われている。

1）症状

男性更年期障害の症状は、精力減退・意欲低下・抑鬱症状・不眠・不安などの心の症状、前立腺肥大による症状・肩こり・頭痛・倦怠感・勃起不全・動悸・息切れなどの身体症状、その他の自立神経失調症状である。実際に、50歳前後の男性は、仕事や家庭のストレスや他の生活習慣病を合併しやすく、肥満や運動不足が背景にあることからさまざまな症状をきたす。従って、一般的な心身障害とは鑑別すべきである。両者が混在することもあるので注意を要する。特に中年期から壮年期にかけては、意欲低下、初老期鬱などの精神症状を合併しやすい。

2）診断

臨床症状と血中テストステロン値が診断の参考になる。テストステロンの大部分はアルブミンや性ホルモン結合蛋白（SHBG: Sex-Hormone Binding Globulin）と結合した蛋白結合型と遊離型として血中に存在し、総テストステロン値はその両者の和である。RIA（ラジオイムノアッセイ）法での遊離型テストステロンの測定は、バラツキが大きく、信頼性、再現性が低いので、総テストステロン測定に依存しているのが実情である。総テストステロン値の指標としては、日本では、200 ng/dL以下が治療対象、200～400 ng/dLは要精査・要経過観察、400 ng/dL以上が正常とされている。30歳の健常男性の値は700～1,100 ng/dLである。

3）治療

①食事療法

カロリー過剰、脂肪の摂取過剰に注意し、適正体重を保つ。アルコールやカフェイン、香辛料の取りすぎにも注意する。

②運動療法

運動は男性の性腺機能の刺激あるいは維持のために有用である。

③薬物療法

男性更年期障害に対する治療としての男性ホルモン補充療法は、まだ歴史が浅い。男性更年期障害がテストステロン単独因子のみで説明がつかないこと、DHEAや成長ホルモン・IGF-I系ホルモンの分泌低下など、加齢に伴うさまざまな因子が、個々において複雑に関与することから、更年期障害の治療にあたっては、十分な診察とホルモン系を測定することが大切である。

治療目標はQOLを改善させることであるが、総テストステロン値を考慮して、予想される利益と副作用のバランスにより可否を決める。副作用が前面にでるだけで効果が期待できない場合もあるのである。また、総テストステロン（700～1,100 ng/dL）に加え、DHEA-s（2,000～3,500 ng/mL）、コルチゾル（5～12 μg/dL）についても測定する。そしてホルモンの中でも、オプティマル値（括弧内に数値を示した）から最も大きく逸脱したものを重点的に是正すべきであろう。

DHEA 投与は、女性更年期症状に対するのと同様、第一選択に位置するホルモン補充療法と考えられる。DHEA-s 値が低値を示す時には、DHEA を 5〜100 mg/日経口投与し、血清 DHEA-s 値が 2,000〜3,500 ng/mL となるよう調節する。

　その後、総テストステロン、遊離テストステロンの血中濃度、臨床症状の推移を見てから、テストステロン製剤の筋注投与を行う。例えば、エナント酸テストステロン（エナルモン・デポ®：帝国臓器製薬）125〜250 mg 筋注、2〜4 週ごとに 1 回など。合併症については留意すべきである。テストステロンをジヒドロテストステロンに変換する 5α リダクターゼが皮膚毛根（特に陰囊）に多く分布することから、クリーム製剤は推奨されない。メチルテストステロン系の経口製剤は、肝機能障害の頻度が高いので推奨されない。ジヒドロテストステロンをモニターすると、この値を上昇させる作用は、クリーム製剤のほうが筋注製剤より強い。ジヒドロテストステロンは前立腺肥大、前立腺癌、脱毛・禿げに関与する悪玉代謝産物である。

　総テストステロン、遊離テストステロン、PSA（前立腺特異抗原）の血中濃度を 2〜3 カ月ごとに測定し、それぞれ 700〜1,100 ng/dL、20〜40 pg/mL、4 ng/mL 以下の範囲に収まるように調整する。ジヒドロテストステロン値は 1.0 ng/mL 以下に留め、これを超えるようならばテストステロンを減量するか、5α リダクターゼ阻害剤であるフィナステロイド 1〜5 mg/日を経口投与（Propecia®、Proscar®）して併用する。

④サプリメント療法

　ノコギリヤシ（ソーパルメット）にも同様の作用があり、サプリメントとして入手可能である。骨髄の造血機能が活性化してヘモグロビンの上昇が顕著な場合は、献血や瀉血により対処する。相対的な甲状腺ホルモン不足状態にあれば、甲状腺製剤の経口補充をあわせて行う。

⑤精神療法・生活療法

　精神指導も含めこれらの療法にもかかわらず、勃起不全（ED）が持続するようならば、泌尿器科医による専門治療が必要である。テストステロン投与は ED に対する有効性は低い。ストレスについても、DHEA-s/コ

ルチゾル比が参考になる。この比（単位は ng/mL/μg/dL として）が 100 以下では、鬱病を除外し、ストレス対策を講じるべきである。抑鬱症状のある症例に対して、抗鬱剤を投与すると、鬱症状は改善するが、抗鬱剤に共通する副作用として、性欲低下や勃起不全が増悪することがある。性的機能を改善させつつ、抗鬱作用を有するテストステロンの投与は、男性の初老期鬱に対しても有効な療法と思われる。男性更年期障害の治療について、日本はもちろん欧米においても EBM（Evidence-Based Medicine）の積み上げはこれからである。

表 男性の更年期障害に対する治療指針

1. 抗加齢 QOL 共通問診票・各種ホルモン測定
2. DHEA 経口投与
3. テストステロン投与　　　（原則的には筋注）
4. 補足療法
    5αリダクターゼ阻害剤の投与　　　（ジヒドロテストステロン高値の時）
    甲状腺ホルモン測定　　　　　　（甲状腺ホルモン低下症・相対的不足状態）
    勃起不全に対する加療
    献血・瀉血
    （多血症）
5. 治療効果の判定　　　（抗加齢 QOL 共通問診票・各種ホルモン測定）
6. 定期検診　　　　　　（年 1 回の人間ドック・癌検診など）

〈推奨される検査項目〉
　IGF-I、DHEA-s
　総テストステロン、遊離テストステロン、ジヒドロテストステロン、PSA
　TSH・FT_4・FT_3、ヘモグロビン

第5章　加齢による各障害の診断と治療

前立腺肥大

　前立腺は、会陰部皮下に存在する栗の実のような形の組織で、主に前立腺液、すなわち精子が活発に運動するための栄養液を作り分泌する働きがある。男性の尿道は途中で前立腺を貫いているので、前立腺肥大により排尿障害をきたす。
　前立腺は、思春期に成長し、20歳から30歳代に完全な成熟形となる。40代後半で再び発育して肥大する。これは、前立腺が、減りゆくテストステロンを追い求め、生殖能力を維持しようとするために積極的にテストステロンを取り込むからと言われている。前立腺に取り込まれたテストステロンは、5αリダクターゼという還元酵素によってジヒドロテストステロン（DHT）に変化し、これにより前立腺が肥大する。

　1）症状
　前立腺には内腺と外腺があるが、主として内腺が肥大し、尿道が圧迫され、尿閉症状が現れる。初めは尿の出が悪くなることに始まり、尿意頻回となる。さらに進行すると、膀胱炎や尿路結石、腎不全、そして睡眠障害の原因となる。日本人では、50歳代の60％、70歳代では90％の人が、生活に支障が出るほどの悩みを抱えている。
　前立腺癌は外腺に発生するので、ある程度進行しないと排尿障害は起こらず、初期にはほとんど無症状である。

　2）治療
　　①生活療法
　　　前立腺肥大を予防するための生活習慣としては、適度な運動、十分な睡眠・休養を取ること、適量の水分摂取が挙げられる。就寝前には、ビールやコーヒー、お茶を控え、尿意を我慢しないなどの正しい排尿習慣をつけることが大切である。食事では香辛料を控え、便秘をしないこと、また自転車、乗馬、ドライブなど長時間の座位を避け、寒い日の散歩や釣り、水泳など下半身を冷やさないことも良いとされている。温泉や入浴による全身の血行改善は前立腺肥大にも好影響をもたらす。

②サプリメント療法

　前立腺肥大を予防するためのサプリメントとしては、ノコギリヤシ（ソーパルメット）がある。ノコギリヤシは、前立腺内のテストステロン受容体を抑制し、また、5αリダクターゼの働きを抑えてジヒドロテストステロン産生を抑制する働きがある。

　前立腺肥大と前立腺癌の早期発見には、年1回の直腸診と前立腺特異抗原（PSA）検査が推奨される。

排尿障害

　腎臓で作られた尿は、尿管から膀胱を経て、排尿される。膀胱は、骨盤腔の後方に位置しており、腎臓で作られた尿を一次的に蓄える働きがある。膀胱の内壁は粘膜で被われ、周囲は平滑筋で構成される。成人の膀胱の平均容量は300〜500 mLである。

　膀胱に尿が200〜300 mL貯まると尿意を感じ、膀胱平滑筋が反射的に収縮して膀胱内圧が高まるが、この状態ではまだ排尿は起こらない。脳内の排尿中枢によって、排尿を意識的に制御できる。この抑制が除かれると、膀胱の出口である尿道口が開いて排尿が起こる。

　排尿にはさまざまな筋肉が関与する。膀胱の平滑筋が収縮して内圧が上昇、尿道口付近の括約筋が弛緩する。内括約筋は平滑筋で、外括約筋は横紋筋から成る。腹壁の筋肉が緊張すると、膀胱内圧を高め、排尿を助ける。膀胱平滑筋の収縮と尿道口括約筋の弛緩運動は、反射的に行われる。排尿反射の中枢は脊髄下部に位置し、腰・仙髄排尿中枢と呼ばれている。加齢や老化に伴ってこの過程に問題が生じると、排尿障害をきたす。

1）症状

　男性では、前立腺肥大に伴う排尿障害が代表的で、肥大した前立腺によって尿管が圧迫されて狭くなることが原因である。残尿が増加し、残尿感が現れる。残尿内に細菌が増殖すると慢性膀胱炎をきたし、下腹部不快感、排尿時不快感、混濁尿、発熱などの膀胱炎症状が現れる。

　膀胱平滑筋と尿道口括約筋の神経反射機能が低下すると、息んだ時に少量の

尿もれが起きるようになり、進行すると尿の垂れ流し、すなわち失禁状態に陥る。この症状は女性に多い。

2）治療

①運動療法

加齢と共に腹筋の筋力が低下、排尿の補助作用が減るので、残尿量は次第に増える。従って、腹筋群を中心とした週2回の筋力トレーニングは排尿障害の予防に有効である。

②生活療法

免疫力が頑強で健康な膀胱であれば、細菌が多少進入しても、通常、膀胱炎にまで進展しない。加齢に伴う免疫機能の低下により膀胱炎を起こしやすくなる。生活療法としては、尿の我慢しすぎ、過労やストレス、糖尿病による尿糖などは、膀胱炎や排尿障害を助長するので是正する。

③薬物療法

女性に多い括約筋の筋力低下は、エストロゲンの分泌低下に相関すると言われている。女性更年期障害の項で述べたように、エストロゲンやDHEA-sの低下が認められる場合には、これを是正することも有効である。

勃起不全（ED）

勃起不全とは性交しようとした時に、勃起や勃起の持続ができなくなること、あるいは中断してしまうことを意味する。最近ではインポテンツが思いやりに欠ける言葉だということで、Erectile Dysfunction（ED）と呼ばれている。

性的な刺激があると、副交感神経終末から、神経伝達物質のアセチルコリンが放出され、それによって血管内皮細胞および非アドレナリン非コリン作動性神経から、酸化窒素（NO）が放出される。NOは、陰茎海綿体の平滑筋細胞でグアニル酸シクラーゼという酵素を刺激して、GMPからcGMPへの合成を促進する。cGMPが増えると、平滑筋細胞内のカルシウムイオンが、貯蔵庫である筋小胞体に取り込まれ、陰茎海綿体の平滑筋が弛緩し、血液が流れ込んで勃起が起こる。cGMPは、フォスホジエステラーゼ・タイプ5（PDE5）によって、すみやかに分解される。これらの一連の過程が障害されると、勃起に必

要な血液量が得られず勃起不全が生じる。

1）症状

一般的に30歳代から、性交の時に勃起力が低下してくる。具体的症状としては、勃起力の欠如、勃起を持続できないなどである。精神的ストレスが加わると、症状の発現はさらに低年齢化する。勃起不全の頻度は、30歳を超えた頃から加齢と共に増加する。日本では40歳から70歳の男性の半数以上が、軽度のEDに陥っているとも言われる。男性ならば誰でも一生のうちにいつかはこの症状に出会う。その時期がいつで、どの程度の症状なのかは、個々人により異なる。

2）診断

勃起不全は、症状の有無、程度により診断する。むしろ心理的障害に原因があることが多く、それについては特定する必要がある。テストステロン分泌低下による内分泌性勃起障害の場合は、総テストステロン値が200 ng/dL以下となる。ストレスなど心理的障害による心因性勃起障害は問診により診断する。DHEA-s/コルチゾル比（単位統一時）が13以下の場合は、ストレスによる障害ありと判断する。糖尿病、腎不全、事故や外傷による脊椎損傷、手術などで発生する神経因性勃起障害の場合がある。糖尿病、高脂血症、腎不全、動脈硬化、事故などによる血管因性勃起障害が疑われる場合は、動脈硬化度を測定する。高血圧や神経痛、精神疾患などで長時間の薬物服用による薬剤性勃起障害の場合もあるので、服用薬剤について再度吟味する。複数の原因が混在する場合が多い。

3）治療

①生活療法・精神療法

勃起不全は加齢に伴う疾患や変化に深く関連する。男性ホルモン分泌低下は加齢に伴う変化であり、糖尿病・高血圧などの生活習慣病の頻度は加齢と共に増加し、動脈硬化や神経機能の低下を招く。またこれらの治療に用いられる薬剤が、副作用として勃起障害をもたらす可能性がある。最近では、勃起障害を訴える男性の年齢が若くなり、20代後半から30代前半の方もそれほど珍しくない。精神的、肉体的、経済的なストレスなどが複合的に作用していると思われる。生活療法としては、運動、過労や睡眠不

足をさける、肥満の是正、アルコール制限、ストレス対策が推奨される。

勃起不全は、喫煙の影響も大きい。喫煙は動脈硬化の危険因子であり、動脈硬化が進むと、血管性勃起不全を惹起する。喫煙は、テストステロンの分泌低下をもたらし、性欲を減退させる。煙草に含まれるニコチンで、副腎髄質からのカテコールアミン分泌が増加し、血管の収縮や血流障害が生じる。テストステロン分泌が減ると、ドパミンの代謝障害をきたし、これが中枢神経性勃起不全の原因になると言われている。以上より、禁煙の意義は大きい。

②**薬物療法**

総テストステロン値の低いEDの例では（200 ng/dL以下）、テストステロン投与が有効であるが、それ以外での有効性は低い。バイアグラは、フォスホジエステラーゼ・タイプ5の阻害作用があり、勃起不全に有効である。その他、泌尿器科的な特殊療法があるが、専門家に任せたほうが良いであろう。

動脈硬化の治療

動脈硬化とは、加齢と共に動脈が柔軟性を失い、劣化した状態を意味する。これまでは動脈硬化が多くの人に見られたことから、老化に伴う生理的な変化と考えられてきた。しかし近年、動脈硬化の進展機構が解明されつつあり、動脈硬化症は一つの疾患としてとらえられている。すなわち、動脈硬化は予防と治療の対象疾患なのである。

病理学的には次の3種類がある。粥状動脈硬化は、アテローム（プラーク）と呼ばれるコレステロール、石灰、炎症細胞の混合物が内膜に沈着して生じる。メッケンベルグ型中膜硬化は、中膜に石灰が沈着して生じ、高齢者に多く見られる。細動脈硬化は、繊維成分が増殖して、血管内腔が狭くなる特徴があり、しばしば高血圧や脳出血の原因となる。

1) **症状**

動脈硬化のみでは無症状である。しかし高血圧、脳卒中、心臓病の原因であり、放置すると、目については網膜出血、腎動脈硬化症では腎血管性高血圧や

慢性腎不全、ほかに上腸間膜動脈閉塞症や閉塞性動脈硬化症など、全身にさまざまな障害をきたす。日本人の三大死因である癌、脳卒中、心臓病のうち、後の二者は動脈硬化が原因であるので、健康長寿を目指すためにも血管を若く健康に保つことは重要である。

2）診断

診断のポイントは、第一に生活歴の聴取である。糖尿病、高血圧、高脂血症、痛風、肥満、運動不足、喫煙、飲酒、動脈硬化性疾患の家族歴は、重要な危険因子となる。たとえ無症候であっても、負荷心電図（トレッドミルやエルゴメーター）・頭部MRI・高次脳機能検査などで、潜在性の心疾患や脳血管疾患、脳血管性認知症が進行している場合もある。

動脈硬化度を判定する方法として、指尖加速度脈波法や脈波伝達速度（PWV: Pulse Wave Velocity）法が提案されている。指尖加速度脈波法のほうが再現性や信頼性に劣るという意見もあるが、過労、ストレス、緊張、睡眠不足、喫煙（血中ニコチン量）、高血圧をより反映するので、これらの因子を是正することで血管年齢が改善するといった利点もある。著者らの施設で施行した指尖加速度脈波検査の結果では、血管年齢は、実年齢よりも、「食欲不振」や「胃が張る」などの消化器症状や「目がかすむ」などの眼症状、骨年齢とよく相関した。そのほかにも頸動脈エコーで、プラークの有無を見る方法も併用するとよい。

3）治療

一度完成してしまった動脈硬化を完全に元に戻すことは困難である。従って動脈硬化を予防することが一番の治療になる。治療の原則は、食事療法、運動療法、禁煙などの生活指導が最も重要である。食事療法としては、塩分制限、動物性脂肪の制限、適性カロリーの遵守が原則であるが、急激なインスリン値の上昇を避けるなどのインスリン抵抗性を改善させる工夫も必要である。

動脈硬化を進展させるいくつかの危険因子がある。古典的なものとして糖尿病（糖化ストレス）、高血圧、高脂血症、喫煙があり、これらの因子を是正することは最優先される。次に肥満、心身ストレス、運動不足、酸化ストレスについても当然対策を練る必要がある。最近では、血中ホモシステイン、インスリン抵抗性の指標としての空腹時インスリン値、ストレスホルモンのコルチゾ

ル（午前中の空腹時）、高感度 CRP などの炎症反応、さまざまな酸化ストレスが、動脈硬化の進展に関連があると考えられている。

①食事療法

　一般的に人間ドックなどの健診では、標準体重より 10% オーバーの人は「ふとりぎみ」、20% オーバーの人は「肥満」と分類し指導している。これが 15% を超える人は、直ちに体重の是正が必要である。

　個々の食事療法を提案し、摂取カロリーの指導をするにあたり、運動に対する取り組み方や IGF-I や DHEA-s の値が重要になる。IGF-I が 100 ng/mL 以下、DHEA-s が 800 ng/mL 以下ならば、カロリーは 20〜23 kcal/kg 標準体重まで制限する必要がある。運動療法を積極的に取り入れたとしても、25 kcal/kg 標準体重以下となる。IGF-I が 250 ng/mL、DHEA-s が 2000 ng/mL 以上であれば、食事療法のみでも 30 kcal/kg 標準体重で、運動療法を併用すれば 35 kcal/kg 標準体重でも十分効果がある。IGF-I や DHEA-s が低い人のほうが、食事療法中断後のリバウンド現象が強く現れる可能性がある。長続きするような、無理のない計画をたてたほうが、長期的には効果がある。

　食事内容としては、血清脂質を管理するうえで、動物性脂肪制限は重要であるが、カロリーを下げても異化作用を防ぐため蛋白質摂取量は最低 80 g を確保する。さらに加えれば、抗酸化物を多く含む食事、オメガ 3 系不飽和脂肪酸を豊富に含む食事が望ましい。

　高血圧は動脈硬化の危険因子なので、高血圧症（140/90 mmHg 以上）のある方には、塩分制限（高血圧者：8 g/日以下、健常者で 8〜12 g/日）がこれに加わる。日本食は一般的には健康的とされているが欠点は塩分が多いこと、カルシウムが少ないことである。

　慢性的なカルシウム摂取不足は骨からのカルシウム喪失を助長するのみならず、副甲状腺を刺激して副甲状腺ホルモン（パラソルモン：PTH）分泌を促す。過剰 PTH 分泌は異所性石灰沈着を促し、血管壁の石灰化による器質的動脈硬化を促進する。異所性石灰沈着は骨棘の形成にも関与し、変形性関節症や脊柱管狭窄症の増悪要因の可能性がある。日本人の食生活はカルシウム不足の傾向あるので、カルシウムの適正摂取（800〜

2300 mg/日）に努める。

②運動療法

　歩行、ジョギング、サイクリング、水泳などの有酸素運動は、動脈硬化の予防に有効である。運動の目安は、心拍数が、最大心拍数（計算式：220 – 年齢）の70％に達する程度である。万歩計・脈拍計測機能付腕時計Pullsse®（セイコー）は運動強度を保つのに便利である。具体的には、運動中にも会話がかわせる程度、持続時間は1回30〜60分、1週間に3〜5回程度で、日常生活に取り入れ長続きさせることが肝要である。高齢になっても、柔軟体操と筋力トレーニングを積極的に取り入れてバランスの良い運動療法を行い、関節の可動域や筋力・筋肉量共に維持していくことが重要である。

　空腹時インスリンが高値（5.0 IU/mL 以上）の場合は、食事療法・運動療法によりこれを適正領域まで下げる。

③精神療法

　精神療法としては、交感神経を鎮静化させ、副交感神経をやや刺激するような療法が望ましい。交感神経系の緊張は細動脈の緊張を高め、血圧を上昇させる作用があるので、長期的には動脈硬化を助長する。またストレスホルモンのコルチゾルも血圧上昇、動脈硬化を促進する作用がある。コルチゾル高値（10〜12 μg/dL 以上）の時は、ストレス対策を積極的に行い、適正領域までこの値を下げる。ストレスによるダメージは、休息と睡眠により回復するが、睡眠の質が高いほうが効果的である。40歳以上で、睡眠障害が軽度であるのなら、メラトニン（0.5〜6 mg）の内服を推奨する。

④動脈硬化予防のサプリメント

　ビタミンC、E、オメガ3系不飽和脂肪酸（EPA: Eicosapentanoic Acid、DHA: Docosahexaenoic Acid）、CoQ10が代表的である。アテローム変性の過程でさまざまなフリーラジカルが関与し、日常生活においてすべての酸化ストレスを避けることは無理なので、40歳以上の者には同じくCoQ10の補給が推奨される。他の抗酸化作用物質（ビタミンA、セレン、アセチルLカルニチン、ケルセチン）も有用である。血液中のホモシステインというアミノ酸が高値（9.0 nMol/mL 以上）を示す場合は、サプリ

メントとしてビタミン B_{12}・B_6・葉酸を補い、是正する。プーアール茶の飲茶療法は総コレステロールと LDL コレステロールを有意に減少させる。

⑤薬物療法

薬物療法では、動脈硬化症そのものに対するよりも、危険因子への加療、すなわち、高脂血症の管理、高血圧の管理、血液循環障害の防止が目標になる。

神経伝達物質アセチルコリンの分解酵素（コリンエステラーゼ）を抑制するアリセプト®（ドネペジル）や、アセチルコリン合成酵素であるコリンアセチルトランスフェラーゼ（CAT）活性の増強作用がある漢方薬、加味温胆湯・加味帰脾湯は、加齢によって神経伝達物質が減少した例では効果が期待できる。

血清脂質の管理としては、LDL コレステロール値を 120 mg/dL 以下（日本動脈硬化学会の勧告では 200 mg/dL 以下）に保つように、食事・運動療法に併用して、抗高脂血症剤（スタチン系・フィブラート系薬剤）を用いる。高脂血症でスタチン系薬剤を内服している例では内因性の CoQ10 合成も阻害されてしまうので、CoQ10 の補充（1 日 60～100 mg）が推奨される。

正常血圧は 135/85 mmHg 未満である。160/100 mmHg 以上の高血圧症であれば降圧剤による治療の対象になる。糖尿病や心血管疾患を併発していれば 160/100 mmHg 未満でも、薬物療法の適応になる。動脈硬化症の場合には、血栓形成阻害剤（バッファリン81®、プレタール®、パナルジン®など）の服用により、新たな血管閉塞の予防を試みる。

高感度 CRP が高値（0.04 mg/dL 以上）の場合は、歯周病などの原因を是正し、アスピリン製剤（バッファリン81®）を服用させる。女性ではエストロゲンが動脈硬化の進展予防に重要な役割を果たすと言われている。しかし、米国の大規模調査の結果から判断すると、動脈硬化を予防する目的での女性ホルモン補充療法は推奨されない。しかしエストラジオールが低値（20 pg/mL 以下）、DHEA-s が低値（1000 ng/mL 以下）で他の利益も期待できるのであれば、DHEA または天然型エストロゲンを補充してもよいであろう。

成人型成長ホルモン分泌欠乏症に関する治療成績から、IGF-I値100 ng/mL以下の低値の人に対してヒト成長ホルモンを補充することは、動脈硬化を予防し、心血管疾患や脳血管疾患の発症予防に有効である可能性がある。しかしIGF-Iが軽度から中等度低下した人（IGF-I値：100〜200 ng/mL）に対し、IGF-I値を250 ng/mL程度に上げることによって、どの程度有効性があるかは不明である。食事療法・運動療法・ストレス対策などの生活療法によって、自己のIGF-I分泌を高めることの異議については、今のところ異論はないようである。

高脂血症の薬を使用している方へ：
高脂血症に対し薬物療法を受けている方に対し、注意すべき事項がある。対象となるのは、メバロチン®（プラバスタチン）・リポバス®（シンバスタチン）・リピトール®（アトルバスタチン）・ローコール®（フルバスタチン）などのいわゆるスタチン系コレステロール降下剤である。これらの薬剤は、コレステロール低下作用があり、動脈硬化を予防し、心血管障害を防ぐ強力な武器であるが、抗酸化作用を有する「CoQ10量を下げてしまう」という望ましくない作用がある。高脂血症患者は、酸化作用を受けやすく、動脈硬化が進展しやすいので、CoQ10の役割はさらに重要となる。「これらのスタチン系薬剤を服薬している方は、サプリメントとしてCoQ10を摂取したほうがよい」ことをNPO法人日本コエンザイム協会の山本順寛理事長は強調している。

このような観点からスタチン系薬剤を内服中の患者を診察し直すと、軽度から中等度のさまざまな愁訴が聴取されることが多い。

頭痛、眼痛（目の奥が痛い）、肩こり、筋肉のこり、ミオパチー（Myopathy）、腰痛、胸部違和感、肋間神経痛、関節痛・関節違和感、動悸、怠感などである。これらの症状は、CoQ10（50〜100 mg）の内服により、有意に軽減される。

スタチン治療を受けている患者では乳酸/ピルビン酸比が高く、ミトコンドリアの障害をきたしている可能性がある。CoQ10の合成途中でも、低分子量GTP結合蛋白の生成量が減少することもスタチン系薬剤の副作

用に関連がある。この物質は細胞のアポトーシス抑制に関与する。

⑥アファレーシスによるLDL除去・脂肪除去

　脂肪貯留に炎症が加わると悪循環をきたし、メタボリックシンドロームや非アルコール性脂肪肝炎（NASH）に至る。この悪循環を食い止めるためにアフェレーシスによるLDLコレステロール除去や脂肪除去、BMI35以上の重度肥満例に対する外科療法が有効であると予想される。著者らの成績でも二重濾過血漿交換（DFPP）によるLDL除去による炎症反応の改善効果がみられた。

⑦キレーション療法

　キレーションとはEDTAなどのキレート剤を用いて、体内の2価の有害重金属などを対外に排出することを目的とした治療法である。関東地方では、JCAM（Japanese Colledgues of Advanced Medicine）満尾 正理事（満尾クリニック）らが実践している。本法は、毛髪検査にて水銀やヒ素レベルが高い方、動脈硬化が進行して脳梗塞や狭心症・心筋梗塞、閉塞性動脈硬化症がある症例に有効である証拠が集まりつつある。ただしカルシウム排泄が過剰となると骨や歯牙からのカルシウム喪失を助長し、二次性副甲状腺機能亢進によりパラソルモン（PTH）過多となり異所性石灰沈着（血管壁や腎臓）を促す可能性があるので注意する。

骨粗鬆症

　人の身体は骨格という骨組みで支えられている。骨は骨皮質と骨髄から構成され、骨皮質は力学的な骨組みとして作用し、骨髄には造血作用がある。また骨にはカルシウムや鉄などのミネラル貯蔵作用もある。

　骨には骨を作る骨芽細胞と、骨を破壊する破骨細胞があり、この2種類の細胞の働きにより、骨は常に破壊と形成がなされ代謝の均衡を保っている。骨の代謝には、骨芽細胞と破骨細胞のほか、骨血流やホルモンやミネラル、蛋白質が関わっている。骨粗鬆症は、蛋白質や、骨塩と呼ばれるカルシウムなどのミネラルが低下して、骨の強度が低下した状態を意味する。

　骨粗鬆症は、従来、加齢や老化に伴う生理的な変化と考えられてきた。しか

し、その病態が判明しつつある現代では、骨の老化よりは病気として理解されている。骨粗鬆症の発症には、体質的（遺伝）素因よりも環境因子の影響が強い。環境因子としては、カルシウムやビタミンDの摂取不足、運動不足、日光露出の不足、アルコールの多飲、糖尿病、ステロイド投与、女性の場合には閉経に伴うエストロゲン低下などが挙げられる。

カルシウムが骨に沈着する際に重要な働きをするのがビタミンDであり、ビタミンD受容体はこのビタミンDの吸収に強く関与している。ビタミンD受容体遺伝子に変異が見られると、ビタミンDの作用が低下し、カルシウム吸収能力が弱まり、骨粗鬆症に罹患しやすくなる。ビタミンD受容体の遺伝子タイプには bb、bB、BBの3種があり、BBタイプで骨粗鬆症のリスクが高まる。骨粗鬆症は、これらさまざまな因子が積み重なって発症する多因子疾患である。

1) 症状

骨粗鬆症は人口の老齢化に伴い、確実に増加している。初期には無症状であるが、最大の合併症は大腿骨頸部骨折と腰椎圧迫骨折である。骨粗鬆症は、寝たきり老人を作る最大の原因となっている。

2) 診断

超音波あるいはX線を用いた骨密度測定が診断に有用で、標準曲線と照合した骨年齢として評価すれば、ある程度の汎用性がある。X線を用いたDEXA法では、30～40歳の平均骨密度に対する割合であるTスコアが表示されるが、オプティマルレンジとしてTスコア0%以上を目標とする。腰椎圧迫骨折があると、骨密度が高値に出るので、必要に応じてX線撮影を併用する。

WHOで開発されたWeb上プログラムFRAX^{R}に、年齢・性別・身長・体重・骨折歴（本人・両親）、喫煙の有無、関節リウマチの有無、アルコール摂取量、続発性骨粗鬆症の有無、大腿骨頸部骨密度を入力することにより、10年以内の骨折発生リスクが予想できる。

骨密度が保たれていても糖化ストレスが強いと易骨折性をきたすので、ペントシジンなど糖化ストレスマーカーを測定し、対処する。

3) 治療

骨粗鬆症の治療としては、第一に骨密度検査などにより骨塩量が低く、骨中カルシウムが低下し、骨強度が下がっている人を発見することである。早期に発見し、食事や運動などに関する生活指導を行う。

①食事療法

ビタミンD・C・B・E・K、良質な蛋白質などが含まれたバランスのよい栄養を摂る。また、カルシウム以外にも、鉄、マンガン、亜鉛、マグネシウムなどのミネラルを摂取する。過激なダイエットなどによる体重減少も避ける必要がある。

日本人の平均的な食生活では、カルシウム摂取不足が多い。推薦されるカルシウム摂取量は800〜2,300 mg/日である。

ア．摂取すべき食物

ビタミンD	サケ、サバ、ウナギ、イワシ、卵黄
マグネシウム	ヒジキ、ホウレンソウ、納豆、牡蠣
ビタミンK	納豆
蛋白質	（適量）

イ．過剰摂取に注意すべきもの

ポリリン酸塩（食品添加物）	インスタント食品、加工食品、清涼飲料水
ナトリウム	即席ラーメン、油、チクワ、梅干し
カフェイン	
アルコール	

②運動療法

運動療法としては、適度の体重負荷のかかる有酸素運動を定期的に行うことが推奨される。運動による圧負荷で生じる電圧変化（ピエゾ電位）が、直接的に、あるいはサイトカインと呼ばれる伝達物質を介して、骨芽細胞を活発化させる。また運動によって骨血流が増加し、骨形成が促進される。反対に、寝たきりや無重力の状態では、骨に対する圧負荷が減少して、骨吸収が促進され、骨粗鬆症が進行する。転倒による骨折を予防するために、筋力トレーニング、柔軟体操、転倒予防訓練を併用する。

男女共に高齢者でも、運動療法は有効である。運動によって骨塩量が維持され、運動能力が保たれ、転倒しにくくなる。また、骨、関節周囲の筋力が増強し、たとえ転倒しても、その衝撃が緩和される。

　運動療法の一般的な目安として、50～60歳では1日朝夕2回の歩行運動（30分）を励行する。1回に約8,000歩程度で、週4回とする。週2回は筋力トレーニングを行う。70歳以上の高齢者でも、歩行などの軽度な有酸素運動が奨励されている。歩行の目安は、脈拍数が110/分程度までで、軽い発汗を伴う程度が好ましく、所要時間は30分程度が良い。

③精神療法・生活療法

　過度のアルコールやカフェイン摂取を控え、喫煙を制限し、過激なダイエットなどによる体重減少も避ける。

④サプリメント療法

　食事から十分な栄養が摂れない時には、サプリメントの服用を検討する。高齢者、無酸症、低酸症のある人ではカルシウム吸収能が低下するので、黒酢やクエン酸を併用する。

　若年者で1日100～120ｇ、高齢者でも70ｇの蛋白摂取量が食事から確保できない時には、アミノ酸のサプリメントで5～10ｇ補う。蛋白が骨の重要な構成要素であることを忘れてはならない。

⑤薬物療法

　骨粗鬆症を改善させるホルモンには、カルシトニン、エストロゲン、テストステロン、成長ホルモン、IGF-I（ソマトメジンC）、悪化させるホルモンとしては、副腎皮質ホルモンがある。エストロゲンは、男女共に骨密度の維持に重要なホルモンである。骨のエストロゲン受容体は骨の質量維持を支援し、体内カルシウムの活用を促進・支援する役割を持つ。テストステロンにも骨密度を高め、それを維持する作用がある。男性に少量のテストステロンを投与すると、骨の強度が高まる。テストステロンの一部が体内でエストロゲンに変換されて作用する。テストステロンの欠乏は、骨芽細胞の増殖、分化の抑制、IL-1・IL-6の分泌亢進、カルシトニンの分泌低下を介して、骨吸収の促進、骨形成の抑制をもたらす。

　DHEAを経口摂取すると、一部は代謝されエストロゲンやテストステ

ロンに転換される。DHEA を投与すると骨密度が改善するという報告もあるが、直接作用とこれらの性ホルモン作用の両作用が貢献していると思われる。

島根大学医学部内科杉本利嗣（昭和54年慶大医卒）らは、2000年までに通常治療に不応な、重度の骨粗鬆症患者に対して、成長ホルモン補充療法を試みている。対象となったのは、血清 IGF-I 値が 80 ng/mL 前後と極めて低値の 68～75 歳の 8 名で、成長ホルモンを 1 年間投与した結果、骨塩量と筋力は有意に上昇し、精神面でも元気で明るくなって、積極的に運動療法に取り組むようになったと報告されている。治療終了1年後の再評価時にはさらに QOL が改善した。一般診療では、骨量の減少を抑制するビスホスホネート製剤（アレンドロネート、リセドロネ）選択的エストロゲン受容体モジュレーター（ラロキシフェン）が用いられる。

皮膚の抗加齢

皮膚老化の原因の7割は、光老化と言われてきたが、紫外線対策が進んできた近年では糖化ストレスの要素が高まりつつある。太陽光に含まれる紫外線はA波、B波が主体で、皮膚の老化には主にA波が関与している。最近ではオゾン層の破壊と共に、紫外線中のC波が増えており、遺伝子損傷・発癌との関連から注目されている。また糖化ストレスにより皮膚への AGEs の蓄積、コラーゲンの AGE 架橋形成による弾力性の低下をきたし、また AGEs 蓄積は光老化を増強する。

若くて健康な皮膚は、コラーゲン線維やエラスチン線維が規則正しく配列した構造にあるが、紫外線その他の刺激により、これらの構造は障害を受ける。若くて健康な皮膚には、障害からの修復能力が備わっているが、皮膚の修復力は加齢と共に低下する。また、若年者と高齢者では、皮膚の細胞における遺伝子の発現状況が異なり、合成される酵素活性も異なることはすでに述べた。コラーゲン線維の分解酵素であるコラゲナーゼは、加齢と共にコラゲナーゼ遺伝子が発現し、コラーゲン分解酵素が増えることにより、皮膚の形状は変化する。

皮膚外層の角質層は、外界からの刺激を直接受けやすく、機会的圧迫、紫外

線、化学物質、高温物などにより刺激を受ける。角質層の保湿は重要であるが、加齢と共に乾燥傾向となる。紫外線刺激を受けると、生体反応としてメラニン色素が生成され、角質層に沈着する。刺激が多ければメラニン沈着も多くなり、加齢と共にシミとして遺残するようになる。

皮膚障害からの修復過程には、表皮基底層における皮膚細胞の分裂増殖が重要である。基底層で分裂した細胞は、次第に表層へ押し上げられ角質に至るがこの周期は 28 日とされ、また細胞の分裂増殖は睡眠中に最も活発化する。

1) 症状

皮膚という組織は、身体の表面にあるので性質上、加齢に伴う変化や疾患が目立ちやすい。加齢に伴う皮膚の変化としては、次のものが代表的である。シミ・くすみなどの皮膚の色調変化、皺・たるみ・乾燥・弾力低下などの皮膚の質的変化、ほくろ・いぼ・血管腫などの皮膚組織の増殖性疾患、肥満・脂肪減少などの加齢に伴う脂肪量の変化、脱毛や毛が濃くなるといった毛量の変化、などである。

外見の優劣などに関わる悪感情はしばしば精神面に負の影響を及ぼす。他人から見れば些細な事項でも本人にとっては重大事で、過敏に反応すると神経症、抑鬱状態、引きこもりなどの状態に至る場合もある。

皮膚症状として、老人臭・加齢臭の問題を忘れてはならない。資生堂や高砂香料工業、林原生物研究所の研究で、この中高年特有の体臭の原因となる主成分とその発生機序が明らかにされた。この体臭成分の代表はノネナールと呼ばれる不飽和アルデヒドの一種で、青臭さと脂臭さを伴う特有の臭いを持つ。そのほかにもオクテナール、ヘキセナールも原因成分である。ノネナールは、男女共に 20 歳代や 30 歳代ではほとんど検出されず、40 歳過ぎから分泌される 9-ヘキサデセン酸が酸化分解されて産生され、分量の増加と共に体臭が強まる。

2) 診断

肉眼的診断としては、光老化の影響が最も少なく、臀部皮膚（尻のほっぺた部分）の観察が参考になる。この部分は肌着などで覆われている時間が長く、紫外線の影響が最も少ない。臀部皮膚とそれ以外の部分との差が光老化に相当する。

皮膚の老化度に関する関連因子もいくつか紹介されている。化粧品会社の協

第5章　加齢による各障害の診断と治療

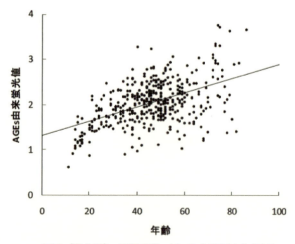

n=422（男女計）。回帰直線：Y=0.015X+1.315
図　AGE Reader で測定した健常日本人の皮膚 AGEs 由来蛍光（前腕・上腕）

力の下に施行された臨床試験では、抗加齢医学に関連する内分泌検査に加えて、皮膚血流量、皮膚保湿能力（水分量）、皮脂量、メラニン色素量、画像解析（紅斑）などの皮膚機能を指標とした。これらの皮膚機能を測定する機器としてエスケーインフォ（SKInfo®）、ロボキンアナライザー、VISIA™ Evolution などがある。

3）治療

加齢に伴う皮膚の変化や疾患についても、十分理解し対処すべきである。外見の優劣などに関わる悪感情はしばしば精神面に負の影響を及ぼすので注意を要する。反対に、本人が気にしているような外見の症状に対して、美容皮膚科的な治療を施すことにより、驚くほど精神的な満足感が得られる。

これまで抗加齢医学におけるさまざまな領域の疾患を扱ってきたが、治療の基本は、食事療法、運動療法、精神療法であり、必要に応じてサプリメント指導やホルモン補充療法も検討できることは、皮膚科領域においても変わりない。これらの療法は、加齢に伴う皮膚の色調や質的変化、脂肪や毛量の変化に対する、内面から作用する抗加齢療法と位置づけられる。外見を若く見せるための抗加齢医学として、美容皮膚科的治療がこれに加わる。内面的療法と外面的療

法は互いに協調し、相乗効果が見られる。また外面的治療により一時的に見た目を改善させたとしても、良い状態を長く維持するためには内面的療法が必要である。

①食事療法

ビタミンA・B・CやEなどは、食事から摂取することが理想である。偏食や不規則な食事、暴飲暴食は避け、食生活に偏りがあればサプリメントで補う。便秘は、にきびや吹き出物の要因になるので、食物繊維の摂取も心がけたい。栄養バランスの乱れた極端なダイエットは、皮膚症状はもちろん、全身への弊害が多い。皮膚の老化予防のために重要な栄養素の筆頭は、蛋白質・アミノ酸である。アミノ酸の中でもロイシン、イソロイシン、リジン、アルギニンは特に重要で、美肌アミノ酸と呼ばれている。皮膚の構成要素であるコラーゲン、ヒアルロン酸、グルコサミンなども良いとされているが、確かな検証はない。

②運動療法・生活療法

光老化は皮膚の老化の原因として大きな割合を占めるので、紫外線対策については最大限の配慮を払う。紫外線により莫大な量のフリーラジカルが発生し、皮膚細胞の遺伝子を損傷する。また適度な運動は皮膚を含む全身に好影響を及ぼすが、ただし30歳以上では紫外線の浴びすぎに注意し、日光浴は1日20分が限度である。

③精神療法・生活療法

ストレスや過労は皮膚の老化を助長するので、DHEA-sやコルチゾル値を参照して、ストレス対策を実践する。睡眠不足は、皮膚細胞の分裂増殖を妨げ、ダメージからの回復を遅らせる。喫煙は有害である。タールなどの有害物質は皮膚細胞に沈着し直接障害をきたす。これらの有害物質は身体内でフリーラジカルを発生させ遺伝子損傷を惹起し、細動脈の緊張を高め、その結果皮膚血流は低下する。飲酒は1日1〜2合（日本酒換算）の適量なら可である。副交感神経を優位にし、血管拡張作用があるので皮膚血流も増加、抗ストレス作用もある。

④皮膚の局所療法

男女共に、皮膚の老化の大きな原因である紫外線対策（UVケア）は重

要である。化粧用のファンデーション・ローション・クリームなども、UV対策用のものが推奨される。皮膚の保湿目的では、尿素を含む軟膏（ウレパール®・ケラチナミン®）などの保湿クリームが有効である。これにより皮膚の刺激が真皮に達するのを防御できる。最近では、ビタミンC・イソフラボン・ヒアルロン酸を含む軟膏・クリーム・化粧品も多く市販されている。皮膚からのビタミン吸収効率は極めて低く、全身への影響は軽微であるが、皮膚局所へは作用する可能性がある。皮膚への酸化ストレスに配慮して、抗酸化剤（CoQ10、フラバンジェノール®）を含有した化粧品もあり、その有効性の検証が待たれる。なお、フラバンジェノール®はフランス原産の海岸松樹皮抽出物で、抗酸化物質オリゴメトリック・プロアントシアニジンを豊富に含む。

男性にはなく女性に特有の化粧という習慣は精神的にも好作用をもたらす。著者らの施設で施行された臨床試験でも、化粧の励行により精神面での自覚症状が有意に改善し、実際にコルチゾル値の低下・エストロゲン値の上昇を伴うという結果を得ている。

⑤サプリメント療法

ビタミンA・B・C・E、CoQ10などの抗酸化物質は皮膚の健康を保つ栄養分の基本なので食事で不十分な場合はサプリメントで補う。イソフラボンはエストロゲン作用があるので皮膚に好影響を及ぼすはずだが、その医学的検証は少ない。著者らの成績ではビートセラミド摂取により皮膚弾力性が改善した。抗糖化物質の摂取により皮膚AGEs蛍光の軽減、糖化ストレスマーカ（CML、3DG）の低下、皮膚弾力性の改善がみられた。

⑥薬物療法

血液検査などでホルモン欠乏の兆候があれば、加齢による皮膚病変に対して、ある種のホルモン補充療法は有効であると思われる。女性ホルモンであるエストロゲン製剤には、皮膚の潤いを保ち、艶やかにする効果がある。この効果を実感するまでには6カ月から1年といったある程度長期間の加療を要する。必ず天然型エストロゲンのジェルやクリーム製剤を用い、血中エストラジオール濃度が100 pg/mLを超えないように管理する。成人型成長ホルモン欠乏症の患者では、成長ホルモン補充によって、皮膚厚

の増加、保湿能力の増加、シミや皺の減少という効果が示されている。食事・運動・精神療法といった生活療法により、自己のIGF-Iをオプティマル値（250〜350 ng/mL）を目指して向上させるのは望ましい。DHEA補充療法も皮膚に好影響を及ぼす。

⑦老人臭・加齢臭の治療

老人臭・加齢臭の治療法はまだ確立されてない。ストレス・過労・緊張・発汗は症状を悪化するので、生活療法は重要で、これらの増悪因子をうまく改善する必要がある。運動時の発汗で分泌される脂肪酸に微妙な差があるのか、代謝されても老人臭は少ない。入浴は一時的には有効だが、石鹸で皮脂を落としすぎると、かえって脂肪酸分泌を促し逆効果である。香水で紛らわす方も多いが、有効性については何とも言えない。DHEA-s低値者にDHEAとマルチビタミン（サプリメント）を摂取させた結果、老人臭が明らかに改善した例があり、今後の症例の積み上げが待たれる。IGF-IやDHEA-sは脂肪酸代謝にも影響を及ぼすので、IGF-Iの自己分泌を高める生活療法を是非とも併用すべきである。

⑧美容外科・美容皮膚科的療法

美容外科・美容皮膚科的療法による外見的な改善が精神心理面でプラスの作用があることはよく知られている。例えば、顔面の皺が気になって、心理的にも意欲低下や精神的落ち込み、引きこもり、抑鬱状態に陥った方々が、皺が取り除かれたことにより、精神心理面での改善がなされるのならば、それは抗加齢医学の理念に沿った治療効果であると言える。

最近では、エステサロンにおいても、真の意味で健康的に美しくなることを目的に、スポーツクラブとタイアップするなど、栄養指導士を常駐させる施設も現れてきた。こうした運動療法士や栄養士が、抗加齢医学の理念を学び、抗加齢医学の手法に基づいた運動指導や栄養指導を実践することは素晴らしいと考える。

紙面の都合もあるので、具体的治療法については、自著『アンチエイジングのすすめ』（青春出版社）、梅沢文彦著『永遠美人』（講談社）、谷野隆三郎監修『トータルアンチエイジング—最新抗老化療法の実際—』（日本医学中央会、2001年）などを参照して欲しい。

第5章 加齢による各障害の診断と治療

毛髪の抗加齢

　毛髪（毛軸）はケラチン蛋白80〜90％、水分11〜13％から構成され、他にメラニン色素、脂質、微量元素を含有する。ケラチンはシステインを含む約18種のアミノ酸から成る。毛髪の外側から毛小皮（キューティクル）、毛皮質（コルテックス）、毛髄質（メデュラ）の3層で構成される（図）。

　毛髪機能の主体は毛包にある。毛包の深いところに毛球があり、毛球は毛母細胞（マトリックス細胞とも呼ばれる）と毛乳頭から成る。毛乳頭の基底部で毛細血管からの血流を受ける。

　幹細胞は、立毛筋が付着する外毛根鞘膨大部（バルジ）と呼ばれる部分に分布し、この幹細胞集団は毛包上皮幹細胞ニッシエと呼ばれる。

　皮脂腺では、脂肪酸エステル、トリグリセリド、スクアレンなどから構成される皮脂が産生され、全分泌によって導管に放出される。皮脂は、毛領斗部の常在菌などが産生するリパーゼによって分解されて脂肪酸を遊離し、表皮の表面に分布することで酸性の皮表脂質フィルムの主成分になり、皮膚バリアとして機能する。

　毛包の活動は毛周期（hair cycle）を示しながら一生涯にわたる。毛周期は、退行期→休止期→成長期の三つの時期からなる。1〜2週間の退行期と数カ月間の休止期、2〜6年間の成長期を経た後に、再び退行期へと移行する。

　健常者の頭髪は約10万本あり、85〜90％が成長期、残りは退行期または休止期の属する。健常者の毛髪は硬くて太い。男性型脱毛症では、アンドロゲン作用により、頭頂部や前頭部を中心に、毛周期が短縮し、細く短い毛となる。

　アンドロゲン作用がもっとも強いのはテストステロンの5αリダクターゼ代謝産物ジヒドロテストステロン（DHT）である。DHTは男性の抜け毛や前立腺肥大を惹起する。5αリダクターゼ阻害物質は男性型脱毛、前立腺肥大の治療に用いられる。

　毛髪の黒色は色素細胞が産生するメラニンの色である。色素幹細胞は、成長期初期に分裂し、娘細胞の一部がバルジ司部位（毛包幹細胞休眠領域）に残ると同時に子孫細胞を毛母予定領域へと供給する。これら子孫細胞は複数回の分

毛髪の抗加齢

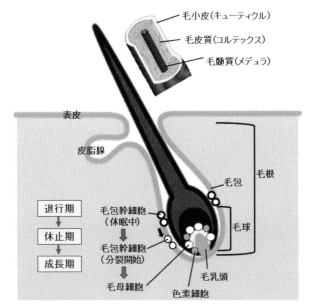

図　毛髪の構造

裂を経て分化し、毛母に分布する。成熟した毛母の色素細胞は、毛包の成長期に増殖・分化し、退行期に細胞死に至る。

　色素細胞の機能障害により白髪が生じる。白髪は30代後半から50代後半にかけて始まる。出現時期には個人差が大きく20代や30代前半に出現することもある。

　毛髪は毛先に向かうほど紫外線などの外的環境に長く暴露される。紫外線の暴露、ヘアカラーやパーマ等の美容処理が毛髪にダメージを及ぼす。紫外線照射により毛髪は切れやすくなる。糖化ストレスによりケラチン蛋白が糖化、毛髪は硬度を増し、ごわごわして、まとまりが悪くなる。毛髪中の糖化最終生成物（AGEs）は根本より先端部に多く認められる。

　毛髪ケアとしては①十分な栄養（蛋白・アミノ酸・ビタミン）、②成長ホルモン・成長因子の分泌刺激、③心身ストレス対策、④頭皮血流維持を心がけ、必要に応じてDHT対策を行う。毛根の幹細胞そのもは老化による影響が小さいとされているが、周囲の細胞（stem cell niche）の機能が衰えると、幹細胞

が健常に機能しなくなる。毛根の組織環境を整えることが重要である。我々の研究室では株式会社コルケム 金子拓博士と毛髪ケアに関する共同研究を行っている。

メタボリックシンドローム

身体の代謝状態は加齢と共に変化する。20歳の時は何を食べても太らなかった人が、30代後半から何を食べても太る身体に変わってゆく。さらに年齢が進むと、早い人で40歳の後半から、一般的には60歳を過ぎてから、筋肉を中心に身体の組織が萎縮して、次第に体重が減少するようになる。

肥満については、内臓肥満という言葉がある。内臓肥満があると、糖尿病、高脂血症、高血圧を合併するリスクが高く、血管の老化とも呼べる動脈硬化を促進する。この病態の主な原因は、内臓脂肪貯留に炎症が加わり、アディポサイトカイン分泌異常きたすことである。その結果、アディポネクチン分泌低下、$TNF\alpha$やレジスチンの分泌亢進によりインスリン抵抗性が増大し、糖代謝異常、動脈硬化を促進し、脳卒中や虚血性心疾患など心血管性イベント発症リスクが高まる。肝臓病の分野では、単純性脂肪肝にさらなる脂肪貯留と炎症が加わり、非アルコール性脂肪肝炎（Non-alcoholic Steato-Hepatitis: NASH）という病態を引き起こす。

1. 非アルコール性脂肪肝 (Non-alcoholic Fatty Liver Diseases)

脂肪肝は、肝細胞に中性脂肪などの脂肪沈着を起こした状態を意味する。その原因には、肥満、飢餓、アルコール、薬剤、妊娠などがある。特に誘因が見当たらない非アルコール性脂肪肝もある。病態としては、
　　ア．食物中に含まれる脂肪酸が肝臓へ運び込まれやすくなる
　　イ．肝細胞内での脂肪酸合成を活発化する
　　ウ．肝細胞のミトコンンドリア内で、脂肪酸の酸化が低下する
　　エ．肝臓内で脂肪酸から中性脂肪への合成が亢進する
があり、その結果、脂肪肝の形成に至る。

NASH（Non-alcoholic Steato-Hepatitis）は非アルコール性脂肪肝に炎症が

加わった特殊な状態で、肥満・2型糖尿病・高脂血症・睡眠時無呼吸症候群を合併し、肝の線維化が進みやすく、放置すると肝硬変に至るので深刻である。背景にインスリン抵抗性や脂質代謝の変化、炎症が関与している。

1) 診断

血液検査では GOT・GPT・γ-GTP・コリンエステラーゼ・高感度 CRP が上昇する。また超音波検査や腹部 CT 検査で脂肪肝の診断が可能である。最終的には肝臓の組織診断（肝生検）により肝細胞内の脂肪滴と肝線維化の程度と炎症性細胞・マクロファージの浸潤を確認する。

インスリン抵抗性を簡便に測定する方法にホメオスタシス・モデル・アセスメント（HOMA）の指数がある。これは空腹時血糖値（mg/dL）×血中インスリン値（μU/mL）/405 で測算する。大部分の非アルコール性脂肪肝では HOMA 指数が高い。

2) 治療

①生活療法・食事療法

身体の脂質代謝を管理するさまざまな因子が病的状態に変化しているので、食事・運動療法により適正体重を保つ。飲酒を控え、食事は低カロリー・低脂肪（標準体重 60 kg の人で 1,500〜1,800 カロリー、適正カロリーの 20％減）とするが、白身魚・貝類・大豆などの良質蛋白を 1 日 80〜100 g 以上確保する。炭水化物を摂取する際には、急激なインスリン分泌を引き起こさないグリセミック・インデックス（GI）の低い食材を選ぶ。

IGF-I は糖代謝や脂肪代謝、コレステロール代謝にも影響を及ぼし、加齢や悪しき生活習慣によって低下する。IGF-I を上昇させるための生活習慣の改善を行う。ただしインスリン抵抗性が強まる初期には代償性 IGF-I に上昇するため、生活習慣改善により IGF-I が低下するようにみえるが、これは好影響である。ストレス過多によりコルチゾルが高い場合はストレス対策を行う。睡眠時無呼吸症候群を合併する場合は肝の線維化が助長されるので、あわせて治療を行う。

②運動療法

積極的に有酸素運動（1 日 150 カロリーを目安に）を行い、エネルギーを消費してインスリン抵抗性を改善させる。除脂肪筋肉量が少ない人は、

筋肉負荷トレーニングを週2回以上行い、筋肉をつける。

　運動直後に糖分を大量補給すると、血糖値が上がりインスリンが大量分泌され、それにより血糖は20〜30分以内に正常化するが、インスリン濃度は1.5〜2時間は高値を保つ。後半1時間は血糖が正常で高インスリン状態となるが、この時身体は低血糖を防ぐためにインスリン抵抗性を上げて防御する。これを繰り返すうちにインスリン抵抗性は徐々に上がることになる。

　インスリンは膵臓で作られる血糖を下げるホルモンで、細胞レベルでブドウ糖の利用を促す。これにより血液中の糖（ブドウ糖）は細胞に取り込まれ、エネルギー源として利用される。血糖値が下がるのは、ブドウ糖が細胞に移動した結果なのである。問題は、運動直後の人では、筋肉組織はすでにエネルギーを必要とせず、筋肉ではインスリン作用が発揮されず、肝臓や脂肪組織でインスリン作用が発揮されてしまうことにある。その結果、肝臓に脂肪が蓄積しやすくなる。

　一般的には、加齢と共に、インスリン抵抗性は上昇する。身体の中で一様に抵抗性が上がるわけではなく、筋肉ではインスリン抵抗性が上昇するが、脂肪組織では逆に下がるか、変化しない。運動療法後にエネルギー補給に誤りがあると、このようにインスリン抵抗性を上げ、脂肪肝になってしまうことがある。

③**精神療法**

　生活習慣の改善には動機付けと行動変容が重要である。またストレス過多によりコルチゾルが高い場合はストレス対策を行う。ストレス過剰時は脂肪細胞内の11β-HSD1が活性化し、脂肪貯留と肥満を助長する。

④**サプリメント療法**

　非アルコール性脂肪肝に対して経験的にビタミンCとEの併用投与、オメガ3系脂肪酸のDHA・EPAが使用されている。脂肪肝になると、ミトコンドリアは中性脂肪の代謝が活発化し、フリーラジカル産生量も増加するので、CoQ10などの抗酸化剤の摂取が推奨される。カロリー制限をしながら蛋白量を確保するのが困難ならば、サプリメントとして5〜10gのアミノ酸を補う。インスリン抵抗性を下げる可能性がある食品としては

表 年代別オプティマルレンジ（案）

(ng/mL)		30歳	40歳	50歳	60歳	70歳
総テストステロン	（男性）	7.0～11.0	6.0～10.0	5.0～9.0	4.0～8.0	3.5～7.0
	（女性）	0.50～1.0	0.45～0.95	0.40～0.90	0.35～0.85	0.30～0.80
	DHEA-s	2,000～3,500	1,800～3,300	1,700～3,000	1,600～2,800	1,500～2,600
	IGF-I	250～350	240～330	230～320	220～310	200～300

ヨード卵光®（日本農産工業）、メダリスト®（アリスト）が挙げられる。ヨード卵光®の二重盲検試験ではインスリン抵抗性が有意に改善した。メダリスト®のオープン試験では空腹時インスリン値が有意に低下した。

⑤抗加齢療法

　インスリン抵抗性を改善する因子としては、テストステロン・DHEAがある。これらの値がそれぞれ年齢のオプティマル値（表参照）より低い人では補ったほうがよい。

2. 肥満症

　何万年もの間、人類は厳しい自然と向き合って生きてきた。本来は人間が飢餓という事態へ対抗して生き延びるためにさまざまなシステムが発達した。脂肪は本来人間を守る組織である。防害、エネルギー貯留（飢餓への対処）、衝撃からの人間を守る組織である。防寒、エネルギー貯留（飢餓への対処）、衝撃からの防御、抗酸化作用、さまざまなアディポサイトカイン分泌といった役割を果たしている。現在のような食べ物には困らない飽食の時代には、肥満に代表されるように、脂肪代謝のシステムが異常をきたすことが増えている。脂肪の中でも、特に内臓脂肪はさまざまな病気を引き起こす引き金になる。普通の皮下脂肪と異なり、内臓脂肪は脂肪合成や分解活性がより高く、遊離した脂肪酸が門脈を介し直接肝臓へ流入しやすいことが理由である。

　アディポサイトカインのうちレプチンは、脂肪組織が分泌する、アミノ酸が167個つながったペプチドホルモンである。食事から摂ったブドウ糖や脂肪分は、肝臓で代謝されて遊離脂肪酸やグリセロールになって、血液の流れに乗っ

て脂肪組織の脂肪細胞に取り込まれる。脂肪細胞は脂肪を取り込むと、もう満杯になったサインとしてレプチンを分泌する。レプチンが血管を通って、脳内の視床下部に到達すると、食欲をコントロールする司令塔である満腹中枢が刺激を受け、食欲を低下させる。また脂肪組織にも作用しエネルギー代謝の増大を促す。このような仕組みによって、人は身体の脂肪量を一定に保っている。これが正常な状態でのレプチンの働きである。一般的には、40歳以後で、加齢と共に血中レプチン濃度は上昇していく傾向にある。

その他レプチンには、女性生殖器の成熟を促し、妊娠・出産にも関連する大切な働きがある。極端なダイエットで生理が止まるのも、レプチンが少なくなったためとも言われている。著者らの調査成績では、レプチン値は体重・BMI・体脂肪率・ヒップ値と正の相関が認められる。

肥満のある人の95％に高レプチン血症が見られる。これはレプチン抵抗性が上昇した状態で、レプチンが分泌されて信号が出ていてもそのシグナルが受け取れない。その原因は極めて多様で、レプチンの受容体に異常が発生している人もいれば、細胞内のシグナル伝達がうまくいかない人もいる。肥満のような病的状態では、レプチンの悪い側面ばかりが現れてくる。

舌の味覚についても、レプチンが高いと甘味感受性が低下して、甘味を感じにくくなる。甘いものでも甘味を感じることなく食べすぎてしまい、レプチン刺激に慣れてしまった満腹中枢は、食欲を減らす命令を出さなくなる。かくして肥満をますます助長する。骨からカルシウムが失われる骨粗鬆症も、レプチンが過剰だと進行する。

強い疲労感が持続する慢性疲労症候群の患者においても、血中レプチン濃度は高いと言われている。疲労感との関連も疑われる。

高レプチン血症は、インスリン抵抗性を上昇させ、2型糖尿病状態になりやすくなる。副腎皮質ホルモンのコルチゾルも、身体におけるレプチン抵抗性・インスリン抵抗性を上げる作用がある。レプチン、インスリン、コルチゾルは、必要以上に分泌されると、互いに助長しあって、メタボリックシンドロームを促進させてしまう。

レプチン抵抗性を上げる因子として、運動不足、肥満、ストレス、高脂肪食、加齢、副腎皮質ホルモン、エストロゲン（女性ホルモン）、インスリンがある。

レプチン抵抗性を下げる因子として、運動、ダイエット、テストステロン、成長ホルモン、IGF-I がある。

他のアディポサイトカインとして抗動脈硬化作用とインスリン抵抗性改善作用をもつアディポネクチンや抗腫瘍作用を有する TNF-α が知られているが、内臓脂肪の貯留に伴いアディポネクチンが減少し、TNF-α やレジスチンが増えると、インスリン抵抗性が増し、動脈硬化が促進する。

1) 治療

①生活療法

レプチンが分泌されるのは、食後20～30分からなので、脂肪細胞がレプチンを分泌する前に食べ物を平らげてしまうような早食いは肥満の原因になる。食事はよく噛んでゆっくり食べる。

美味しいものを食べて血中レプチン濃度が上がると、レプチン受容体の数が減り、翌日にはレプチン感受性が鈍る。パーティなどでご馳走を多く食べた翌日は、必ず食事量を少なくする。これを知らないと、油断して昨日と同じだけ食べてしまう。

太って脂肪がつくほど身体はレプチンを作り、さらに体重は増える。運動と食事運動でこの悪循環を断ち切る必要がある。体重が減り、血中のレプチンが減れば、心臓病や糖尿病のリスクもそれだけ減る。

レプチンは、もともと飢餓に対応するためのホルモンである。長い歴史の中で、人間や動物にとって、飢餓にいかに素早く対応するかは極めて重要であった。

例えば、絶食して体脂肪を2～3%減らすと、レプチン分泌量は20～30%低下する。結果として、基礎代謝・エネルギー消費が低下し、食欲は一気に上昇する。甘味に対する味覚が敏感になり、食べ物がおいしく感じ、ちょっとやせただけでも、食欲は抑制がきかなくなるほど強まる。せっかく減量したのに、油断して食べてしまうと、体重は一気に逆戻りする。これがリバウンド現象である。

まるでレプチン禁断症状のようなので、リバウンド防止には外部からのレプチン投与の効果があるのかもしれない。少なくとも、レプチンが急激に低下しないようなスローダイエット法が望ましい。

②運動療法

　有酸素運動によりカロリー消費を促し、基礎代謝を上昇させ（低下を防ぎ）、インスリン抵抗性を改善させる。筋力トレーニングを行い、除脂肪筋肉量を上げる。グルコースの70％以上が骨格筋で消費される。筋肉を維持するのに安静時にもカロリー消費量が上昇し、基礎代謝が上昇するので、筋肉量が増えることによって太りにくい身体に変化する。また、筋肉収縮が筋細胞内でグルコース輸送体GLUT4産生を促し、グルコースの取り込みを助けることで、インスリン抵抗性を改善する。加圧トレーニングにより筋力負荷運動の効率が増える。

③食事療法

　適正カロリーより20％減量するが、炭水化物を中心に減らし、蛋白質は80ｇ以上確保する。ビタミン・ミネラルを確保する。

　トウガラシにはカプサイシンという成分が含まれ、適量ならば、基礎代謝を一時的に上昇させるが、その後代償性に代謝量が減るので、総合的にみると効果がない。

④精神療法

　ストレスは脂肪細胞内の11β-HSD1を活性化し脂肪合成と貯留を促す肥満の敵なので、ストレス対策を行う。11β-HSD1活性を助長するその他因子として炎症性サイトカインがあり、DHEAなどPPARγ活性を促す因子は11β-HSD1活性を抑制する。目標体重になるために強い動機づけを行う。

　めくるめく恋心、恋による精神の高揚には、副腎より分泌されるDHEAが関与しているが、加齢と共にDHEAの分泌は減少し、男性ホルモンや女性ホルモンも減ってしまう。いくつになっても恋をすることは好影響をもたらす。医学的検証というより、経験的事項である。

⑤サプリメント療法

　低カロリー食による基礎代謝の低下を防ぐためにマルチビタミン・マルチミネラルをサプリメントで補う。ダイエット中の方は、その弊害を少しでも緩和するため、これらの栄養分をサプリメントで摂取して欲しい。

　マイクロダイエット®（サニーヘルス社）など規定食は、1パック240

カロリーで、1日に必要なマルチビタミン・マルチミネラルが配合されており、食事代わりに摂取するダイエット補助規定栄養食である。週2回夕食代わりに規定栄養食を摂取して、1カ月 0.5〜1 kgずつ減量するスローダイエット法を著者らは実践している。

スローダイエットの基本は、低カロリー良好バランス食を摂り、マルチビタミン・マルチミネラルの補給を行い、1カ月に 0.5〜1 kgずつ徐々に減量する方法である。短期間に数キロの減量に成功しても必ずリバウンドしてしまうので、徐々にダイエットして身体をレプチンに慣らすことを目標にしている。

⑥薬物療法

基礎代謝を上昇させる因子としては、甲状腺ホルモン、IGF-I、テストステロン・DHEAがある。これらの値がそれぞれ年齢のオプティマル値より低い人では補ったほうがよい。

⑦外科的療法

内科的な食事療法、運動療法などで減量が困難であり、肥満に関連した病気を持つ BMI 35 kg/m² 以上の人は外科療法の適応となる。肥満度と健康状態に応じて、内視鏡的胃内バルーン留置術、腹腔鏡下調節性胃バンディング術、腹腔鏡下胃スリーブ状切除術が行われる。

老化危険因子を放置するのではなく、早急に肥満を治療しQOLを改善することで、合併症も予防できるので、抗加齢医学の見地からも医療経済学的に有用と思われる。まずは適正体重となることが肝要であり、その後内科的療法により適正体重の維持に努める。

3. 2型糖尿病(高インスリン血症の治療)

加齢と共にインスリン分泌およびその作用は、大きく変化する。一般的に、加齢に伴いインスリン抵抗性は増加する。

人は食事をして血糖値が上昇すれば、膵臓からインスリンが分泌され、血糖が下がる。加齢によって膵臓は、消化液を作る外分泌腺細胞が減少するが、内分泌腺細胞はそれほど減らず、インスリン分泌能力は比較的よく保たれる。インスリンは、細胞レベルでのブドウ糖の利用を促す作用をする。これにより血

液中のブドウ糖は細胞に取り込まれ、エネルギー源として利用される。脂肪細胞では取り込まれたブドウ糖は脂肪という形態のエネルギーとして蓄積される。そして、ブドウ糖が細胞に移動し消費された結果、血糖値が下がる。これが正常な状態である。

　筋肉組織において、このインスリン作用が発揮されず、脂肪組織においてのみインスリン作用が発揮されてしまう状態を、医学的に「インスリン抵抗性が増大する」と言う。これは、細胞によってインスリン作用が発揮できない病的な状態である。

　加齢によってインスリン抵抗性が増大してしまう原因はいくつかある。生活習慣の中でも、食習慣の変化は重要で、一般に加齢と共に肉類の摂取が減り、炭水化物の摂取量が増加する。砂糖などの炭水化物は強力にインスリン分泌を促すが、血糖値が正常化するまで短時間しか経過せず、インスリンが余り気味になってしまう。過剰なインスリンによって低血糖になるのを防ぐために、身体はインスリン抵抗性を増大させて対応することになる。

　年をとると運動量が低下するが、これは直接的にインスリン抵抗性を増大させる。その他のインスリン抵抗性が増大する因子として、ストレスの増加、肥満に伴うインスリン基礎分泌の増加、筋肉重量の低下、肝臓におけるインスリン分解能の低下、インスリン抵抗性を下げるホルモンの低下（IGF-I・DHEA・テストステロン）、インスリン抵抗性を上げるホルモンの増加（コルチゾル・レプチン）がある。

　脂肪が多く筋肉が少ない人は、太りやすく、人一倍気をつけてダイエットを励行しないと、さらに太ってしまうという悪循環に陥ってしまう。これは、インスリン抵抗性が増大し、筋肉組織でインスリン作用が発揮されず、脂肪組織のみでインスリン作用が発揮されてしまうからである。脂肪組織は、仲間を増やすため、極めて貪欲に脂肪を獲得する。インスリン作用を発揮して脂肪を取り込み、さらに血糖値を下げ、空腹感という刺激を本人に与え、摂食指令を下す。

　血糖が下がると空腹感が生じる仕組みは、自然の摂理である。脳の視床下部に位置する満腹中枢は、主として血糖値を感知して摂食の指令を発する。インスリン抵抗性が上がり、常に血中インスリン値が高い人では、空腹感や飢餓感

が非常に強くなる。このタイプの人は、血糖値が下がる速度が早く、同じ低血糖でも摂食指令が強いように見える。インスリン抵抗性の高い人は、ますます筋肉量が減り脂肪量が増える。加齢によって肝臓でのインスリン分解能が低下すると、この傾向がさらに悪化する。

　このような肥満は、内臓肥満と呼ばれ、糖尿病、高脂血症、高血圧を合併するリスクが高く、血管の老化すなわち動脈硬化の進行が早い。この病態の主な原因は、インスリン抵抗性の増加であると言える。中心性肥満と糖尿病、高脂血症、高血圧が揃った状態は Syndrome X（死の四重奏）と呼ばれ、労働衛生上も最も注意すべき事項に位置づけられている。実際 30 代での脳卒中や心筋梗塞の発症頻度が極めて高まる。

　DHEA、テストステロンといったホルモンは、インスリン抗性を下げる働きがある。しかしこれらは加齢と共に減少する。成長ホルモン/IGF-I 系は正常ではインスリン抵抗性を維持するが、糖尿病状態では逆に増悪させる。管理が不良の糖尿病患者に成長ホルモンを投与すると糖尿病を増悪させるので禁忌である。しかし管理が良好な時、例えば HbA1c 6.0% 以下、空腹時血糖 110 mg/dL 以下であれば問題ない。

　コルチゾルやレプチンなどはインスリン抵抗性を上昇させる。これらは加齢に伴い増加する。コルチゾルはストレスによっても分泌される。加齢に伴いストレスに弱くなるとコルチゾルが分泌されやすくなる。いろいろな要素が複雑にからまると、互いに相乗的に作用し、老化が加速される。

1) 治療

　①食事療法

　　摂取された食事が消化され糖が作られ、消化管で吸収され血液中に入って血糖になり、血糖値が上昇する。この時インスリンが膵臓から分泌され、血糖をエネルギーとして肝臓や筋肉・脂肪組織に蓄えながら、血糖値を下げる働きをする。ところが、血糖値が急激に上昇すると、肝臓や筋肉などに蓄えられる範囲を超えてしまい、余った糖はインスリン作用により、身体の備蓄エネルギーである中性脂肪に変えられ、脂肪細胞に蓄えられる。血糖値が急激に上昇するような食事の摂り方をすると、インスリンが過剰に分泌され、インスリン作用により体脂肪が増え、体重が増加する。

同じカロリーの食物であっても、血糖を上げやすくインスリン過剰分泌を起こしやすいものとそうでないものがある。脂肪を燃焼させて太りにくくするためには、インスリン分泌量を少ない状態にすることが重要で、それには、グリセミック・インデックス（GI）の低い食品（表参照）、すなわち血糖値が急激に上がらない食品を摂るように心がける。「低インスリンダイエット」という言葉は、この部分の考え方を特化している。この血糖値を上昇させるカギとなるのが、ご飯やパン、玄米などの炭水化物である。適正カロリー、三大栄養素（炭水化物・蛋白質・脂肪）の適正なバランスと並行して、過剰なインスリン分泌を避けることも大切である。

②運動療法

運動は直接的にインスリン抵抗性を改善し、食事療法とは相乗的に作用する。

③精神療法

ストレスホルモンのコルチゾルはインスリン抵抗性を増大させ、2型糖尿病を増悪させる。またコルチゾルは、高血糖、高インスリン状態による動脈硬化の進展に相乗的に作用する。従って2型糖尿病治療におけるストレス対策もあわせて行う。

④サプリメント療法

糖尿病患者ではビタミンB・C・Eなどの血中濃度が健常者の約50％程度にまで低下している事実は、あまり知られていない。糖尿病患者ではフリーラジカル発生量も健常者の倍近いこともあり、おそらくビタミン消費が激しいからであろう。糖尿病患者では積極的にマルチビタミンを補うべきと考える。AGEs蓄積を防ぐために抗糖化物質を用いる。

⑤代替療法

桑の葉エキスには、二糖類の分解を抑制する作用があり、血糖の上昇を緩和させる働きがあり、サプリメントや桑の葉茶として利用されている。

［参照］

GI（グリセミック・インデックス）は1981年ジェンキンス博士により提唱された概念で、食物には種類によって同カロリーの糖質を食べても血糖の上がりやすいものと上がりにくいものがあることに注目し、その度合

表　GI の比較表

GI 60 以下の食品

食品名	GI 値
ピーナッツ	13
大豆	15
果糖	20
ソーセージ	28
そらまめ	29
レンズ豆	29
いんげんまめ	31
牛乳	34
アイスクリーム	36
ヨーグルト	36
トマトジュース	38
りんご	39
オレンジ	40
スパゲティ(粗)	42
さつまいも	48
スパゲティ(精)	50
ポテトチップス	51
とうもろこし	59
ショ糖	59

GI 60 以上の食品

食品名	GI 値
バナナ	62
ぶどう	64
玄米	66
チョコレート	68
白パン	69
じゃがいも	70
白米	72
コーンフレーク	80
はちみつ	87
にんじん	92
ブドウ糖	100

『月刊糖尿病ライフ「さかえ」』2002 年 5 月号「食べてもやせる！低インスリンダイエット」(永田孝行) より。

メタボリックシンドローム

いを数値で表したものである。(前頁の表)

4. 筋萎縮症（Sarcopenia）

中年期から壮年期にかけて、身体の代謝状況がさらに変化すると、脂肪沈着はそのまま進行するが、筋肉の衰えが目立ってくる。この時期、体重は年間1～2kg減少する。食事を多めに摂取しても、胃腸に負担がかかり、消化不良を起こし、かえって体調不良に陥る。精神的にも、このまま体重が落ちて、自分が枯れてしまうのではないか、不安になる。これも代謝異常の一形態で、筋肉の異化作用が前面に立っている。

原因としては、蛋白合成系遺伝子の発現が「オン」から「オフ」に変わり、蛋白合成酵素活性が低下、続いて蛋白合成量が低下する、反対に、蛋白分解系遺伝子の発現が「オフ」から「オン」になり、蛋白分解酵素活性が上昇、続いて蛋白異化作用が上昇することにある。これには消化吸収能力の低下と、加齢による食事習慣の変化である蛋白摂取量の低下が加わっている。遺伝子の発現状況を管理する根本的な因子は未だ不明である。しかし、成長ホルモンやIGF-I、DHEA、テストステロンといったホルモンの低下は、この現象に大きく関わる。

1）治療

①生活療法

成長ホルモンやIGF-Iを上昇させるような生活療法を実践する。

②食事療法

食事は適量を摂取し、過剰にならないようにする。加齢に伴って蛋白摂取量が減る場合が多いが、70歳以上でも最低1日70g以上は確保する。消化不良に対し消化剤を用いる。

③運動療法

適度な運動療法を続けるが、過度にならないように注意する。日常生活のみでは筋肉量が徐々に衰えるので、萎縮予防のために週2回の筋肉負荷トレーニングが有効である。筋肉に圧負荷をかけて、加圧トレーニングを行うことにより、短時間に効率よく、成長ホルモン分泌を促す方法も佐藤義昭氏（株 サトウスポーツプラザ）らにより提唱されている。

④サプリメント療法

　蛋白摂取量が目標に達しない時は、アミノ酸のサプリメントを5～10 g/日補う。食事とともに摂取された蛋白・アミノ酸は消化管壁と肝臓で代謝されるので、食間（10時、15時あるいは就寝前）に摂取すると効果が上がる。

⑤薬物療法

　食事に際し70 g以上の蛋白摂取で消化不良をきたすなら、消化酵素剤を用いる。

　蛋白異化作用を抑え、蛋白合成を改善する因子としては、テストステロン・DHEAがある。これらの値がそれぞれ年齢のオプティマル値より低い人では補ったほうがよい。女性でテストステロンを補う場合は、クリーム製剤で1日0.5～1 g補う。摂取されたDHEAの一部は蛋白同化ホルモンに変換されて効果を発揮する。

寝たきりの予防（ロコモーティブシンドローム）

1. 筋肉の老化

　ロコモーティブシンドロームは骨、関節、筋肉の運動器の障害と運動神経機能の低下が加わり、最終的には寝たきりに至る疾患である。

　老人福祉施設・介護施設では要介護度II～Vの入所者に対して医師、理学療法士、作業療法士を中心に日常動作の維持、拡大を目的としたさまざまな健康増進プログラムが実施されている。これらの入居者を対象にアンチエイジング検診として身体の機能年齢を評価してみると、筋年齢や骨年齢の老化予防が不十分な例もみられる。単に画一的マニュアルに従うだけでなく、個々の入所者の状態に応じた適切なプログラムを計画する必要がある。

　筋肉には、骨格筋、心筋と呼ばれる心臓を動かす筋肉、内臓などにある平滑筋の3種類がある。骨格筋は、身体を動かすための筋肉で、脳からの指令が神経を介して伝わり、自分の意思でコントロールできる。筋肉を使うことによりその機能は保たれるが、使わなければ筋力、筋肉量共に減少する。筋肉量は40歳を超えると、脂肪が増え筋肉量は減少する。その割合は1年1％程度、

65歳を超えると3、4カ月で1%低下する。筋肉量が減ると、筋力が低下して、日常生活のさまざまな動作に労力を要するようになる。さらに筋力が低下すると、立ったりすわったりする動作にも支障をきたし、歩行時も転倒しやすくなる。

　筋肉量が低下するスピードは運動不足により助長される。早稲田大学 福永哲夫教授によれば、寝たきり状態では2日で1%、宇宙飛行などの無重力状態では1日1%筋肉が萎縮すると言う。加齢に伴う筋肉の萎縮は、上半身より下半身、下腿より大腿のほうが、衰えが早く、最も萎縮が顕著なのは大腿四頭筋である。この筋肉の衰えが寝たきりの原因となる。

2. 骨密度の低下

　骨密度が低下し骨粗鬆症になると、骨がもろくなる。従って高齢者の転倒は、骨折を伴いやすく、寝たきりのきっかけになる。転倒して手をつけば橈骨遠位端骨折、肩をつけば肩骨折、しりもちをつけば腰椎圧迫骨折、そして最も重症なものとして大腿骨頸部骨折がある。

3. 関節機能の老化

　「関節軟骨の変性や物理的摩耗の影響によって惹起される二次性滑膜炎および軟骨・骨の新生増殖性変化などに基づく進行性の関節変性疾患」である変形性関節症（osteoarthritis：OA）は関節老化の代表疾患である。加齢、機械的ストレスによって軟骨基質マトリックスの組成変化と障害が惹起される。軟骨組織や関節内腔マクロファージから炎症性サイトカインが放出されるとともに、ヒアルロン酸やアグリカンなどのマトリックス分解酵素が誘導され、軟骨基質の破壊が進行する。糖化ストレスはAGEs／RAGEシグナルを介して炎症を増悪させる危険因子である。

　変形性関節症に対する機能性食品の有効性についても検証がされつつあるが、実際に関節腔に成分が到達しなければ効能は発揮できない。グリシン、プロリン、ヒドロキシプロリンの繰り返し構造を有するコラーゲン摂取はこれらのアミノ酸あるいはジペプチド、トリペプチドが関節内で栄養成分ならびに抗炎症性成分として作用する可能性がある。我々の研究室では超低分子化ヒアルロン

酸（分子量 380〜5,000）の研究を行っている。

4. 脳神経機能の老化

　加齢と共に脳の働きは少しずつ衰える。これは、脳神経細胞の数が、毎日数万個の単位で死滅するのが原因である。脳神経の働きが衰えると、平衡感覚が鈍くなり、俊敏性、反射神経共に遅延するようになり、高齢者は転倒しやすい。そして骨折を伴いやすい。

1）治療

①運動療法

　週に4回、ジョギングやウォーキングなどのゆっくりとした有酸素運動を行うことによって、遅筋線維を鍛えることができる。週に2回、数分間の強い運動（無酸素運動）を行うことによって、速筋線維を鍛えることができる。スクワット（連続20回、30〜40秒以内で）により大腿四頭筋を鍛えれば、寝たきり予防の効果が大きい。快適な日常生活を送るために、関節の可動域を目いっぱい使ったストレッチ運動は毎日行う。ストレッチは転倒しても怪我を少なくさせる効果がある。東京大学整形外科武藤芳照教授が始めた「転倒予防教室」は全国に広がり、転倒予防はもちろん、転んでも怪我しない転倒の仕方を指導している。財団法人健康・体力づくり事業財団（http://www.health-net.or.jp）の認定する健康運動指導士、財団法人日本体育協会（http://www.s-99.com）の認定するスポーツドクターにも積極的に関与してもらいたい。

②精神療法

　「自分は絶対に寝たきりにならないぞ」という気を持つことが重要である。ほとんど寝たきり状態であった百歳の高齢者が、都知事が表敬訪問するという報を受けたとたんに、しゃきっとしたというエピソードもある。「病は気から、老化も気から」である。

③食事療法

　若い頃から骨密度を保つ食事を心がける。カルシウム・マグネシウムなどのミネラル、ビタミン D・B・C・E・K、そして忘れてならないのが良質な蛋白の摂取である。オメガ3脂肪酸は CREB（Cyclic AMP Response

Element Binding Protein）活性を上昇させ、脳由来神経栄養因子（BDNF）を上昇させる作用があり推奨される。

脳神経機能の老化予防

脳神経システムは、構造によって次のように分けることができる。
① 自律神経系

自律神経系は、ホルモンなどの内分泌系と共に生体内のホメオスタシス（恒常性）を維持しており、交感神経系と副交感神経系の二つがある。加齢や老化と共に、自律神経の機能が低下すると、血液の循環や体温の調節機構、食物の消化吸収システム、排尿の調節能力が徐々に低下する。自律神経は免疫機能にも影響を及ぼす。

② 中枢神経系
・記憶

加齢や老化と共に、短期記憶の障害が認められるようになるが、長期記憶は比較的よく保たれる。記憶・情動に関与するのは、脳の中で海馬と呼ばれる部位である。

・睡眠

睡眠の障害には、入眠障害、夜間中途覚醒の回数の増加、覚醒時間の延長などがあり、加齢や老化と共に多くなる。松果体からのメラトニン分泌の低下、脳幹の網様体と呼ばれる部位の生理機能の低下が関与している。特にメラトニンの脳内代謝産物 AMK は長期記憶形成に重要な役割を果たす。

③ 神経伝達物質

神経伝達物質にはアセチルコリン、ドパミン、ノルアドレナリン、セロトニン、GABA などがある。加齢や老化と共に、それらの神経伝達物質の合成量が減り、神経繊維間の情報伝達に支障をきたすと、情動の変化や運動障害などさまざまな影響が見られるようになる。

すべての脳神経が均質に老化するのであれば、これといった症状はなかなか

現れてこない。老化による変化の現れ方は人それぞれなので、脳神経システムの中でもある特定の部位が顕著にやられると、特有の症状が見られるようになる。脳神経の老化に特徴的な症状が現れたら、早めに対処して元に戻すか、それ以上進展しないよう最大限の努力をすべきである。

1. 脳神経細胞の死を守る

　脳神経細胞が死ぬ主要な原因には、老廃物や代謝産物の蓄積、フリーラジカルによる酸化、動脈硬化による脳血流の循環障害で、高血圧・糖尿病・高脂血症・煙草はこれを助長する。さらには、アルコール・睡眠薬・覚醒剤・麻薬・一酸化炭素中毒などの化学物質、脳炎ウイルスなどのウイルス・細菌感染、アルツハイマー病のような特殊な変性物の蓄積も原因となる。

　脳の細胞には、分裂もせずに百年以上も生きていくための特別な仕組みがある。特にエネルギーを得るために、老廃物が発生しないクリーンなエネルギー生産システムが必要となる。このために脳細胞はブドウ糖をほとんど唯一のエネルギー源にしている。また血液中の余計な脂肪酸や多糖類をよせつけないために、脳血管関門（Blood Brain Barrier）という特別なバリアー機構が発達している。それでも老化した脳細胞の内部には、老人斑と呼ばれる老廃物の塊が少しずつ増えてくる。老人斑がある一定の割合を超えると脳細胞は死滅する。

　脳細胞が活動するためには、ブドウ糖と酸素が必要である。それらを必要十分に確保するために血管系が発達している。身体のどこかで大量の出血があったとしても、他の臓器を犠牲にしてまでも脳の血流は最後まで保たれる仕組みになっている。それだけ脳細胞は酸素不足に弱いことを意味している。脳細胞は、常温で、無酸素状態が5分間続くと、細胞死に至る。

　従って、脳神経系は動脈硬化の影響を最も受けやすい組織である。高血圧・糖尿病・高脂血症・喫煙・ストレスなどは動脈硬化を促進し、細い血管の血流を低下させ、脳細胞の老化を早めてしまう。

　ブドウ糖というクリーンなエネルギーを使っていても、脳細胞内ミトコンドリアでブドウ糖を酸化する時のエネルギーを利用している限り、反応過程でフリーラジカルが生じる。そのため抗酸化作用を有する物質を配備して、これらに備えている。脳神経細胞の抗酸化物質の役割は、心筋と共に、極めて重要な

ので、予防のためにこれを補充することの意義は大きい。

2. 睡眠の質

睡眠には、音楽と同様にリズムがある。睡眠のリズムは約90分周期で、以下の4段階に分けられる。

　　段階①：ごく浅いノンレム睡眠
　　段階②：深いノンレム睡眠
　　段階③：浅いノンレム睡眠
　　段階④：レム睡眠

睡眠は入眠後、上記のように推移する。レム睡眠は、Rapid Eye Movement (REM) に由来する名称で、この段階でよく夢を見る。6時間眠る人は、このリズムを4回繰り返し、8時間眠る人は5回繰り返す。そして、レム睡眠が終わる頃が目覚めやすいポイント、すなわち、中途覚醒しやすいタイミングである。

睡眠の中でも、最初の2段階、すなわち寝入ってからの3時間が最も重要だと言われている。特に、深いノンレム睡眠は、脳の疲労回復と修復に大きな役割を果たす。故に、寝入り端に起こされることになるとその日の睡眠は台無しになってしまう。また、前の日に極端な睡眠不足をしていたとしても、最初の2段階が順調であれば、かなり回復する。

この深いノンレム睡眠期には成長ホルモンが分泌される。成長ホルモンは身体の発育と成長に必須のホルモンである。よく「寝る子は育つ」と言うが、医学的に確固たる裏づけがある。成長ホルモンは中高年になっても若さと健康維持のために大切な役割を果たす。

中年期から高齢期になると、男女を問わず誰しもが、眠りが浅くなる。医学的には、睡眠障害と言うが、これには「寝つきが悪い」などの入眠障害と「目が覚めやすい」などの中途覚醒の二つがある。これらは単独で見られることも合併して見られることもある。

中高年者の睡眠障害の原因は、加齢に伴うメラトニン分泌低下、脳幹の網様体と呼ばれる部位の生理機能の低下である。さらには、精神的ストレスがこれに加わり、寝つきの悪さを助長する。

メラトニンは、脳にある松果体で分泌されるホルモンで、睡眠と覚醒のサイクルを制御する。メラトニン分泌には、日内変動があり、夜間、睡眠中に分泌され、朝目覚めると分泌が停止する。加齢と共に、身体が生産するメラトニンの量が低下するので、年配者では、若い人よりも睡眠障害が多く見られる。メラトニンは「レム睡眠」と呼ばれる「夢を見る段階」を抑制することがなく、鎮静剤や睡眠薬のような副作用を起こすことがない。またメラトニンは睡眠の質を高めるが、一般の睡眠剤にはその作用はない。

・予防

睡眠薬やアルコールにたよる前に、何が睡眠障害の原因になっているかつきとめて、きちんと是正することが大切である。不眠症を慢性化させないためには、規則正しい生活習慣や栄養バランスのとれた食事を摂り、適度な運動を心がける。さらには、就寝前にぬるめの湯でゆっくり入浴し、心と身体の疲れをとり、寝るために快適な環境を整えることも重要である。

不適切な環境とは、周囲の騒音、明るい照明、不快な温度や湿度、寝具の不具合などである。睡眠環境を整備することは他の要因の是正に比べ容易なので、睡眠障害に悩む方は、まずここから始める。騒音を阻害し、部屋を暗くして、寝室が快適になるようエアコン、加湿器、防塵装置などを準備する。そして寝心地の良いパジャマ、枕、寝具、ベッド、もしくはふとんを揃える。

寝る前に摂るべき栄養素としては、適度な糖分、カルシウム、アミノ酸のトリプトファンが推奨される。具体的な食品としては、ホットミルク、バナナなどで、バナナにはメラトニン様物質が含まれる。またトリプトファンは、睡眠と関連深いセロトニンの材料になる。

表　メラトニン分泌を促す生活療法

- 朝目覚めの時に光を浴びる
- 運動
- ストレス対策
- 食事、サプリメント

次に、自分自身のメラトニン分泌を促すことを考える。

朝明るい光を浴びることは意義がある。夜明けの太陽光を浴びることによって、目の網膜からの刺激が脳の松果体に伝わり、メラトニン分泌が止まる。メラトニン分泌を朝にきちんと止めることが、約14時間後、次のメラトニン分泌を促すことになる。

なかなか寝つけないと、何とか眠ろうとあせってしまい、かえって眠れなくなってしまうことがある。睡眠障害のうち、寝つきが悪いというタイプのものは、仕事や人間関係、家族の問題、環境の変化などによる心配ごと、不安や緊張などの精神的ストレスが原因になっている場合が多い。加齢と共に、ストレスに対する抵抗力が低下するので、ますますストレスは増大し、睡眠に悪影響を及ぼす。ストレスに対する対策は睡眠の質を高める作用がある。

睡眠薬の服用により、確かに睡眠時間は確保されるが、睡眠の質は改善しないので、安易な使用は避けたい。中高年以上で、メラトニン分泌が低下している状態にあれば、まずはメラトニンを補充したほうがよい。

睡眠時無呼吸症候群は、睡眠中に呼吸が数秒～数十秒の間停止してしまう疾患である。睡眠の質が劣化しており、昼間に睡魔に襲われるなど社会問題にもなっている。睡眠中の成長ホルモン分泌が著しく低下する。それ以上に深刻な問題は、無呼吸時の低酸素状態から呼吸再開に伴う酸素供給状態が繰り返されることによる大量のフリーラジカル発生と続発する脳神経細胞の障害である。本症候群は速やかな治療を要する。

口閉じトレーニングによる口周囲筋の強化は有効な予防法である。鼻呼吸を促す口閉じテープや鼻腔拡張具の使用も軽症例では効果がある（145頁参照）。重症例では耳鼻科的手術療法や人工補助呼吸器が適応となる。

3. ストレス対策と抑鬱状態、意欲の低下

著者の恩師の故土屋雅春先生（昭和28年慶大医卒）はストレス学の大家で、門下生は皆ストレスについて多くのことを学んだ。ストレス学の創始者ハンス・セリエ博士は、1920年代から実験を重ね、外界からのさまざまな刺激をストレスと名づけ、ストレスにより副腎が刺激されて、コルチゾルなどの副腎皮質ホルモンの分泌を促し、その結果、胃腸に出血が起こったり、リンパ組織に変性が起こることを報告した。

ストレスやトラブル続きで、気力も体力も消耗してしまうと、意欲もわかず、何をするにもおっくうになってしまうことがある。ストレスやトラブルに対する抵抗性は、加齢と共に徐々に衰える。若い頃ならば、何でもなかったことでも、年をとると、頭の片隅に残るようになり、精神的なダメージからの回復にも手間ひまがかかるようになる。

　加齢や老化と共に意欲が低下してしまうことはしばしば生じる。症状が重くなると、初老期鬱病と診断される。意欲の低下と共に、性的機能低下・性欲の低下、男性では勃起不全を合併することがあり、それによりさらに意欲低下が助長される。

　また強いストレスは、分泌された過剰なコルチゾルにより、脳神経細胞にもダメージを与える。海馬の脳細胞にはコルチゾルの受容体が多いので、ダメージを受けやすい。海馬は記憶に関係しており、そのため高齢者に強度なストレスが加わると、後に記憶障害が生じることがある。

　現代社会はストレスに溢れている。多くの人が複数のストレスを持つことが多い。精神的憂鬱はストレスと深い関わりがある。誰もが鬱病と無関係とは言えないのである。ストレスに曝されると、これに立ち向かうために副腎皮質ホルモンのコルチゾルが分泌される。通常の場合、フィードバック機構が働いて、ストレス反応は次第に収束に向かう。ところが鬱状態になるとこれが止まらなくなってしまう。鬱状態では、脳内神経伝達物質であるセロトニンが不足すると考えられている。

　強いストレスに持続的に暴露すると、ほとんどの人が鬱病になりうる。ストレスに対する弱さには個人差もあり、生まれ育った環境などによって定まる。副腎で分泌されるDHEAはストレスに抵抗する働きがある。加齢と共にDHEA分泌が低下すると、ストレスに対する抵抗力が弱まる。同じく加齢と共に分泌低下をきたす男性ホルモン（テストステロン）や女性ホルモン（エストロゲン、プロゲステロン）も、鬱病の発症に関連があると言われる。

　鬱病になりやすい性格がある。まじめで仕事熱心、完全主義で几帳面、仕事や家事を人任せにできない、融通がきかない、人にどう見られているか非常に気になる人は、要注意である。このような性格の人が、年をとってから、ストレスに暴露したり、傷心、転勤などで違う環境に置かれると鬱状態に陥りやす

い。

1）予防

鬱状態や鬱病を防ぐためには、まず休養を十分にとることが重要である。仕事などストレスの原因から遠ざかり、心身共にゆっくりと休養すること。特に、鬱病の方には、「周囲に迷惑をかけられない」という気持ちの強い人が多く、仕事を休むことに抵抗があるかもしれない。しかし、ストレス過多で鬱状態が疑われたら、思いきって休暇をとり、心身共に休養をとることが推奨される。休養の基本は睡眠にあるので、まずはたっぷりと眠ることである。また趣味にいそしんだり、芸術にふれたりすることも良いと言われている。

「くよくよしたら、まずは歩こう」という言葉のように、適度な運動は良いストレス対策になる。

食欲というのは実はストレス解消の大きな手段である。おいしいものを食べたり飲んだりしながら、親しい人と話をすることは身近なストレス解消法である。一方、摂食はストレスになり、イライラしたり、不満がつのることが多い。食欲によるストレス解消の際には、肥満にならないように注意する。

加齢に伴ってDHEAが低下している場合には、ストレスに対する抵抗力が弱いので、DHEAを補充する。睡眠の質が低下して、眠っても疲れがとれない時には、メラトニンを服用する。

4. 認知症の予防

脳神経細胞が、決して細胞分裂して増えることがなく、毎日毎日数十万個の単位で、死んでいくことはすでに述べた。その結果、脳の働きの衰え、中でも記憶力についての不満は最も多い。ど忘れすることが多くなったり、人の名前が出てこなかったり、手帳や指輪をどこへ置いたか忘れたりするなど、記憶力の衰えに不安を持つのは、40歳前の若い世代でもみられ、加齢と共にその頻度は増える。

記憶力の衰えについては世間の関心が高く、多くの科学者達がその改善策に取り組んできた。記憶の強さと鮮明さは、学習と知的活動から最も大きな影響を受ける。俗に記憶力が良いと言われている人は、知能を刺激する連続的な学習と活動を行い、定期的に脳神経細胞の結合を強化し、神経の情報伝達機能を

表　記憶の機構　パソコンとの対比

	人間の記憶	パソコンの記憶
記憶作業	キーボード入力	
記名（短期記憶）	一時的メモリー	（電源オフで消失）
保持（長期記憶）	フロッピーディスクへ保存	（電源オフで消失しない）
想起	検索	

向上させている。その結果、強くて鮮明な記憶を維持することができる。

　脳の構造は、脳細胞は樹状突起という植物の根のような複雑な網の目構造を形成している。記憶の機構を「記憶作業」「短期記憶」「長期記憶」に分けて考えると理解しやすい。「記憶作業」は、見たり、聞いたり、触ったり、においなどの感覚信号を、脳の中に印象として置き換えることである。「短期記憶」は、この「記憶作業」の結果生じる思考や残像を意味する。「長期記憶」は、「短期記憶」が一度記憶の貯蔵庫に蓄えられて移行したものである。具体例として、パソコンの記憶システムと比べるとわかりやすい。

　情報は短期記憶から長期記憶に移行して、はじめて知識となる。短期記憶の貯蔵庫は、容量が狭いので、古い情報はすぐに忘れ去ってしまう。短期記憶の能力は加齢と共に衰える。

　それに比べると、長期記憶の貯蔵庫は、いくつかの部位があり、加齢によってもそれほど減少しない。それらは「意味記憶」「エピソード記憶」「手続き記憶」と呼ばれている。「意味記憶」は個々の事実のこと、「エピソード記憶」は経験や出来事、「手続き記憶」とは行動や習慣、習慣的行動のことである。

　記憶の機構を知れば、おのずとそれに対する対処の仕方が見えてくる。基本的な訓練として、踊りの練習とか、ピアノのレッスンなどの知覚運動の鍛錬は重要となる。このような訓練は脳細胞に化学的・電気的な刺激の連鎖反応を引き起こす。このような電気信号の授受によって、短期記憶の能力が維持される。

　長期記憶は、脳細胞樹状突起の間にできた新しい結合、あるいはペプチドを介した化学的な反応によって保たれる。数々の情報を整理された知識とするためには、人や、場所や、ものごとや、出来事などをひとまとめにして吸収する。

複数の事柄は連想的に関連づけて、一つの事項として記憶される。

　具体的には、初対面の人に名刺をもらった時に相手の名前を覚えるためには、少なくとも8秒間は名刺をながめること。そして、相手の顔、会った場所、服装や天気、その日の出来事などをひとまとめにして印象づけることが記憶のコツである。

　これらの記憶訓練によって、脳内ではさまざまな化学的な変化が起こる。刺激を与えられた脳細胞は、互いに反応しあいその刺激を「記憶」する。刺激は、脳細胞間の結合を強化する。脳の細胞間の結合を強めるのは、何歳になっても可能である。学習の実践と反復により、脳内の情報伝達網は強化され、長期記憶として安定して貯蔵しやすい環境がつくられていく。

　記憶という動作のみならず、脳神経機能がさらに広域に障害されてくると、認知症状が起こる。記憶障害と認知症は、一つの連続したスペクトラム上に乗っており、そこには厳格な区別はないと思われる。死滅した脳細胞の量的、そして部位的な差異によって、認知症といえどもさまざまな症状が現れるのであろう。

　認知症と呼ばれる疾患には大きく分けて二つの範疇がある。一つはアルツハイマー病（アルツハイマー型認知症）、もう一つは脳血管性認知症である。

　日本では、アルツハイマー病の割合が低く、大部分は加齢に起因した動脈硬化性変化による脳血管性認知症が多いとされてきた。しかし最近では、アルツハイマー病と脳血管性認知症の割合が4対6程度になっているとも言われている。実際には、両者が合併的に発症した病態も存在すると思われ、それらを明確に区別することは容易ではない。

　一度、完成された認知症を元に戻すことは極めて困難である。従って、認知症を早期から予防することには大きな意義がある。

　ここでは認知症を予防し、進行させない方法について述べるが、その基本は脳細胞を細胞死から守ることにある。

①**食事療法**

　　脳細胞への栄養補給は重要なので、良質な栄養を毎日摂ることを心がける。栄養素としては、ビタミン、微量元素、抗酸化剤、アミノ酸、リン脂

質がバランス良く配合されるとよい。

　ビタミン、抗酸化物質を含む野菜、海藻、果実の摂取は奨励される。脳の働きに必要なアミノ酸の摂取に留意する。魚、内臓にはタウリンが、野生動物の肉、豚肉、チーズ、小麦胚芽、鴨、七面鳥にはトリプトファン、牛肉にはカルニチンが多く含まれる。もちろん、家畜の飼育状態に配慮し、抗生物質、ステロイドホルモン、人工飼料を使っていないものがよい。無農薬飼料を使用しているものはなおよい。

　脂肪摂取については注意を要する。揚げ物、レトルト食品など、脂肪の取りすぎは良くない。完全不飽和脂肪酸（一般のサラダ油など）や飽和脂肪酸（ラードやバター、ベーコンの油などの動物性脂肪）に偏らず、以下に示した、酸化作用を起こしにくい多価不飽和脂肪酸を日常使用する基本的油にすべきである。外食の際は、カロリー、塩分、動物性脂肪分の過剰に注意する。

- エクストラバージンのオリーブオイル（一番搾り、低温加工）
- 低温搾りのキャノーラ油
- シソ油
- 魚油（イワシやサバなどの青身魚）
- アマニ油、グレープシードオイル、その他の多価不飽和植物油

②運動療法

　脳神経系の老化予防のポイントはまず神経を使うことにある。その意味でも、運動神経を使う運動の実践は有効である。たとえ軽度の麻痺などの機能障害があったとしても、死滅した細胞の周囲の脳細胞がこれを補うように作用する。組織学的には、脳神経細胞の樹状突起が伸びて、新たなネットワークを構築することにより、失われた機能が回復する。

　色々な神経を使うことが重要なので、全身運動、細かい手作業、目や耳などの感覚器の訓練など、色々組み合わせるとよい。例えば、美術館へ行くという行為は、あちこち歩き回る全身運動、目という感覚器を使い、認知力、想像力を働かせるなどの前頭葉機能を刺激する大変優れた療法となろう。また高齢者が「とげ抜き地蔵」に行くという行為は、あちこち歩き回る全身運動、線香の香りを嗅覚で嗅ぎ、だんごの味を味覚で味わうなど

の組み合わせ療法となる。

③生活療法

「ブレインフィットネス」といった頭の体操は奨励される。具体的には、将棋、囲碁、麻雀、太極拳、ダンス、クロスワードパズル、成人教育講座、ボランティア活動、その他の趣味など、頭を使うレクリエーションである。

会話は、聴覚を介して人の話を聞き、感覚性言語中枢でそれを理解し、運動性言語中枢で会話を発するという行為の組み合わせである。会話を通じて、これらの脳神経細胞の鍛錬となるのに加えて、ストレス発散の場にもなる。一般にコミュニケーション能力は男性よりも女性のほうが優れており、このことも平均寿命の男女差に寄与していると考えられている。

ヒトは時に報酬を求める。報酬は脳内ドパミン分泌を刺激する。頑張った自分への褒美が報酬の原点であるが、頑張っている患者に対し適切に評価し、時に賞賛や励ましの言葉をかけることは医療従事者からの貴重な報酬となる。

④サプリメント療法

サプリメントの基本は、マルチビタミン、マルチミネラル、抗酸化物質である。ビタミンでは、ビタミンA・C・Eといった抗酸化系のもの、神経機能に重要なビタミンB群・葉酸が中心になる。ミネラルでは、カルシウムなどの基本的なものと、セレンなどの抗酸化作用のある微量元素が推奨される。抗酸化剤の代表はCoQ10であるが、その他にもフラバンジェノール®、カテキン、リコピンなどがある。

イチョウの葉エキスは、脳の血流を促進すると言われ、ヨーロッパを中心に認知症予防薬として用いられている。神経細胞の膜を構成するリン脂質フォスファチジルセリン（Phosphatidyl Serine）や、アセチルLカルニチン（Acetyl-L-Carnitine）は、記憶力の回復や脊髄の病気の予防に効果があるとされる。脳神経細胞の樹状突起が成長する際には、リン脂質、不飽和脂肪酸、アミノ酸が必要となる。

アミノ酸は神経伝達物質の材料となるので、蛋白摂取量が1日80ｇに達しない場合はこれを補う。またアミノ酸は、成長ホルモンなどのペプチドホルモンの材料としても重要である。ローズマリー抽出物（ロスマリン

酸）にはβアミロイド凝集抑制効果が期待されている。

⑤薬物療法

抗認知症薬の代表には、アリセプト®（ドネペジル）、シンメトレル®（アマンタジン）がある。

アリセプト®（ドネペジル）は、神経伝達物質アセチルコリンの分解酵素であるアセチルコリンエステラーゼを可逆的に阻害することにより、アセチルコリンの分解を抑制する作用がある。アセチルコリンは、アルツハイマー病で減少することが知られており、アリセプトによって脳内のアセチルコリンが分解されにくくなり、脳内のアセチルコリン濃度が高まって抗認知症効果を示す。

シンメトレル®（アマンタジン）は、脳の黒質線条体路のドパミン作動性神経において、ドパミン放出を促進する結果、脳の中でも前頭葉の血流増加をもたらすことによって、低下した自発性や意欲を亢進させる作用がある。本剤は、MRIなどにより前頭葉の萎縮傾向があると判明したアルツハイマー病における認知症の進行抑制に有用とされている。

これらは認知症という診断がついてから処方される薬剤である。実際には、高度の認知症にはほとんど無効と言わざるをえず、軽度から中程度以下の症例に対してのみ効果を示す。現在の日本では、認知症の予防という意味では保険診療は認められていない点に問題がある。

バファリン81®（アスピリン）などの非ステロイド系消炎鎮痛剤は、血小板凝集抑制作用があり、微小脳塞栓を予防する作用がある。これは脳血管性認知症の予防に通じる。またアスピリンの抗炎症作用は、危険因子の一つのCRPを低下させる作用があり、この点からも脳動脈硬化の予防に働く。

脳神経の老化には、甲状腺ホルモン、DHEA、メラトニン、成長ホルモン/IGF-I、女性ホルモン、男性ホルモンなどのいくつかのホルモンの低下が関与する。

甲状腺ホルモンは、身体や脳の正常な発育に必須のホルモンで、新生児の時に不足すると知能の発育が著しく阻害される。甲状腺機能低下症などで本ホルモンが不足すると、知的機能の低下を示すことがわかっている。

副腎より分泌されるDHEAは、加齢と共に減少するが、健全な精神活動にはDHEAが不可欠である。特にストレス時に分泌されるコルチゾルに対抗するために、DHEAが重要な役割を果たす。

　メラトニンは、脳の松果体から分泌されるホルモンで、睡眠のリズムに密接に関係している。このホルモンが低下すると、睡眠の質が低下し、睡眠障害が現れる。メラトニンの脳内代謝産物AMKとオメガ3系脂肪酸には長期記憶改善作用があり、βアミロイドの凝集抑制などの効果が期待されている（36頁参照）。

　脳下垂体から分泌される成長ホルモンは、成人になってからも分泌され、若さと健康を保つためにさまざまな作用を発揮する。入眠初期に最も多く分泌され、肝臓で産生されるIGF-Iと共に、健常な神経活動を営むために必要である。

　エストロゲンは、女性ホルモンの一つで、中年になると減少し、更年期障害の原因ともされている。また、気分の高揚、認知症の進展にも影響を与えることが知られている。

　テストステロンは男性ホルモンの一つで、中年になると減少しはじめる。このホルモンの低下は、意欲低下、初老期鬱病に関与する。

　その他に、スマートドラッグと呼ばれる薬剤がある。これは、加齢による思考能力や集中力の衰えに対して、脳の働きを活発にする作用がある薬品群のことである。この分野に関する医学的検証は、極めて少ない。

消化器系・肝臓機能の老化予防

　加齢や老化に伴う疾患は生活習慣病や癌ばかりではない。生活習慣病とは、暴飲暴食、不十分な咀しゃく、脂肪や食塩の過剰摂取、食物繊維の摂取不足、過酸化物の過剰摂取、飲酒などの好ましくない食生活や喫煙、運動不足などの不適切な習慣が誘引となって発症する病気の総称であるが、肝臓、胆嚢、膵臓を含む消化器系臓器や器官と大きな関わりを持っている。

　消化器病学や肝臓病学の分野では、加齢や老化に伴う変化については、消化・吸収能力、運動機能、免疫機能、代謝機能の観点から、大きく五つにわけ

られる。

①消化・吸収能力の低下

　胃液、胆汁、膵液といった消化液が分泌されることにより、食物は消化を受ける。消化液の分泌量が加齢と共に減ってくると消化能力が低下する。小腸では、運動機能の低下に加え、粘膜の微小循環が劣化することにより、吸収能力が衰える。

②消化器運動機能の低下

　食道、胃、小腸、大腸には蠕動運動といって、内容物を混和しつつ先へと送り出す消化管運動がある。蠕動能力は加齢と共に低下する。胃の運動が低下し内容物が停滞すると胃もたれの症状が起こり、胃内容が食道に逆流すると、胸焼け症状が生ずる。大腸の運動が低下すると便秘となる。

③消化管免疫機能の低下

　消化管免疫機能が低下すると、腸内異常発酵や細菌性下痢、胆嚢炎などの胆道系感染を起こしやすくなる。また、身体全体の免疫機能が低下すると、監視の目を逃れた異型細胞（癌化した細胞）が増え、胃癌や大腸癌の頻度が高まる。

④代謝機能の低下

　代謝を司る肝臓機能が低下すると、エネルギー代謝、老廃物の解毒・代謝、蛋白合成など、身体機能を維持するために重要な機能に支障をきたす。しかし肝臓の予備能力は大きいので症状は現れにくいが、肝機能の低下と共にIGF-I産生能が低下する。しかし高齢者が体力がなく疲れやすいのは、肝臓機能の低下よりも心肺機能の衰えによる場合が多い。腹水があっても治療効果があり、血清ビリルビン2.0〜3.0 mg/dL、血清アルブミン3.0〜3.5 g/dL、ICG（インドシアニングリーン）15分値15〜40％、プロトロンビン活性値50〜80％の臨床病期分類Ⅱの肝硬変では、血清IGF-Iが80 ng/mL前後まで低下しており、QOLの劣化に大きく関与しているものと思われる。

⑤動脈硬化と消化管機能

　動脈硬化は消化管の機能に大きく影響を及ぼす。動脈硬化の程度を検査する手段としては、眼底検査、超音波断層法、サーモグラフィ、血管造影検査、指先容積脈波検査、脳波解析などがある。消化管の動脈硬化は蠕動運動の低下、

潰瘍形成、虚血性腸炎の原因となる。

　加齢に伴うこれらの変化はそれぞれの因子が複雑に関係して発生する。さらには心理的・社会的要因などの因子が加味される。食事摂取は日常生活において必要不可欠であり、生活の質を追求するうえでも、消化管や肝臓の機能低下を予防することは重要である。

　著者らは、消化器症状の発現と加齢との関連について、人間ドック受診者229 例について抗加齢 QOL 共通問診票（22～23 頁参照）内の消化器症状（食欲不振・胃が張る・胃痛・下痢・便秘）と、加齢の構成因子である実年齢・血管年齢・骨年齢・各ホルモン値との相関について検討したことがある。その結果、実年齢と骨年齢はいずれの症状とも相関しなかったが、血管年齢は食欲不振・胃が張ると、甲状腺ホルモン FT_3 の低下は食欲不振と、DHEA-s の低下は便秘と、女性ホルモン（エストラジオール）は胃痛と相関した。これらの成績は、高齢者の消化器症状や疾患の発現には実年齢よりも生理的年齢がより重要であることを示している。

消化管機能の老化予防

1. 消化と吸収能力の低下

　消化管における消化吸収の第一過程は、咀しゃく運動である。加齢に伴う咀しゃく機能の低下は個人差が大きく、その後の消化吸収の過程に大きく影響する。

　胃では胃液（1 日約 1.5～2.5 リットル）、十二指腸では胆汁や膵液が分泌され、食物の消化を助けるが、消化液の分泌量は加齢と共に減少する。膵臓ではインスリン分泌に関わるランゲルハンス細胞機能はよく保たれるが、膵液を分泌する外分泌腺細胞は加齢と共に減少する。80 歳以上の人の膵臓では弾力線維が減少し、小葉内の排泄管拡張が顕著になる。その結果、高齢者では消化機能が格段に低下する。

　吸収能力については、測定法が複雑なため研究成績は限られる。小腸では、粘膜の上皮細胞機能が加齢と共に低下するほか、粘膜下毛細血管網の密度や血

流が低下することにより、吸収能力が衰える。小腸で吸収された栄養分は、毛細血管から門脈を経由して肝臓に運搬されるが、動脈硬化によって循環障害が加わると、肝臓でのエネルギー代謝にも支障をきたす。

　13C混合中性脂肪を用いた呼気検査法によって高齢者の消化吸収能機能を測定すると、明らかな吸収不良は生じていないことがわかる。しかし潜在能力が低下するので過食により消化不良を起こしやすい。70歳を過ぎると、摂取するカロリー量が低下し、蛋白質の代謝機能が低下する。これはテストステロン、蛋白同化ステロイド、成長ホルモン/IGF-Iなどの蛋白代謝に影響するホルモン分泌が低下するためである。蛋白代謝が低下すると、T細胞機能の低下など免疫機構の脆弱化にもつながり、高齢者の易感染性も要因の一つになる。

1）治療
　①生活療法
　　食事はよく噛み、腹八分目、規則正しく、1日3回食べること。脂肪や塩分の取りすぎに注意する。
　②サプリメント療法
　　消化酵素剤など。

2．消化管運動機能の低下
ア．胸焼け

　食物は、食道から胃へ移動し、胃酸による消化を受けた後、十二指腸へと送られる。しかし下部食道括約筋の筋力が低下し、食道胃接合部（ECJ）の逆流防止機構がゆるむと、胃酸の逆流が起こり、食道粘膜にさまざまな程度の傷害を生じ、胸焼けの原因となる。食道粘膜の損傷が高度になると、逆流性食道炎や胃食道逆流症（GERD）を引き起こす。加齢と共に胸焼けの頻度は高まる。逆流性食道炎は10年前の日本では数%程度であったが、最近では欧米なみの10%以上に達している。日本人の生活様式の変化、食生活の欧米化、肥満の増加、高齢に伴う食道裂孔ヘルニアの増加も、胸焼けの増加に関与している。

　原因としては、下部食道括約筋（LES）のゆるみ、加齢による消化管運動機能の低下、腹圧の上昇、食道裂孔ヘルニアが挙げられる。

第5章　加齢による各障害の診断と治療

1）治療
　①生活療法
　　加齢に伴う筋力の低下から下部食道括約筋がゆるむ。飽食・過食・脂肪食、ビールや炭酸飲料は、胃の拡張をもたらし括約筋のゆるみを助長するので控える。
　　消化管運動機能が低下すると、胃の内容物が停滞し、食道へ逆流しやすくなるので、ねこ背など前かがみ姿勢を正すこと。骨粗鬆症は前かがみ姿勢の原因となるので予防する。
　　肥満で内臓脂肪が増えると、腹圧が上昇して胸焼けが助長される。女性に多くみられる。腹巻きやコルセットの装着も腹圧の上昇につながる。
　②専門治療
　　H2ブロッカーやプロトンポンプインヒビター（PPI）などの胃酸分泌抑制剤を用いる。食道裂孔ヘルニアが高度で内服により症状が管理できない時には、手術療法も考慮する。

イ．胃もたれと便秘

　胃の内容物が十二指腸に移動して胃が空になるまで時間を胃内容排出時間（Gastric Emptying Time）という。成人では約4時間半であるが、消化管運動が衰える70歳以上者では6〜16時間かかる。胃内容物が胃内に停滞すると、胃もたれ、げっぷ、腹部膨満感が現れる。胃アトニーやNon-ulcer Dyspepsiaとも呼ばれる。
　便秘には、腸の癒着や炎症などにより腸が狭窄して通過障害をきたす器質性便秘と、大腸の運動障害により生じる機能性便秘がある。便秘に伴って、肌あれ、吹き出物、肥満、高血圧、冷え性が現れる。
　機能性便秘には、大腸の運動機能が亢進して腸管が痙攣して起こる痙攣性便秘と、腸管の蠕動が低下して起こる無力性便秘がある。無力性便秘は常習性便秘とも呼ばれ、最も頻度が高く、胃アトニーなどの消化管運動障害を伴う無力体質の女性や高齢者に多く見られる。

1）治療
　①生活療法
　　加齢に伴う胃もたれや常習性便秘を根本的に治療するのは簡単ではない。要因としては、食物繊維の摂取不足、筋力の衰え、血流の低下、消化管壁在神経機能（アウエルバッハ神経叢、マイッスナー神経叢）の衰え、消化管ホルモン（ガストリン、コレシストキニン、モチリン）の減少、甲状腺ホルモンの低下が複合的に関与している。生活療法としては、食事は繊維質（20～30g）を摂り、水（1.5～2リットル）を十分摂取する。有酸素運動（最低でも30分のウォーキング）を週4回以上行う。腹筋などの筋力トレーニングを週2回行う。排便習慣をつける、胃もたれの原因となる脂肪を制限するなどである。

　②サプリメント療法
　　ビタミンバランスに留意し、不足気味の時には補う。食物繊維や海藻由来のフコイダンを摂取する。便秘の民間療法としてセンナやアロエを用いる。

　③専門医療
　　消化剤や消化管運動改善薬や便秘薬を用いる。

3. 消化管免疫機能の低下

　消化管は、細菌やウイルス、寄生虫が身体に最も侵入しやすい部位である。これらの病原体の進入から身体を守るために、消化管では独特の免疫機構が発達している。通常のリンパ節に相当する機構は、消化管ではパイエル板と呼ばれ、消化管免疫の中心的な役割を果たす。

　骨髄や胸腺で形成されたリンパ球は、血液中からと組織へ移動するとリンパ管を経由してリンパ節に集まるが、腸管壁ではパイエル板に集結して、体外からの病原体の攻撃に備える。T細胞、B細胞といったリンパ球、貪食作用を持つマクロファージなどの免疫担当細胞は、サイトカインと呼ばれるさまざまな物質を産生し、免疫細胞の分化や増殖、免疫反応や炎症反応を調整する。サイトカインにはインターロイキン（IL）、腫瘍壊死因子（TNF）、血小板凝集因子（PAF）などがある。

小腸や大腸の腸管免疫に関わるリンパ球数は、加齢により減少し、個々の免疫細胞の機能も衰える。サイトカインの産生量も加齢と共に変化する。一般にIL-6、TNF、PAFなど炎症反応を促進させるサイトカインは増える傾向にあり、IL-2など免疫細胞の分化、増殖に関わる因子は減少する。一般的にIL-6などの炎症性サイトカインは、神経成長因子などさまざまな成長因子（Growth Factor）の産生を抑制する。

一般に免疫機能が低下すると、監視の目を逃れた異型細胞（癌化した細胞）が増え、胃癌や大腸癌の頻度が高まる。消化管局所の免疫機能が低下すると、腸内細菌の種類に異変をきたし、細菌性下痢や胆嚢炎を起こしやすくなる。

1）治療

①生活療法

適度な運動・睡眠は免疫機能を向上させる。ストレス、過労、睡眠不足、アルコール多飲は免疫機能を低下させるので是正する。ストレスにより副腎から分泌されるコルチゾルはリンパ球数の減少、胸腺の萎縮をもたらす。

②抗加齢療法

DHEAは免疫強化作用を有するので、DHEA-sがサブオプティマル値の時はこれを補う。

加齢と腸内細菌叢

癌や生活習慣病を予防して健康な生活を維持するためには、大腸の中で善玉の腸内細菌を育てることが大切である。ヒトがサルから進化をとげてきた300〜400万年前から、腸内細菌は、腸内で栄養補給を受けながらヒトの健康維持に寄与するというギブ・アンド・テイクの共生関係を保ってきた。腸内細菌は、消化管全体では約100〜120兆個、その種類は300〜400種類、重量は約1〜1.5 kgである。腸内細菌の働きには、病原菌・化学物質・発癌物質の除去、消化や吸収の補助、ビタミンやホルモンの生成、免疫機構の強化、約3000種類もの酵素の精製が挙げられる。

老化により腸内細菌叢の菌構成は変化する。

1. 口腔内細菌の変化

　加齢や糖尿病に伴う歯周病の増加と、唾液内の抗菌物質の低下によって、口腔内にはおびただしい数の細菌が繁殖する。口腔内の細菌は、腸内細菌叢に影響を及ぼし、高齢者では肺炎や気管支炎の原因になる。

2. 胃酸の減少

　胃酸はpH1〜3の強酸で、口から入った細菌の大部分を殺菌する。加齢と共に胃酸分泌が低下すると、ピロリ菌や雑菌が胃の中に繁殖し腸内細菌のバランスをくずす。

3. 腸内細菌叢

　腸管内でウエルチ菌などの悪玉菌が増え、ビフィズス菌などの善玉菌の割合が減る。悪玉菌が増えると、異常発酵により腸管内に毒素が発生し、食物の消化・吸収が抑制され、腸管免疫機能は低下する。免疫力が低下すると、癌やポリープができやすくなる。腸管内で発生した毒素は血液中に移行し、にきびや吹き出物の原因となる。腸内細菌と体内時計は双方向性に影響しあう。健全な腸内細菌を増やすことが身体の健康に通じる。

　善玉菌の代表的特性は乳酸、酢酸、酪酸を産生することである。ビフィズス菌、乳酸菌、酪酸菌がその代表である。酢酸や酪酸などの短鎖脂肪酸は特異的受容体（GPR41、GPR43など）を介して様々な作用を発揮する。インスリン調節、体温調整、基礎代謝制御、脂肪組織の代謝制御、免疫制御と多岐にわたる。善玉菌の割合は、測定方法にもよるが、乳幼児で60〜70％、その後次第に減少し、20代で40％程度、40歳を超えると10％以下になる。40歳以降でも30〜40％の善玉菌を腸内に確保したい。

　これまで腸内細菌量を測定する簡便かつ高精度の検査法がなかったが、今後腸内細菌メタゲノム解析（プライマリーセル）によるデータを蓄積してゆく予定である。

1）治療

　①生活療法

　　腸管細菌を守る方法として、食物をよく噛む（1口に30回以上）、繊維

質を摂取する（20〜30 g/日）、野菜・海藻をよく摂る、発酵食品（納豆、ヨーグルトなど）をよく摂る、食品添加物・人工色素・農薬を含んだ食物や飲み物を避ける、睡眠直前の食事を避け量は腹八分目とする、不必要な制酸剤・胃酸分泌抑制剤を飲まない、便秘を避けるが挙げられる。喫煙によりタールなどの有害成分の一部は消化管に達し、さまざまな弊害を起こすので禁煙する。

②サプリメント療法

プレバイオティクス、プロビオティクス、ビタミン・ミネラル、消化酵素などサプリメントを補給する。乳酸菌製剤、沖縄モズク・昆布などに含まれるフコイダンを補給する。アスタキサンチンには腸内細菌叢を保つ作用がある。

萎縮性胃炎（Atrophic Gastritis）

萎縮性胃炎は、慢性胃炎の一つの形態である。慢性胃炎が進行していく過程では、胃粘膜には表層性変化と萎縮性変化がさまざまな形で混在し、終末像は萎縮性変化が主体となる。内視鏡的には胃粘膜が薄くなり血管透見を伴うのが特徴で、病理組織学的には胃液の主成分（胃酸とペプシノーゲン）を分泌する胃底腺が減少し、胃底腺と幽門腺との境界が口側にせり上がるようになる。萎縮性胃炎には、萎縮が前庭部に限局した閉鎖型（closed type）と萎縮が胃体部まで進行した開放型（open type）があり、閉鎖型が進行すると開放型になる。萎縮性胃炎が進行すると内因子産生が低下しビタミン B_{12} 吸収が阻害され、ホモシステイン上昇が生じる。症状はさまざまであるが、心窩部痛（胃痛）よりも上腹部不快感、胃もたれ、腹部膨満感、食欲不振のほうが多い。原因としては、加齢による変化、ピロリ菌（H. pylori）感染が挙げられている。

ここで言う加齢とは、実年齢ではなく、あくまで機能的年齢を意味する。全身の内分泌機能については個人差が大きく、その差は加齢と共に広がる一方となる。内分泌機能を含めた機能的年齢のほうが萎縮性胃炎の進行と関連が強い可能性はある。ピロリ菌感染による胃粘膜の反応は、潰瘍形成、萎縮性胃炎、過形成性ポリープを生じるものから正常に近い場合まで多彩な形態を呈する。

このような宿主側の差が抗加齢医学の考え方で説明できるかどうか、研究を進めてきた。その結果、内視鏡診断による閉鎖型胃炎から開放型胃炎への進展は、実年齢には相関せず、ピロリ菌感染と IGF-I の低下と相関することが示された。この傾向は IGF-I が 165 ng/mL 以下の例で顕著であった。

1) 治療

①生活療法

治療法については、これまでは胃粘膜の萎縮性変化は加齢によるもので非可逆的であり、元には戻らないとされてきた。しかし IGF-I の低下と関連があるので、成長ホルモン/IGF-I 分泌を刺激するような生活療法は大切である。また成長ホルモン/IGF-I 分泌を妨げるような因子は排除する。食事はよく噛み、腹八分目、規則正しく、1日3回食べること。萎縮した粘膜の胃癌発症頻度は高いので、年1度胃内視鏡検査を欠かさないようにする。

②サプリメント療法

若年のピロリ菌感染者では、萎縮性変化の進行を食い止める目的で、ピロリ菌除菌が有効である可能性はあるが、医学的裏づけはない。ピロリ菌に対して有効である食品として、沖縄モズクなどに含まれるフコイダン、抗ピロリ菌作用のある乳酸菌（LG21）を含むヨーグルト、抗ピロリ菌抗体を含む免疫タマゴが提唱されており、医学的検証が待たれる。

癌の予防

日本人の三大死因は癌、脳卒中、心臓病である。従って、予防を含め、癌と戦うことは、健康長寿を達成するためにも極めて重要である。

癌は発生時期によって、小児期に発生するものと、成人になってから発生するものとの二つのタイプに大別される。いずれの癌の場合でも、遺伝子レベルでの異常が原因である。そして、前者の場合、遺伝子の異常に先天的要素が多く関与していることが多い。一方後者では、細胞が分裂して遺伝子の複製を繰り返していく過程で、有害な発癌性物質や紫外線、発癌に関連するウイルスの影響を受けるなどの外的要因や、遺伝子複製過程での変異などの後天的要素が

強いとされる。40歳を超えると「癌年齢」と言われ、胃癌、肺癌、大腸癌などに注意するよう指導される。

胃癌は胃壁の表面の上皮細胞から、肺癌は気管支や肺の上皮細胞または腺細胞から、大腸癌は大腸壁の表面の上皮細胞から発生する癌である。これらの細胞は体外のさまざまな物質と直接触れ合って酷使されるため、細胞が生まれてから脱落するまでの周期が短いという特徴を持っている。つまり、細胞分裂のスピードが早く、何度も何度も遺伝子が複製されるため、発癌性物質による遺伝子の損傷や複製過程での間違いが生じる可能性が他の部位の細胞に比べて多くなる。そのために、胃癌、肺癌、大腸癌は他の臓器の癌に比べ、圧倒的に頻度が高い。

抗加齢医学の趣旨からして、癌で命を落としては元も子もないので、通常よりも強い基準に基づいて、癌に対する予防、早期発見、早期治療を方針としている。

1. 生活療法

生活習慣で注意すべきは飲酒と喫煙であろう。WHOの調査によれば、過度の飲酒は、舌癌、喉頭癌、食道癌の発症と関係があると言われている。特にブランデーやウォッカなどのアルコール濃度の高い酒を飲む習慣がある地域で食道癌の頻度が高い。また、アルコール摂取量と肝臓癌の発生にも関係がある。特にアルコール依存で栄養バランスがくずれていると、免疫力が低下し、癌が発症しやすくなる。また飲酒には煙草がつきものといった具合に、悪条件が重なると、相乗効果により癌の危険がさらに強まる。飲酒中の煙草は極力控え、強い酒は薄めて飲むように配慮すべきである。

喫煙は発癌の大きな危険因子である。煙草を1日25本以上吸う人は、吸わない人に比べて、死亡率が、喉頭癌で90倍以上、肺癌で7倍以上となる。禁煙すれば癌になる危険は減ってくる。吸わない人と同程度の危険率になるまで5年の禁煙期間が必要である。受動喫煙の弊害もある。夫が1日20本以上喫煙する場合は、夫が喫煙しない場合に比べて、妻が肺癌で死亡する率は約2倍となる。

「東京から肺癌をなくす会」(国立がんセンター主催)では、マイルドセブン

を40本以上吸うなら、ショートピース20本に減らすように指導している。そして1日20本から10本へ、それから食後の一服程度、最終的には完全禁煙といった具合に、喫煙本数はできるだけ少ないほうがよい。

シャワーや入浴などの習慣により身体の衛生状態を保つことは、皮膚癌や陰茎癌、子宮頸癌の予防に有効である。近年、若年女性における子宮頸部癌の頻度が増えている。これには不特定多数との性的交渉によるウイルス感染が関与するので、性行動についてもある程度の節度が望まれる。

日光に含まれる紫外線が皮膚癌の発症に関与する。紫外線暴露により、細胞内にフリーラジカルが発生、細胞の遺伝子が損傷され、癌を誘発する可能性が高まる。30歳を過ぎたら紫外線を浴びることをできるだけ避ける。

胃癌、肺癌、大腸癌のような発症頻度の高い癌には、人間ドックなどの定期検診が最も有効な対策である。

胃癌については、年に1度の胃内視鏡検査（胃カメラ）を受けること。X線被爆の害がなく、バリウム造影剤などの異物を体内に入れる必要がないことからも、胃カメラのほうがより良いと思われる。

肺癌については、年1度の胸部X線検査が推奨されている。「東京から肺癌をなくす会」によれば、年に1度の胸部CTスキャンのほうが、肺癌の早期発見のために有効であるとされている。従って、人間ドック検診施設で追加項目（オプション）に胸部CTスキャンがあれば選択すべきである。近年、CTスキャンの性能が上がりX線被爆量も格段に低くなっている。

大腸癌については、年に1度の便潜血検査と4年に1度の大腸精密検査を受けるようにする。大腸精密検査は、バリウムによる造影法と大腸内視鏡検査がある。大腸内視鏡検査はすぐれた検査法だが、術者による技術的な差、「うまい、へた」があるのが問題点であろう。

その他の癌については、女性は乳癌検診と子宮癌検診を、男性は前立腺癌の腫瘍マーカーのチェックを忘れずに行う。

腹部超音波検査は、全く害もなく有効な検査で、肝臓、胆嚢、膵臓、腎臓に関して多くの情報が得られる。

40歳を過ぎたら、早期発見、早期治療が基本原則となる。症状がなくとも、人間ドックや癌検診を年1回受けることが、早期発見、早期治療の王道となる。

2. 食事療法

　食事療法の基本は適正カロリーとバランスである。動物実験では、自由に好きなだけを食べさせた肥満ラットと、食事量を60％に制限したスリムなラットでは、食事制限グループのほうが、発癌率が低く長寿であることが示されている。バランスについては、偏食と発癌の関係が疫学調査や動物実験によって明らかになっている。大切なことは、食品中には、癌を引き起こす物質と癌を抑える物質が共存していることである。例えば、脂肪の摂取過剰は、大腸癌、乳癌、子宮癌の発症に関与し、ワラビに含まれる成分も量が多いと問題になる。また、塩分の過剰摂取は胃癌の発症に関与している。1日の塩分摂取は10g以内に抑える。癌を抑える物質としては、ビタミンA・C・E、食物繊維などがある。国立がんセンター疫学部　津金昌一郎博士（昭和56年慶大医卒）の疫学調査によれば、βカロチンやビタミンA・C・Eを含む野菜類を多く食べることで、肺癌、膀胱癌、喉頭癌、胃癌などにかかりにくくなることが明らかにされている。食物繊維は、腸内細菌の健全化、大腸の蠕動運動の活発化、便秘の予防、繊維成分による腸内発癌物質の希釈作用などにより、大腸癌の発症頻度を減らすことが予想される。このように、食事の際は多種類の食品を摂取し、発癌作用のある物質を癌を抑える物質で相殺させる必要がある。

　ピーナツやトウモロコシにつくカビにはアフラトキシンなどの強い発癌物質が含まれており、肝臓癌の発症に関与する。ナッツやパン、餅を食べる時にはカビに注意する。

　熱い料理を食する習慣のある地域に食道癌が多いという報告があることから、熱い飲料や料理を早食いすることは良くない。魚や肉を焼いてできる焦げは発癌物質が含まれているので、焦げを大量に食べることは避ける。さらに注意すべき点は、焦げに含まれる2級アミンが、野菜・漬け物・飲料水に含まれている亜硝酸と反応して、生体内でニトロソアミンなどの強力な発癌物質を生成することである。これに予防的に働く要因としては、緑茶、タマネギ、ニンニク、セレニウムなどが良いと言われている。

　インスタント食品やレトルト食品の多用は悪しき食習慣の代表である。まずは食の安全には十分に配慮したい。防腐剤・防カビ剤・漂白剤・発色剤・保存剤・人工色素などの添加物が加えられた食品を摂りすぎないように注意を要す

る。日本で認可されたものには、安全性に関するそれなりの根拠があるとされているが、定期的な見直し作業は必要であろう。

赤色3号・赤色106号・黄色4号・黄色5号・青色1号などのタール系着色料のほとんどが日本でしか認可されておらず、染色体異常や発癌性の疑いが持たれている。亜硝酸ナトリウム・過酸化水素は発色剤・漂白剤として使用されることがあるが、多量摂取による中毒症があり、発癌性の疑いもある。保存料として用いられているソルビン酸カリウムは、動物実験で肝臓肥大の報告があり、亜硝酸ナトリウムと反応して発癌物質に変化する可能性がある。

農産品についても、大量の農薬・除草剤、過剰な化学肥料が使用されていないかどうか確認すべきである。オルトフェニルフェノール（OPP）・チアベンダゾール（TBZ）・イマザリルなどの防カビ剤は、輸入物のオレンジやグレープフルーツ、レモン、リンゴに使用されていることがある。OPPは発癌性、TBZは催奇形性、イマザリルにはその両者がある。

癌を防ぎ、健康長寿の食事の秘訣は、「よく噛んで、規則正しく、ゆっくりと、色々楽しみ、腹八分目」となる。

3. 運動療法

適度な運動と休養は健康な生活を送るために欠かせない。疲労が慢性化して、ストレス負荷が過剰になると、身体の生理機能が低下して、癌を含め病気に罹患しやすくなる。適度な運動により時には身体をリフレッシュさせる必要がある。運動はまた、ストレス対策としても有用である。

事務職などで1日中椅子に座っている人と、肉体労働者など身体を駆使している人を比較すると、身体の運動量が多い人のほうが明らかに大腸癌の発症頻度が低い。

4. 精神療法

癌の発症率が高い職業ワースト5を、ある日本の生命保険会社が調査している。その結果、第1位マスコミ関係者、第2位交通機関の乗務員、第3位金融機関に勤務する者、第4位商社マン、第5位生産工場の管理職であったという。55〜59歳までの癌死亡者発生率を1とすると、第1位のマスコミ関係は、癌

で死亡する率は 2.6 倍も高いという結果が出ている。生活のリズムが不規則で、ストレスも多い。身体に異常を感じても、周りのスタッフに迷惑をかけたくない。自分が休むと番組が作れなくなる。病院に行けない雰囲気がある。気がついたら癌が手遅れになってしまう、などの理由が挙げられている。ワースト 2 位の交通機関の乗務員では 2.5 倍となっている。特にタクシー運転手の場合は、24 時間勤務と翌 1 日は休み、といった不規則な生活に加えて、客とのトラブルや交通渋滞、イライラなどでかなり神経を消耗するのが原因である。癌死の多い職業は、全体的にストレスが多い職場と言える。

仕事とストレスの関係に関する別の研究では、仕事の内容にどれだけ自分の裁量権があるか、時間を自由に使えるかが、重要なポイントとなる。裁量権と自由な時間の使い方が確保されていれば、仕事がハードでもストレスは貯まりにくい。

発癌物質を与えた動物にフラッシュをたいたり、高温にしたりしてストレスを加えると、発癌物質だけを与えた場合よりも癌の発生率が高くなるという実験成績もある。また、疲労によって生じた化学物質が、ラットの腫瘍の発育を促進したという報告もある。いずれも疲労とストレスは癌の発症・発育を助長することを示している。

ストレスが癌の引き金になる理由については、さまざまな研究がある。ストレスホルモンのコルチゾルが免疫機能を低下させることは大きな要因となっている。癌細胞を抑え込む NK 細胞の活性が過度のストレスで低下することが報告されている。身体全体の免疫機能が低下すると、監視の目を逃れた異型細胞（癌化した細胞）が増殖して、胃癌や大腸癌などの消化器癌が増えてくる。また、消化管局所における免疫機能が低下すること、腸内細菌の種類や数に異変をきたして、悪玉の細菌が増殖し、癌を引き起こす物質が増えてくることも原因となる。

精神療法としては、気を持つこと、ストレス対策、睡眠の質を保つことが基本となる。「自分は絶対に癌にならないぞ」という気を持ち、免疫応答細胞が癌細胞をやっつけている様子をイメージする療法、「お笑い療法」は悪くない。私の消化器病外来では担癌患者は常にとっておきの笑顔で迎えられていて、アルコール性臓器障害患者に対する厳しい仏頂面に比べると、えこひいきと言わ

れても仕方ないほど大きな差がある。

　このような診療は、国立がんセンターなどから紹介された担癌患者に対し、安心感と安らぎを与え、精神面でプラスに作用し、免疫力を増強させるものと信じている。

　そしてストレス対策となるが、詳細については専門書に譲る。ストレス対策の基本は休息であり、睡眠によってストレスによるダメージを回復させることにある。それには睡眠の質が重要となる。

5. サプリメント療法

　緑黄色野菜に多く含まれ体内でビタミン A に変わる β カロチン、またレバーなどに含まれるビタミン A、緑茶や緑黄色野菜に含まれる植物成分のポリフェノールなどは、発癌促進物質の効力を低め、癌の発生を防ぐ作用のあることが動物実験などから明らかになっている。β カロチンやビタミン A を含む食品を多く摂取することで、肺癌、膀胱癌、喉頭癌、胃癌の発症頻度が減ることが示されている。

　紫外線を多く浴びてしまったら、ビタミン E と C、CoQ10 を多めに補給すべきである。フリーラジカルによる遺伝子損傷を、少しでも食い止める必要がある。

・フコイダン

　フコイダンは、沖縄モズクやワカメ、コンブなどの海藻類のぬめり成分である。基本的には食物繊維であるので、大腸の腸内細菌の健全化に役立ち、便通の改善、有害物質の除去・軽減といった働きがあり、長期的には大腸癌や大腸ポリープの発症予防に結びつくと思われる。また、胃癌のリスクファクターの一つであるヘリコバクター・ピロリに対しても、抗ピロリ菌作用もある。海藻が嫌いな人は、サプリメントとしても入手できる。しかしながら「フコイダンによって癌が消える」ということではない。

6. メラトニン療法

　メラトニンについては睡眠障害の項で述べたが、それは睡眠のためだけのものではない。Reiter 博士らは 1991 年雑誌 *Aging* で、メラトニンがヒドロキシ

ル基およびペルオキソ基を含むフリーラジカルの強力な除去剤であることを報告している。

またメラトニンが放射線やフリーラジカルによる遺伝子障害を抑制する作用が明らかにされている。アリゾナ大学の Hill 博士らは 1988 年雑誌 *Cancer Research* で、乳癌細胞の組織培養液にメラトニンを加えると、細胞分裂の速度は 60% から 78% も低下することを報告している。

メラトニンの抗癌作用については疫学的研究でも示されている。Feychting 博士らは 1998 年雑誌 *Epidemiology Resources* で、盲人が健常者よりも癌全体の発病率が 31% 少ないことを報告している。盲人は、松果体が光によって影響を受けないので、体内のメラトニン濃度が高く、このことが癌に対して予防効果を発揮すると考えられている。

睡眠の質が低下している人には、癌予防の観点からも、メラトニン療法が推奨される。アガリクスやメシマコブよりずっと安価である。

癌の種類

1. 食道癌

食道癌は男性に多い。国では中国、フランス、ロシア、国内では秋田、沖縄、鹿児島に多い。強いアルコールを飲む習慣、飲食物を熱いままで摂取する習慣、喫煙習慣がある人は、食道癌の発生率が高くなる。

飲酒量の多い人（日本酒換算で毎日 2 合以上）が食道癌になる確率は、飲まない人と比較して 2 倍で、発症率は 1 日の飲酒量に比例して増大する。また、飲酒と喫煙の両因子が重なると、危険率はさらに高まる。

原因は、煙草に含まれる有害成分やアルコール、熱い飲食物が食道粘膜を直接的に障害し、遺伝子に変異を起こすことによると考えられている。胃酸による粘膜刺激も食道粘膜への負荷となると思われる。

予防としては、このような悪しき生活習慣を是正すること、自己の免疫力を高めること、野菜や海藻類を多く摂取し、食事から β カロチンやビタミン C などの癌発症に対し抑制的に作用する栄養素を多く摂ることを心がける。

適度な運動により、腹筋群を鍛え、内臓脂肪を増やさないことも重要である。

下部食道括約筋を強化し、脂肪を減らすことで腹腔内圧が軽減されれば、胃液が食道への逆流により生じる逆流性食道炎の予防になる。

2. 胃癌

胃癌は男性に多い。国ではチリ、日本に多く、国内では秋田、山形、新潟に多い。日本では胃癌の頻度が着実に減り続けている。

原因としては、塩蔵魚や漬け物など高塩分食品の摂取、戦前の衛生状況に由来するピロリ菌感染、魚や肉の焦げ、亜硝酸系の食品添加物が挙げられる。これらの有害因子が胃粘膜を直接的に障害し、遺伝子に変異を起こすことによると考えられている。

予防としては、免疫力の強化、ストレス対策に加え、胃癌の発症リスクを高める高塩分食品の摂取を控え、焦げや食品添加物に留意することである。そして、胃癌の発症に予防的に働く、新鮮な野菜や海藻を多めに摂取する。焦げに含まれる2級アミンと亜硝酸により生じるニトロソアミンに対し緩衝的に作用するものとして、緑茶、タマネギ、ニンニク、セレニウムなどの抗酸化物質を多く含む食材が推奨される。

ヘリコバクター・ピロリは、人の胃に生息する細菌で、日本人では70％近くの方がピロリ菌陽性である。ピロリ菌陽性者の多くは40歳代以上で、戦前、戦後の衛生状態が悪かった小児期に感染したと考えられている。ピロリ菌は、胃潰瘍、十二指腸潰瘍の再発に関連すると言われている。WHOはピロリ菌を胃癌の危険因子として分類している。ピロリ菌感染者は非感染者に比べ発癌のリスクは約6倍である。胃癌の予防のために、ピロリ菌を除菌したほうがよいのかという点については、現在確固とした統一見解がない。

ピロリ菌対策としては、抗ピロリ菌作用のある乳酸菌を含むヨーグルト、沖縄モズク・昆布・ワカメのフコイダン、ブロッコリー・キャベツなどのスルフォラファン、緑茶のカテキンがあるが、医学的検証はまだ少ない。

そして最も大切なことは、人間ドックや検診で胃の検査を年1回受けること、早期発見、早期治療が鉄則である。

3. 大腸癌

　大腸癌もやや男性に多い。欧米諸国に多く、日本人には比較的少ない。しかし、米国へ移住した日本人は、白人なみの頻度で発症する。近年、日本人の食生活が西洋化していることもあり、大腸癌の頻度は増加している。菜食主義者や、赤身肉の摂取量の少ない国や地域では発生率が低い。

　原因は、便秘、食物繊維の不足、未消化脂質の増加により、腸内細菌叢が乱れ、有害物質の産生量が増加することにある。特に赤身肉の摂取量の多い人にリスクが高く、これは、動物性脂肪による細胞分裂促進作用や、動物性蛋白の加熱により生成される発癌物質が原因であると推定されている。アルコールは特に直腸癌の発症頻度を上げる。また運動不足も大腸癌の危険因子であると言われている。

　定期的な運動、免疫力の強化、便秘の予防と共に、野菜・海藻類の摂取が大腸癌の発生を抑制することが認められている。その他、食物繊維、ビタミンD、葉酸の摂取が大腸癌のリスクを下げるという報告もある。

　早期発見、早期治療のために、年1回の便潜血反応検査、4年に1回の大腸造影または内視鏡検査が推奨される。

4. 肺癌

　肺癌はやはり男性に多く、国別の差は少ない。日本では近年増加が著しい癌で、胃癌を抜いて癌死因の第1位となっている。原因としては喫煙が最も大きい。しかし、同じ量の煙草を吸っている人でも肺癌になるリスクは遺伝的素因に左右される。これは遺伝子診断である程度わかる。

　原因としては、煙草に含まれるベンズピレンやタールなどの有害成分が、直接気管支粘膜や肺胞を障害し、遺伝子に変異を起こすことによる。また、危険因子としてアルコールや脂肪の過剰摂取が挙げられている。

　禁煙、免疫力の強化、緑黄色野菜の摂取は、肺癌リスクの軽減につながる。緑黄色野菜の中のどの栄養素が重要な役割を果たしているかについては一致した見解はないが、最も注目されたのはビタミンAの前駆物質であるβカロチンである。βカロチン摂取量の多い人、あるいは肺癌発症前に採取されたβカロチンなどのカロチン血中濃度が高い人の肺癌発症リスクは、20～85％ほど

低いことが多くのケース・コントロール研究やコホート研究で示されている。しかし、欧米で行われた大規模な無作為化比較試験の成績では、予想とは反対に高用量のβカロチンの服用が喫煙者の肺癌リスクを高めるという結果となった。このことは、喫煙をしたままで1日20 mg以上のβカロチンをサプリメントで補給することは、かえってリスクを高めることを示している。

その他の発症抑制要因としてはビタミンC、ビタミンE、セレニウムなどがある。これは有害物質が遺伝子を損傷する際にフリーラジカルが関与するからである。

肺癌の早期発見、早期治療のためには、胸部ヘリカルCTによる検診を年に1回受けることが推奨される。

5. 乳癌

乳癌は女性に圧倒的に多い。地域的には欧米や南米に多い。日本では欧米諸国に比べて罹患率・死亡率共に半分にも満たない低さであるが、近年増加しつつある。ブラジルや米国の日系人の罹患率は日本在住日本人の2～5倍程度の高値である。

乳癌の危険因子には、早期の初潮、閉経の遅延、高齢での初産、未経産、高身長、肥満など、合成エストロゲン製剤の経口投与などがある。小児期のカロリー過剰摂取は早期の初潮や肥満、高身長に関連することにより、乳癌のリスクを高める。アルコールの過剰摂取はエストロゲン値を上げるので乳癌のリスクを高める。

乳癌の国際的な相関研究から、脂肪の摂取量との関連が示唆されてきた。し

表 乳癌の危険因子を持つ人

・乳癌で手術を受けた方（反対側の乳房の危険性）
・更年期障害・避妊目的などで合成エストロゲン製剤を服用している方
・1等身以内の親族に乳癌経験者がいる方
・40歳以上の未婚、出産未経験者
・40歳以上で肥満度30％以上の方

かし、大規模なコホート研究の結果では、脂肪摂取との関連を認めるものはほとんどない。おそらく、脂肪の摂取量そのものではなく、脂肪摂取の結果として肥満になったかどうかが重要なのである。脂肪組織はエストロゲンを取り込む性質があり、そのため体内のエストロゲンとその代謝産物の絶対量が増加することになる。

　エストロゲンと乳癌の関係についても、少しずつ明らかになってきている。女性ホルモンの一つであるエストラジオール（E2）が体内で分解されると、さまざまな副産物が発生する。代謝産物としては16αハイドロキシエストロン、4αハイドロキシエストロン、2αハイドロキシエストロンの三つがあるが、16αハイドロキシエストロンは、試験管内実験、動物実験、人体実験において発癌性のあることが確かめられ、乳癌の危険因子として注目を浴びている。2αハイドロキシエストロンと4αハイドロキシエストロンは良性である。

　野菜・果物の摂取の多いことが乳癌の抑制要因として示されている。野菜・果物の有効成分としてβカロチン、食物繊維、ビタミンC、フラボノイドなどが示唆されているが、どの成分が関連しているのかは不明である。また、大豆製品の摂取量が多い日本人に乳癌が少ないことに関連して、大豆製品中に多く含まれるエストロゲン様物質（イソフラボン）が生体内のエストロゲン作用に拮抗することにより、乳癌の発症を抑制するのではないかという仮説がある。

　キャベツ、ブロッコリー（発芽ブロッコリーを含む）、カリフラワーなどのアブラナ科の野菜には、インドール3カルビノールやスルフォラファンなどの物質が含まれる。

　インドール3カルビノールはエストラジオールに触媒作用を及ぼし、16αハイドロキシエストロン生成を低下させ、2αハイドロキシエストロンに変化させる。2αハイドロキシエストロンの濃度が高まり、16αハイドロキシエストロンの濃度が下がることによって、乳癌の危険性もそれに比例して下がると言われている。さらにインドール3カルビノールには、子宮頸癌を予防する効果もあることが示されている。スルフォラファンは、フリーラジカルなどにより損傷を受けた遺伝子が修復される過程に補助的に作用する。キャベツやブロッコリーが嫌いな人は、サプリメントとしても入手できる。

　乳癌を予防するためには、野菜・果物をたくさん食べる一方、運動やカロリ

ー摂取のコントロールにより適切な体重を保ち、アルコールの過剰摂取を控えることが推奨される。

早期発見、早期治療のためには、定期的自己触診に加え、人間ドックや検診で乳腺X線検査あるいは乳腺超音波検査を年1回受けることが推奨される。

6. 前立腺癌

前立腺癌は男性特有の癌である。欧米諸国に多く、日本人の罹患率は約1〜2割程度と低い。米国の日系人では罹患率が2〜10倍に増加する。近年、日本でも増加傾向にあり、食生活の西洋化と関連しているものと考えられている。

前立腺癌の危険因子については確立したものはない。動物性脂肪・赤身肉・乳製品の高摂取や野菜の低摂取などの食生活と関連しているものと考えられている。男性ホルモンのテストステロンと前立腺癌の関係についてはまだ議論が多い。加齢と共にテストステロン値は減少し、前立腺癌が増えるのは事実である。実験では過剰量のテストステロンは前立腺癌を誘発することを示唆する場合が多い。最近では、テストステロン代謝産物のジヒドロテストステロンが前立腺肥大や癌に関与すると考えられている。

前立腺癌を予防するためには、野菜をたくさん食べると共に肉類や乳製品を控え、動物性脂肪の摂取を減らすことであろう。また大豆に含まれるイソフラボンも前立腺に対して保護的に作用する。前立腺肥大を予防するためのサプリメントとしては、ノコギリヤシがある。ノコギリヤシに含まれるフィトステロイドは、前立腺のテストステロン受容体の結合を抑制する作用と、前立腺内や毛根に存在するリダクターゼの働きを抑えて、ジヒドロテストステロン産生を抑制する働きがある。

早期発見、早期治療のためには、人間ドックや検診において、血清PSA検査、超音波による前立腺検査を年1回受けることを推奨する。

最後に、国立がんセンターで提唱している「癌を防ぐための12カ条」を紹介する。

1. バランスのとれた栄養を摂る　―いろどり豊かな食卓にして―
2. 毎日、変化のある食生活を　―ワンパターンではありませんか？―
3. 食べすぎを避け、脂肪は控えめに　―おいしい物も適量に―

4. お酒は程々に　—健康的に楽しみましょう—
5. 煙草は吸わないように　—特に、新しく吸いはじめない—
6. 食べ物から適量のビタミンと繊維質の物を多く摂る　—緑黄色野菜をたっぷりと—
7. 塩辛いものは少なめに、あまり熱いものはさましてから　—胃や食道をいたわって—
8. 焦げた部分は避ける　—突然変異を引き起こします—
9. かびの生えたものに注意　—食べる前にチェックして—
10. 日光に当たりすぎない　—太陽はいたずら者です—
11. 適度にスポーツをする　—いい汗、流しましょう—
12. 身体を清潔に　—さわやかな気分で—

この12カ条は特別なことではなく、日常生活において癌予防のために役立つ情報である。

生殖医療と卵子の抗加齢

近年、女性の出産年齢が高齢化するにつれて、卵子の抗加齢に関する研究も進んできている。

2000年の人口動態統計によると、40歳以降の初婚女性は、前年より約500人も増え7200人となっている。高齢になるにつれて不妊症となる頻度は増加するが、高齢女性の不妊の原因の多くは、卵子自体の老化にある。20歳女性の卵子と40歳女性の卵子では、受精のしやすさが明らかに異なり、若い女性の卵子のほうが妊娠しやすい。

また受精、着床や受精卵の発育状況にも差異があり、若い卵子からのほうが妊娠の継続、出産につながりやすい。

生殖医療の現場では若年女子における卵巣機能の低下がしばしば問題となる。卵巣局所に専門特化するだけでなく、抗加齢医学の一環として全身的見地から考えることで、治療成果を高められる。卵巣機能の劣化の背景因子として、メラトニン、成長ホルモン/IGF-I、DHEA-sなどのホルモン分泌の低下、心身ストレス、酸化ストレス、糖化ストレスがしばしば問題となる。

エストロゲンは出生後の内性器や外性器の成熟化、さらに第二次性徴の過程で子宮、卵巣、乳腺の発育、成熟において多様な作用を及ぼす。妊娠可能年齢になると卵胞の成熟、子宮頸管粘膜の分泌、子宮内膜の増殖などの排卵を惹起し、受精や着床に備える。閉経期前（40歳代後半）から急激に減少し、のぼせ、いらつき、動悸を惹起する。エストロゲン分泌不全は20歳代あるいは30歳代前半から早発性卵巣不全をきたし不妊につながる。これらの症例に対し従来から Kaufmann 療法やさまざまな性腺刺激剤が用いられる。

　卵巣成熟には endocrine, autocrine, paracrine factors が関与する。IGF-I や DHEA は性腺刺激ホルモン（ゴナドトロピン）同様に重要なホルモンである。成長ホルモン/IGF-I は顆粒膜細胞のエストロゲンやプロゲステロン産生を促す。20、30歳代の IGF-I や DHEA-s 低値女性では卵巣機能低下をきたしている可能性がある。

　メラトニンは動物では生殖機能を抑制性に作用すると言われる。一方ヒトでは、血中メラトニンは卵胞内に取り込まれ、卵胞局所において活性酸素を消去し、酸化ストレスを軽減することで卵子や顆粒膜細胞を保護し、卵成熟や顆粒膜細胞の黄体化に貢献する。

　酸化ストレスは卵巣機能の劣化にも深く関わり、これに対抗するため卵巣のビタミン E、Coenzyme Q10（CoQ10）含有量は高い。ミトコンドリア活性低下による細胞質の劣化が卵母細胞の受精能力および発育能力低下をもたらす。特に卵母細胞のミトコンドリア機能不全は生殖補助医療による着床前胚発育遅延および成長停止の一因となる。

　若年ドナーから高齢レシピエント卵母細胞への細胞質移植（ミトコンドリア移植）は不妊治療に応用されている。本療法については父母以外の第三者由来ミトコンドリア DNA が入るといった倫理的問題、その他の長期安全性についての評価はなされていない。

　神野正雄（昭和55年慶大医卒）らの研究によれば、糖化ストレスについては、蛋白糖化反応最終生成物（AGEs）蓄積が卵胞発育、受精、胚発育、妊娠成否に悪影響を及ぼすこと、排卵誘発剤に対する反応性低下の要因となる。血漿や卵胞中の可溶性 RAGE を比較した研究では、50歳以上者では若年者に比べ低い傾向にある。可溶性 RAGE はデコイ（囮）受容体として AGEs と結合

することにより、細胞膜のRAGE活性化を阻害することから、糖化ストレスに対する保護作用がある。

　卵巣機能の劣化要因は個人によって差異があり、それぞれにおける最も大きな問題点を見つけ、それを是正することが肝要である。治療に抵抗性の症例に対しメラトニンやDHEA投与、糖化ストレス改善療法を導入した医療機関では体外受精の成績が向上した報告もしばしばみられる。高度な生殖補助医療を行う際には、卵巣機能の若返りと老化予防のための生活指導を同時に行うべきである。

　本稿では抗加齢医学について概説し、生殖医療との関連について考察した。生殖医療の益々の発展のためにアンチエイジング医学への期待がかかる。

子供にもアンチエイジングが必要だ

　本節のタイトルは2014年日本抗加齢医学会講習会で杏林大学小児外科教授浮山悦史教授（昭和61年慶大医卒）による講義名である。エイジング（aging）の語句からは老化、加齢を想像しがちであるが、そればかりでなく小児領域での成長、成熟といった過程も含まれる。健全に成長、成熟してくれれば問題ないが、そこには様々な問題が発生しうる。病気的な成長、成熟に対しても積極的に介入すべきであろう。それが小児におけるアンチ病的エイジングとなる。

　子供の生活環境をみると、乳幼児期から母乳供与率の減少による栄養面の問題と腸内細菌叢に及ぼす影響、スマホを玩具として与えられことの情操への影響が挙げられる。学童期においては塾通いや受験準備の増加、外遊びの減少、ゲーム時間の増加、夜更かし、睡眠時間の減少、朝食の欠食、間食の増加は健康状態に影響を及ぼす。富山大学の研究（富山スタディ）によれば小児の肥満、2型糖尿病、高血圧は増加の一途を辿っている。小児期の生活習慣病は成人での生活習慣病に直結する。

　胎児期の栄養状態が出生後に大きく影響する。妊婦のダイエット、飲酒が原因で胎児期に低栄養状態に陥ると、胎児のホルモンや代謝のバランスが低栄養状態に適応し、エピジェネティクス（後天的な遺伝子制御）の変化を生じ、出

生後に過栄養や過剰のストレスを生じ、生活習慣病リスクが高まる。

妊娠初期の母親の食生活は特に重要である。妊娠初期の炭水化物摂取量が少ないと、生まれた子供が6歳から9歳時に体脂肪が増加する。この時点で血管内皮の肥厚を伴う場合がある。肥満が生じた時には早い時期（5歳から9歳くらいまで）に是正すれば、その後の発育が標準化する。

低出生体重児では、虚血性心疾患、2型糖尿病、高血圧、メタボリックシンドローム、脳梗塞、脂質異常症、神経発達異常の発症リスクが高まる。

喫煙妊婦から生まれた児には、肥満、メタボリックシンドローム、高血圧、高LDLコレステロール血症、耐糖能異常、乳幼児突然死症候群（SIDS）、中耳炎、気管支喘息、注意欠陥多動症候群、行為障害健康障害といった健康障害の頻度は増す。小児の健康には妊娠中の母親の生活習慣が重要であることがわかる。

健康日本21（2012年改訂版）では、子供が生活習慣病にならないための生活習慣が提唱されている。妊娠中はダイエット・喫煙・飲酒をしない、食習慣として朝食を食べる、脂肪の少ない食事、魚中心の食事を心がける、運動習慣として週に3日以上運動する、テレビ・テレビゲームはほどほどにする、睡眠習慣として8.5時間以上寝ることが推奨される。

子供のアンチエイジングはこれから発展する領域である。ここでは人工甘味料、床暖房、寝る前のスマホ、カフェイン飲料の問題点を提示する。

人工甘味料（アスパルテームなど）は高度の肥満、糖尿病管理には使用可であろうが、それ以外は推奨できない。精子毒性があるので小児では禁忌といえる。床暖房は女児では問題ないが、男児では睾丸温度が上昇し精子産生能が低下する怖れがある。

寝る前の隠れスマホはブルーライトが網膜を刺激するため、メラトニン分泌の停止、睡眠の質が低下する。成人にも推奨されない。

近年、カフェイン含有量の多い飲料が増えている。カフェイン中毒の特徴的な症状としては、興奮／不安／ふるえ／頻脈／利尿／胃腸系の障害／痙攣／不眠がある。神経の発達に影響するので乳幼児にはカフェインを与えてはいけない。

第5章　加齢による各障害の診断と治療

老眼の予防と治療

　年をとると目の機能が衰える。実際、加齢によって眼疾患が増加する。この中には白内障、老眼、糖尿病性網膜症、眼精疲労、ドライアイ、眼底出血、緑内障、加齢性黄斑変性症などがある。これらの病気を理解し、予防または治療をしっかりと行うことは、抗加齢医学を実行することにつながる。また反対に、抗加齢医学に基づいて全身状態をオプティマル状態に保つことは、目の治療にもプラスに作用することであろう。

　目の構造と仕組みについて概略を示す。人の目をビデオカメラの構造と比較すると理解しやすい。

　目の構造で、一番外側にあるのが、まぶた（目けん）で、ビデオカメラでいえばレンズキャップとシャッターの働きをする。目には、白目と黒目の部分があり、白目は結膜に被われており、黒目は角膜に被われている。

　角膜を通過した光は、眼房水、水晶体を通過する。これはビデオカメラのレンズに相当する。水晶体の厚さは、毛様体というピントを調整する細かい筋肉により変化する。これによって、フィルムに相当する網膜に鮮やかな像を結ぶ

表　眼球とその周囲の構造　ビデオカメラとの比較

人の目	ビデオカメラ
まぶた	キャップ、シャッター
角膜	
結膜	
虹彩	絞り
角膜・眼房水	レンズ
水晶体	レンズ
硝子体	
毛様体	ピント調節機構
網膜	フィルム

ことができる。

　光の量は、虹彩が大きくなったり小さくなったりすることにより調節される。これはカメラの絞りの働きをする。

　加齢に伴って、これらの各部分に少しずつ障害が現れるのである。現代は、視覚情報化社会と呼ばれるほど、文字情報、画像・グラフィックス情報に溢れる世界になっている。そしてその大部分の情報が目を通じて入ってくる。従って、人生の長期にわたり、快適に目を使いこなしたいという欲求が生まれるのは当然と言えるだろう。単に目が見えれば良いというわけではない。さらに目の質を高めたい。これがクオリティー・オブ・ビジョンの追求なのである。

1. 老眼　—水晶体が硬くなる—

　老眼とは、加齢と共に水晶体が硬くなって、ピントを調節する力が低下した状態である。初期症状は、近くのものにピントが合いにくいという近見障害で、40歳代頃から始まる。このような場合は、近くのものにピントを合わせるために、眼鏡に凸レンズを追加する。

　本を読むためには、目の前33cmで焦点が合うとして、3ジオプターという屈折力を必要とする。1ジオプターは、100/焦点距離（cm）である。若年者では3ジオプターの屈折力は、たいていの人の目が持っているが、加齢と共にピント調節装置がうまく働かなくなると、水晶体の屈折力は3ジオプターから2ジオプター、そして1ジオプターへと低下してゆく。初期には少し目を離せば本を読める程度であるが、進行すると強い凸レンズの眼鏡が必要になる。

　眼鏡の作り替えが必要になる期間には個人差がある。1年で作り替える人もいれば、3年から5年かかって徐々に進行する場合もある。水晶体が硬くなっていく速さの差がなぜ生じるのかはわかっていない。

1）予防

①生活習慣・サプリメント療法

　　生活習慣の改善やサプリメント療法などによる抗加齢療法を実践する。老眼は加齢に伴う変化であることは間違いないので、全身状態はできるだけオプティマル状態を保ちたい。水晶体が硬化する原因は不明であるが、本質は水晶体構成蛋白の劣化であり、フリーラジカルによる酸化の要素は

強い。従って CoQ10 などの抗酸化剤は積極的に服用すべきである。IGF-I や DHEA-s などがオプティマル値になるように生活習慣や DHEA 補充を試みるのも良いであろう。

②特殊療法

最近では、老眼に対する手術も開発されており、将来的に期待が寄せられている。

2. 眼精疲労

慶應義塾大学医学部眼科 坪田一男教授（昭和55年慶大医卒）らによって行われたアンケート調査によれば、首都圏で働く人達の20％以上の人が「非常に目が疲れやすい」、50％の人が「目が疲れやすい」と答えている。この傾向は、30代から50代にかけて加齢と共に増加する。睡眠によって目の疲れが解消するなら問題ないが、次の日まで持ちこすようであれば、「眼精疲労」として積極的治療を行う。

眼精疲労の原因としては、目の焦点が合わないこととドライアイが重要である。もちろん緑内障などの疾患もありうるので、症状が執拗な時には専門的検査が必要である。

1) 予防

目の焦点が合わない原因には、眼鏡不適合、老眼、乱視等がある。これらを放置すると、ピント調節をしている毛様体に過度の負荷がかかり、目の疲れの原因となるので、こういう場合には、適正な眼鏡・コンタクトレンズを作成する。

ドライアイの原因には、パソコンやテレビ画面の長時間凝視、瞬きの回数の減少、加齢がある。ドライアイの治療には、人工涙液の点眼やモイスチャーエイド（メガネカバーによって目のまわりの湿度を上げる）などの方法があるが、その前に目の使いすぎに留意したい。

生活習慣として、さまざまな抗加齢療法を実践して、身体をオプティマル状態に保つことが推奨される。

3. 目の動脈硬化

動脈硬化は眼球にもみられる。動脈硬化で網膜の血管が弱くなると、眼底出

血を起こしやすい。高血圧、糖尿病はこれを助長する。

　症状は、無症状のものから、飛蚊症、突然の視力消失まで色々ある。動脈硬化は徐々に進行するが、症状は突然現れる。眼底出血の存在は脆弱な血管に対する警告であり、脳出血や脳梗塞を起こす危険性が高い。

1) 予防

　動脈硬化の予防を実践する。動脈硬化の危険因子、喫煙、高血圧、高脂血症、糖尿病はすべて是正する。さらにはホモシステイン、インスリン、コルチゾル、高感度CRPをオプティマル値に収まるよう努める。運動療法と食事療法で、適正体重を維持し、食べすぎ、飲みすぎに注意する。抗酸化物質を摂取する。

4. 白内障

　白内障は、加齢と共に水晶体が濁ってくることが原因で生じる。50歳以上の方なら誰にでも起こりうる。水晶体を構成するクリスタリンという蛋白は、糖化による異常なアミノ酸が蓄積し、架橋と呼ばれる異常な結合状態が生じることにより、透明性が失われる。最近、カルパインと呼ばれる蛋白分解酵素によって、水晶体の構成蛋白が破壊されてしまうことが原因とも言われている。またフリーラジカルも関与する。糖尿病など糖化ストレスが強い状態は白内障の進展を早める。

　症状としては、世の中全体に膜がかかったようになって、徐々に見えにくくなる。さらに進行すると失明する。

1) 予防

　加齢と共に水晶体が濁ってしまう機構については未知の部分が多い。糖尿病患者では白内障も早く起こるので、きちんと治療を行う。糖尿病患者ではビタミンの血中濃度が健常者の約2分の1となり、酸化ストレス度も高度である。白内障の予防には、マルチビタミン、CoQ10などの抗酸化剤が推奨される。

　最終的には手術という方法がある。白内障の手術は濁った水晶体の中身を取り除いて、水晶体の袋の中に眼内アーティフィシャルレンズを入れる手術である。手術時間も短縮され、麻酔も進歩したため、ほとんど無痛性の手術が可能となった。しかし、せっかく手術により白内障が治癒したとしても、時間が経てば再び白内障が生じる。手術によって良くなった目をいかに長持ちさせるか、

これを考えるのが抗加齢医療と言える。技術を誇る眼科医が、抗加齢医学を学ぶ意義は大きいのである。

5. 加齢性黄斑変性症

本疾患は近年急激に増加している。視覚の中心を担う網膜の黄斑部には、年加齢に伴う形態的な変化が起こりさまざまな障害が生じる。本症は滲出型と萎縮型に分けられる。滲出型は、黄斑部の網膜色素上皮細胞—ブルッフ膜—脈絡膜の変化により発生する脈絡膜新生血管（Choroidal Neovascularization）とその増殖変化を特徴とし、網膜色素上皮下の出血および滲出性変化、網膜色素上皮剥離、網膜剥離を呈し、それらが吸収した後には萎縮瘢痕やドルーゼンが形成される。萎縮型では、黄斑部に色素上皮と脈絡毛細血管板の萎縮巣が形成される。原因は未だ不明な部分が多い。光による障害、紫外線、フリーラジカル、遺伝子の変化などの可能性が指摘されている。進行は比較的に緩徐である。ドルーゼンに一致してAGEs蓄積とD型アミノ酸の蓄積が認められ、糖化ストレスの関与が注目される。

1）症状

加齢性黄斑変性症を発症すると、完全失明や高度の視力低下を生じる場合がある。視野の中心が障害されるため、中心暗点、変視が生じる。具体的には、小さなものが見えにくくなり、新聞が読めない、遠くの人の顔が判別できない、テレビの顔が見えないなどである。

2）診断

眼底検査における網膜色素上皮の萎縮像やドルーゼンなどの加齢性の眼底変化の存在、造影検査での脈絡膜新生血管の存在により診断される。

3）治療

①生活療法

日光に含まれる紫外線は網膜を障害するので、できるだけ日光を避け、紫外線カットのサングラスを使用する。糖化ストレス対策を行う。

②サプリメント療法

近年、抗酸化ビタミンA・C・E、亜鉛、銅を成分とするサプリメントが、視力低下を遅らせる効果があることが報告されており、本症の予防や

進行の遅延に期待がもたれている。フリーラジカルの関与も示唆されているので、CoQ10などの抗酸化物質も有効と思われる。糖化ストレスに対しては抗糖化物質の摂取が有効である可能性がある。

③専門医療

現在でも治療法は確立していないが、早期に発見できればレーザーによる治療が行える。中心窩外の脈絡膜新生血管に対しては、クリプトン・レッドやアルゴン・ダイ・クリプトン・イエローレーザーを用いた光凝固術を行う。

中心窩近傍の新生血管に対しては抜去術も考慮する。中心窩の新生血管については、その栄養血管に対して光凝固を行う。

耳鼻科領域の抗加齢

1. 難聴

耳は、人と人とがコミュニケーションをとるうえで大切な役割を果たす。耳は、耳介・外耳道・鼓膜から成る外耳と、中耳・三半規管・蝸牛から成る内耳から構成される。外耳から中耳までが伝音系と呼ばれる空気の振動を伝える部分、内耳から聴覚神経（蝸牛神経）までが感音系と呼ばれる音を感じる部分である。音の刺激は、脊髄と脳と脊髄をつなぐ脳幹を経由して、大脳に到達する。一部は、直接的に桃核に達し、情動に影響を及ぼす。

難聴は、その成因により伝音難聴・感音難聴・混合難聴の三つに分類される。

①伝音難聴

伝音難聴は、耳垢、中耳炎、鼓膜の穿孔など、音を伝える器官である外耳か中耳に原因があって生じる。耳小骨が動きにくいため音が内耳に伝わりにくく、耳に蓋をしたように聞こえるのが特徴である。治療に比較的よく反応する。

②感音難聴

感音難聴は、音を感じる器官である内耳の感覚細胞・聴神経・脳神経系のどこかに原因があって生じる。回転性のめまいや耳鳴りを特徴とするメニエル病、突発性難聴、大音の音楽などを聞いた直後から生じる難聴（音

響性外傷)、騒音などによる難聴(騒音性難聴)、内耳炎や薬物起因性難聴などがある。加齢性難聴もこれに属する。感音難聴では、単に聞こえにくいだけでなく、言葉を正しく聞き分けにくくなる。治療は比較的困難である。

③混合難聴

混合難聴は、伝音難聴と感音難聴の両者が混合した難聴で、小さな音はよく聞こえないが、大きい音はガンガン響くように聞こえる。伝音難聴の部分は治療に反応しやすいので、感音難聴の程度が予後を左右する。

老人性難聴は、内耳の機能の衰え、蝸牛の有毛細胞の変性を原因とする感音難聴である。8,000 Hz くらいの周波数の高い音ほど聞こえにくい特徴がある(高音性難聴)。蝸牛は、音を電気信号に変換する器官で、構造上、機械的な可動部が多く、加齢と共に可動部が磨耗しやすい。症状としては、騒がしい場所で聞き取りが悪くなる、聞き違いなどが生じるなどである。

内耳らせん器の変性については、補聴器の使用によりある程度補完できる。

しかし蝸牛神経の変性は回復が困難とされている。音のシグナルは、内耳から脊髄を経て、大脳に至るまでに、神経繊維は何度か乗り換えられる。この過程でシグナルは統合され、言葉として認識されるが、加齢と共にこの機能が低下する。

1) 原因

耳の老化の最も大きな原因は、日常生活における大音響への暴露である。騒音に曝されると、内耳にある有毛細胞が破壊される。この有毛細胞には細かい繊毛があり、空気の振動を脳に伝える役目があるが、有毛細胞は一度壊れると二度と再生しない。

その他、中耳炎、頭や耳の外傷、薬剤などが難聴の原因となる。年齢に伴う難聴には、末梢血管の微小循環障害、脳の代謝障害、聴神経の伝達障害が関与する。動脈硬化や高血圧、過労、ストレスなども悪影響を及ぼす。

過労、睡眠不足、泥酔の状態でコンサートに行って大音響に暴露すると、大音響に対する防御機構が作動せず、音響性外傷を起こしやすくなるので注意を要する。

2) 診断

オージオメータという特定周波数の音を大きさを変えて発生する機器を用いて聴力検査を行う。スクリーニング検査では 1,000 Hz と 4,000 Hz の音を用いて、30 dB の強さの音が聞こえるかどうか調べる。これにより騒音性難聴のような特定周波数の音から悪化する難聴も早期に発見できる。

3) 治療

①生活療法

聴力障害の予防には、生活環境や職場における騒音を避けることが第一である。騒音性難聴では、騒音や大音量への暴露、すなわち一日中ヘッドホンを装着し音楽を大音量で聞いていると聴力損失をきたすのでこれを避ける。音響性外傷では、ロックコンサートやディスコで突然耳のそばで大音響を聞かされた直後から難聴や耳鳴りが生じる。これは内耳の神経損傷をきたしているので耳鼻科的治療を要する。過労、ストレス、喫煙も難聴の進行や治療効果に悪影響を及ぼす。

②食事療法

動脈硬化や高血圧は悪影響を及ぼすので、塩分や脂肪分の過剰摂取に注意する。

③サプリメント療法

耳鼻咽喉科ではビタミン B 群・CoQ10 が処方される。

④老人性難聴者への話し方

補聴器を装着しても感音機能は改善されないので、健常者と同様には聞こえない。老人性難聴者には、言葉の処理能力を補うためにも、ゆっくり明瞭に、その人の顔を見ながら、静かな場所で話すように心がける。難聴者は経験的に相手の口元を見て言葉を類推し、理解しようとする。周囲に雑音があると、補聴器は雑音も拾って増幅するので、極めて聞き取りにくくなる。

⑤コミュニケーションと言語能力

難聴が原因でコミュニケーションが減り、引きこもりや認知症の進行がしばしば認められる。

感情・意思・知識・考えを伝えあうコミュニケーションは生活の質を保

つうえで重要であり、健康長寿にも貢献している。コミュニケーション手段には、文字・音声・言葉の抑揚・身ぶり・表情・手話などがあるが、言葉が最も重要な役割を果たす。言語能力とは、
・話す、聞く、読む、書くといった基本動作の能力
・単語の知識である語彙能力
・文の知識である文法能力

これらの総合力である。動作能力が加齢によって衰えたとしても、語彙と文法に長けている人のほうが言語能力を維持しやすい。しかし大きな弱点が一つ生じると、他の能力にも悪影響を及ぼす。

言語能力の中でも、「言いたいことがあるのに言葉がでてこない」喚語困難は40歳頃から増えてくるが、「新聞の活字を追う」黙読は70歳以上になっても比較的よく保たれる。音読能力は加齢に伴い劣化するが、訓練により維持される。老人性難聴では、すべての言葉が同じように聞きとりにくいわけではなく、出現頻度の低い言葉で著しく低下する。一般に語彙が豊富な人のほうが聞き取りやすい語句が多く、総合言語能力を維持しやすい。このように聴力を言語コミュニケーションの一部として高い視点からとらえれば、治療と予防に向けて一層の力がこもる。

2. めまい

耳は聴覚以外に、身体のバランスを保つ平衡感覚を司る。特に内耳では重力や遠心力などの加速度を感じて、頭位や動きを知り、身体のバランスを保っている。内耳は加速度を感じる耳石器と三半規管から構成され、その情報は聴覚神経によって中枢に伝達される。

加齢と共に耳石器や三半規管に変性が起こり、聴覚神経の数が減り、中枢神経の変性が起こる。その結果、高齢者ではめまいやふらつきを自覚して、身体バランスが不良となり、転倒しやすい。聴覚神経からの刺激は、脳幹を経由して、大脳へ伝達される。脳幹部の血液支配は椎骨脳底動脈が主体だが、この動脈の循環不全によっても、めまいや平衡機能障害が生じる。従って動脈硬化の予防は、平衡感覚の機能維持のために重要である。

一般的に高齢者のめまいは、内耳の障害や血管障害をはじめ、複数の原因が

あることが多い。主な基礎疾患は、高血圧、椎骨脳底動脈系血管障害、頸椎症、低血圧、不整脈・弁膜症・狭心症などの心疾患、メニエル病などの内耳障害、更年期障害、神経症・鬱病がある。

1) 治療

①生活療法

一般的な注意として、動物性脂肪の制限・暴飲暴食の回避など食生活に気をつける、適度な運動をする、心身を安静に保ち十分な睡眠をとる、過労を避ける、ストレス対策をする、揺れる乗物は避ける、読書を控える、などがある。糖尿病、高血圧、高脂血症などの生活習慣病があれば、これを是正する。

②サプリメント療法

ビタミン B_{12}・ATP製剤・CoQ10が用いられる。

③漢方療法

胃下垂気味で尿量が少ないタイプのめまいには苓桂朮甘湯、胃が弱く顔色が悪いタイプのめまいには半夏白朮天麻湯が用いられる。

第6章

抗加齢社会の未来像

抗加齢社会の未来像と今後の課題

　世界の主たる先進国では平均寿命が80歳に近づきつつある。中でも日本人女性は最長で85歳に達する。日本人の三大死因は癌、脳卒中、心臓病であるから、それらの疾患が予防できれば平均寿命は100歳に近づくであろう。特に脳卒中と心臓病は動脈硬化が原因なので、アテローム性変化を防いで血管を若く健康に保てれば、病気を予防できる。動脈硬化の危険因子は、煙草、高血圧、糖尿病、高脂血症、ホモシステイン、炎症（高感度CRPの上昇）、インスリン抵抗性、ストレスホルモン（コルチゾル）、酸化ストレスである。一つ一つのメカニズムが究明され、実際の治療技術はすでに相当進歩しているのである。危険因子をすべて克服することにより動脈硬化はかなり予防できる。虚血性心疾患が進行して、食事療法や生活療法のみでは改善がおぼつかない患者には、心臓バイパス術、冠動脈のバルーン拡張術やステント挿入術などの専門医療や、最新の再生医療の技術を駆使した血管内皮細胞の移植による冠血管再生術が利用できる。

　癌についても医療技術の進歩により徐々に克服されつつある。ライフスタイルにおけるさまざまな危険因子が判明し、それを避ければ癌発症率が下がる。煙草を吸わず、食物中の発癌物質（ニトロソアミンや過剰な脂肪）を避け、紫外線・放射線その他の環境汚染物質への暴露を最小限にして、食事から抗酸化物質やDNAを修復する栄養素を補えば、発癌の可能性は3分の1以下に低下する。万が一にも癌が発生しても、内視鏡やCTスキャンや最新のペット

(PET, 陽電子放射断層撮影装置）診断を定期的に行っていれば、ほとんどの癌は直径1cm以下の状態で早期発見され、90%以上は完全治療（根治）が期待できるのである。

このような新しい世界で生活するにあたり、裕福とまではいかないまでも、豊かな暮らしをしたいのであれば、35歳時から月3.5万円を35年間積み立てよう。それらを年利5%の投資ファンドとして積み立てれば70歳の時点で3800万円（税引き前）になる。かつての米国退職年金計画（S&Pインデックスファンド）のように利率10%のものであれば、その額は1億円をゆうに超す時代もあった。このような長期資金計画を練ることは悪くない。

これまでの章は、堅苦しい内容が多かったので、これから先は少し自由に意見を述べてみたい。

農業と環境保全

東京農業大学名誉教授小泉武夫博士は著書の中で「自分の町が好きですか？」アンケートの結果を紹介している。対象は全国200カ所の小中学校で、回答は「好き」「嫌い」「分からない」の三択であったが、「好き」という回答がもっとも多かったのが高知県南国市であった。南国市では行政と農業協同組合と漁業協同組合が協力して、学校給食での地産地消に努め、自給率94～98%に達したという。生徒は、田植え・稲刈りや地引網に参加、教室に設置された炊飯器で炊いたご飯を食べた。子供時代の食育は極めて重要である。地元のものを食べれば自分の町が好きになる、日本食を食べれば日本が好きになるであろう。

アンチエイジングの実践によって得られた70歳から先の人生をいかに豊かに過ごすか、それぞれが真剣に考えるべきであろう。

現役時代とは全く異なる分野で活躍する「人生二毛作」などと言われるように、2度の人生を楽しむ時代が到来した。ようこそ抗加齢社会（アンチエイジング・ワールド）へというところだ。そこでは収入を得るためだけでなく、生きがいや健康、趣味、社会貢献を兼ねてさまざまな形態の働き方が模索される。多様化する高齢者のニーズに対応した働き方を選択できるよう支援する社会シ

ステムが必要となる。

　私は、最も多くの人を受け入れられるのが農業・漁業などの一次産業であると考える。かつて豊かであった日本の農業を再び取り戻すためにも、農業に携わる人達一人一人が、自然環境を守り・創り・活かすための知恵と技術をしっかり学んで欲しい。環境が汚染されれば、現代人のみならず子孫に対しても、健康被害を及ぼす。抗加齢社会では、すべての人が、環境保全について今よりもっと真剣に考えるであろう。

　これまでの農業政策のほとんどが、農産物生産性の向上を主眼としており、農業地域での自然環境はどうしても悪化する傾向にあった。水田は単に主食の米作りだけのものではなく、自然環境の保全・再生につながる大切な役割を果たしてきた。ドジョウやメダカ、ゲンゴロウやホタル、そして水鳥達が安心して住めるように、それぞれの地域の農業が自然環境と調和したかたちで発展して欲しい。

　1999年には「多面的機能の発揮」「農業の持続的な発展」を基本理念とする「食料・農業・農村基本法」が制定された。

　2004年宮城県田尻町では、冬期湛水水田と無農薬・無化学肥料栽培を組み合わせた農家に助成金が支給されることになった。これは冬の間も水田に水を張り、農薬を使わないことで、環境に配慮し地元の沼地に飛来する渡り鳥との共生を目指す画期的なアイデアである。

　水田の中には、環境保全のために休耕田を野生生物の生息地（休耕田ビオトープ）にする取り組みがある。このような活動が助成の対象になることが望まれる。これは農家に対する「環境直接支払い」であり、WTO（世界貿易機関）の農業協定にも全く抵触しない。里山の環境保全も同じく推奨される。

　現状では、実際の定年年齢と希望退職年齢に大きな差がある。若年人口の減少も見込まれることもあり、社会の活力を維持するためにも高齢者の経験と能力を活用する社会システムの創出が課題となる。それが働き続けたいという高齢者の希望を満たすことになる。

　また、将来の年金の支給開始年齢の引き上げに伴い、所得保証と雇用が何らかの形で継続するような配慮が必要となる。65歳までの本格的な就労機会の確保を目指しつつ、働く意欲のある高齢者が65歳までは何らかの形で働き続

けることができるような、雇用と所得保障システムの連動化の取り組みが今後ますます重要となる。

2014年からの国家プロジェクト「戦略的イノベーション創造プログラム（SIP）」の農林水産部門「次世代農林水産業創造技術：アグリイノベーション創出」では以下の事業が進められている。①農業関係のビッグデータを蓄積し人工知能（AI）を用いて分析、栽培・育種条件の最適化を図り、高齢者でも負担の少ない農業を目指す（スマート農業化）、②第6次産業化の推進により農業従事者の所得向上と地方活性化を図る、③認知症（コグニ）および運動器の障害（ロコモ）に有効な次世代機能性農産物の開発、などである。これらを合わせて高齢農業従事者にとって生きがい・やりがいが実感できる働きやすい職環境を作るとともに、労働人口を確保するものと期待されている。

ここでは人生二毛作時代の例として農業を挙げた。他にも、教育に携わるのもよし、芸術に勤しむのもよし、スポーツに励むのもよいだろう。ボランティアや国際貢献、平和維持活動など多くの領域であなたを必要としているのである。

行政の取り組み

西川一誠福井県知事は2006年12月の記者会見で次のように述べた。

「アンチエイジングの医学の考え方に基づいて、かかりつけのお医者さんで割合簡便に、年齢、健康長寿度を測定する手法について、県医師会と連携しながら取り組んできました。開発に当たりましては、アンチエイジング医学の第一人者である同志社大学アンチエイジングリサーチセンターの米井嘉一さんの指導を受けながら進めておりましたが、今回、その手法を開発したところです。今後、県内医療機関に向けての説明会を行い、この『健康長寿度チェック（若さ度チェック）』手法の導入を働きかけるとともに、県民の皆様にも普及を図っていきたいと思います。そして、健康長寿日本一といいますか、世界一を目指したいと考えています。」

現在では福井県若さ度チェック推進委員長池端幸彦（昭和55年慶大医卒）を中心に県民の健康増進にアンチエイジングの手法が活かされている。これは

行政が抗加齢医学をうまく取り入れた事例である。福井県では医療機関 70 施設以上がこの取り組み参画している。

2018 年度からは秋田県大館市の協力のもとで国民健康保険加入者を対象とした一般健康診断ならびにアンチエイジング健診を介した健康増進プロジェクトにも参画した。これは東京医科大学、弘前大学、同志社大学の産官共同企画である。

禁煙について

煙草の生産に携わるのも農業であるが、煙草がアンチエイジングの一大抵抗勢力であることはすでに述べた。多くのニコチン依存症が未成年期（20 歳未満）に形成されるという日本社会独特の実情は直ちに改善すべきである。たとえ目的や方法が正しくても、このような常識的に良いことを実現するには、しばしば困難がつきまとう。

我々の研究室の寄附講座スポンサー「レーネ社」はタイ、ミャンマー、ラオスにまたがる山岳地帯（黄金の三角地帯）で黒ガリンガルの栽培を奨励、事業化し、麻薬撲滅に貢献している。煙草農家においてもこれに変わる何かができるだろう。

世界銀行元副総裁で 2001 年ノーベル経済学賞受賞のスティグリッツ博士は、「構造改革の成功の条件として『目的』『方法』『速さ』の三要素がすべて適切であることが必要」と述べている（ジョセフ・E・スティグリッツ『世界を不幸にしたグローバリズムの正体』徳間書店、2002 年）。

改革も、急激すぎては誰もついてゆけない。その速さの調整も重要な因子となる。禁煙のための環境作り、子供の喫煙防止教育についても粛々と整備を進める必要がある。

日本禁煙学会（理事長：高橋裕子）では禁煙アドバイザーを養成している。抗加齢医学を志す医師や指導士には、禁煙アドバイザーのための講習受講を推奨する。煙草を吸わぬ医療従事者は、喫煙者が禁煙するのにどれだけ苦労するか、実はあまり考慮していない場合が多い。講習会では、ニコチンによる禁断症状の仕組み、困難を楽しさに変える禁煙治療のポイント、企業内での禁煙環

境作りを支援する方法、薬剤師による禁煙指導の意義について理解を深める。

近年開発された禁煙薬は積極的に活用できる。ニコチン受容体アゴニスト（バレニクリン）は、脳内ニコチン受容体への親和性が高いため離脱症状が起きにくく、またニコチンを含有しないのでニコチン中毒を起こさない利点がある。12週間後の禁煙成功率が7割以上との報告もある。多くの喫煙者に禁煙薬について知ってもらうと良いであろう。

禁煙指導のポイントとして、健康面、金銭面メリットに加え、禁煙に成功した上司として尊敬される、煙草臭くなくなって娘が寄り付くようになる、老け顔がよくなるといった点が強調できよう。そして禁煙薬の使用に持ち込む。

吸わなくなったら、誘惑を断ち切るポイントを伝授する。禁煙成功者の会では、禁煙治療中の者を支援するために、メール相談を受けつけている。

禁煙指導する立場の者は、単に高圧的口調で禁煙しろと言うだけでは、禁煙成功率が高まらないことを認識すべきである。

アンチエイジング経済学

最近の日本の経済事情はなかなか評価が困難である。リストラだ、デフレだ、不況だと騒ぐ声がアチコチから聞こえてくる。しかし外来を受診した、ブラジルやペルーから出稼ぎにきた日系人に言わせれば、「南米の国々に比べたら日本の不況などたいしたことない」ようである。経済不況に対する対応策だって、誰に聞いても納得できる答えがかえってこない。「お金『円』の価値が上がるのなら良いではないか」「消費社会を反省してもっと質素にくらしましょう」などの意見もある。これでは、しかし、実際にモノが売れなくて困っている企業にとって、あまり慰めにならない。

とにかく気分は不況。物が売れない。買う余裕がない。買わなくたっていいじゃないか、という気なってしまうのはなぜだろうか。

輸出を増やせ、という意見は他力本願のようだ。「そのために円を切り下げよ」と言っても、勝手に円が上がっていくのだから仕方ない。いや、ちょっと待て。「円が勝手に上がる」とはどういうことか？ 一体、誰が円の価値を決めているのだろう？ このような疑問が沸き起こる。

日本は、7割近くが山岳地帯で、残りの3割が平地で、そのうち半分近くが農地で、残りが住居・工場・オフィス街になっている。都市部や工業地帯をでれば、田んぼ・畑が主体の田園地帯が続く。列車から眺める田園風景は、都会に住むものにとってはなつかしい光景である。しかし農地の市街地化がここ20年でどんどん進んでいる。

アメリカ、ヨーロッパの先進国をみると、工業が進んでいるような印象の国であっても、たかだか3割以下で、6割以上は農業・牧畜・漁業などの一次産業が大きな割合を占めている。これは国として健全な姿に見える。

日本では全産業に占める農業生産の比率は高くはないが、日本農業の基幹は何といって米作りである。もしも、日本で多数を占める稲作農家が、基本的な生活ができないほど収入が少なければ、物を買う余裕が生まれない。生活必需品しか買わないか、もっと値段が下がるまで待つしかない。生活するには米があれば、何とか食べていける。

米の値段が上がれば、農家に利益が生まれる。物を買う余裕ができる。はじめは一部の農家に限られるが、米の値段がさらに上がれば、利益の出る農家が増える。それまでの間、物価は下がり続けることになる。最終的には、物を買う大多数の人達にとって、受け入れられるところで、物価は落ち着く。

すなわち、円の価値や物の価格は、米の価格によって大きな影響を受けるのではないだろうか。そうなれば米本位制経済ということになる。

次に医療費について考える。30兆円を超す医療費は今後ますます増える傾向にある。医療費の抑制は国としての基本政策の一つである。厚生労働省を核に医療費抑制に躍起になっている。多くの官公庁が自分達の予算と管轄（なわばり）を増やすことを至上命題としている中で、厚生労働省のこの働きぶりはそれなりに偉い。

ではこの30兆円の医療費を25兆円に減らしたら、物価はどうなるだろうか？　医療従事者は当然所得が減るから、物を買う余裕が生まれず、当然デフレ待ちとなる。一般の人にとって、30兆円の医療費は、いうなれば国民の命の値段の総和である。命の値段に比べて「地下鉄の運賃は高いな」とか「このテレビは高いな」と考えるかもしれない。健康保険が定める再診料とラーメン1杯の価格を比べる人もいるだろう。

第6章　抗加齢社会の未来像

　人間は、安全な空気と水があって、食物があって、医療があってこそ健康に生きていられる。命を支えるのは空気と水と食物と医療。それ以外は、命あってこその人生のお楽しみなのである。「命の値段、先にありき」は当然、それ以外の物の価格は、知らず知らずのうちに、命の値段を基準に定めているのかもしれない。従って、景気や消費マインドという現象を説明するに当たり、「命本位制経済」と考えるのが最も理解しやすい。
　空気と水を守る環境保全、食の安全、そして医療という命を支える三本柱の総費用が命の価値を決定している。抗加齢社会では命の価値は今後ますます重要になる。政府としてもこの三本柱の予算をどう決めるかが、重要なポイントであろう。
　今まで聞いたことのない経済原理かもしれない。しかし、少なくとも私自身が最も納得できるのが、アンチエイジング経済学なのである。

禁欲主義だけではうまくいかない

　食事療法を実践するうえで、抗加齢医学として良いデザートは何か？　という質問を受けることがある。デザートはアンチエイジング的には決して推奨できる食習慣ではない。しかしどうしてもと言われれば、カロリー・栄養成分から考えて比較的好ましい食材は、トコロテン、寒天、乾燥芋、都コンブなどの味つけコンブ、甘栗、クルミ、南京豆、スイカの種が挙げられる。もちろんカロリーオーバーになってはいけないが、これだけでは物足りない感はぬぐえない。僧侶ならば、目的意識があって、修行中などある限られた期間、精進料理のみで生活することは可能であろうが、巷の人にとっては極端な禁欲生活はかえってストレスになってしまう。
　昔ながらの製法で作られた本物の食べ物は、天然の甘味やアミノ酸やミネラルなどのうまみ成分、豊かな薫り成分を含んでいる。座間養蜂場の蜂蜜（神奈川県座間市）、菓房「はら山」の和菓子（埼玉県さいたま市）、「小宮せんべい本舗」のせんべい（埼玉県草加市）、「石鍋商店」のくず餅（東京都北区）、磯沼ミルクファームのヨーグルト（東京都八王子市）、甘味処「初音」のあんみつ（東京都中央区）が『ニッポン東京スローフード宣言！』（木楽舎、2002

禁欲主義だけではうまくいかない

年）で紹介されている。

　私にとって思い出深いのは、昭和30年代に住んでいた、中山道と明治通りの交差点近く（西巣鴨）にあった和菓子屋の豆餅や大福の味である。先日、その店が今でもあることを知った。道路工事のため都電荒川線「西ヶ原一丁目」駅前に移転していたが、40年前と同じように団子を木皮に包んでくれた。そんな地元の人に愛され続けている店が、きっとたくさんあるに違いない。

　どうしてもチョコレートが食べたいという人には、「もしも今日一日一生懸命頑張ったのであれば、自分自身へのご褒美として、ちょっとだけいただくのはよいのではないか」とアドバイスしている。その際には予算とカロリーをうまく割り当てる。1粒100円のチョコレートを5個食べたら500円、同じ500円の予算ならば1粒500円のチョコレートを1個食べよう。高級チョコレートの利点は経済的制限が加わり、食べる量が減る点にある。レダラッハ（スイス）、ガレー（ベルギー）、ゴディバ（ベルギー）、ラ・メゾン・デュ・ショコラ（フランス）、ジャン・ポール・エヴァン（フランス）、ピエール・マルコリーニ（ベルギー）、リシャール（フランス）、マダム・セツコ（東京）、ロイズ（北海道）。明日はどれをいただくか。日本製汎用チョコは香料（芳香族アルコールやアルデヒド系）に頼りすぎである。QOLとカロリーと適度な禁欲のバランスのとれた妥協点を探し出すようにする。チョコレートの抗酸化作用に関してはMauro Serafini博士による雑誌Natureの論文「Plasma antioxidants from chocolate.」が代表的である。

　ジュースが良いと言われると、つい飲みすぎてしまう人がいる。有機・微生物農法で生きた土づくりに励み、無化学肥料および農薬を極限まで抑えた栽培に取り組み、食の安全と自然の食味を引き出した旬の果実は、できればジュースにしないでそのまま食べるのが一番である。青汁や野菜ジュースであれば、確かに大量の野菜の栄養分を効率よく摂取するのに役立つ。青汁は味が今ひとつという方には、味つけに、リンゴやブドウで甘味を加えたり、柑橘系果実で酸味を加えるのもよい。JAS有機農産物の認証のあるものなら、野菜も果実も安心である。病人などでどうしてもジュースをという方には、フレッシュフルーツから自分で絞るか、多国籍巨大企業が大量に生産・輸出・販売している製品よりも、それぞれの土地の生産者の顔が見えるような手作り製品を応援し

たい。「顔を見せる」は自分達の農産物・製品に責任を持つ証である。

EBM vs. NBM

　Evidence Based Medicine（EBM）とは、医学的根拠に基づいた医療という意味である。非常に大切な考え方で、科学的証拠に基づいた医学的知識を持つことは医師としての重要な責務である。

　しかし、近頃の医師の中には、常に『ニューイングランド・ジャーナル・オブ・メディスン』などの一流医学雑誌を読み、「それに載っていない治療法はやらない」という極端な医師達もいる。患者を診察する臨床的実地訓練を避けて、図書館で医学書ばかり読んでいることが本当に素晴らしい医師への道なのであろうか。もしも、医師として、これまで経験したこともない疾患に遭遇したらどうするのであろうか。重い肝臓病と心臓病を合併している場合はどちらを優先するのであろうか。

　医学は極めて繊細である。薬のさじ加減の妙味など、経験を積んだ医師でなければわからないことがたくさんある。医師となって20年以上になった今でも、病院や診療所で患者さんと接し、新たな、そして驚くべき事例に遭遇することがしばしばある。そのような時には、謙虚な気持ちで、経験のある先輩や、時には後輩達から意見を聞く。こうした態度は医師として当然のことだと考える。

　もう一つ強調しておきたいことは、すべての医師がEBMに基づいた診療をしたとすれば、医学の進歩や発展は全く望めないという事実である。なぜなら、医学の進歩は勇気ある医師と勇気をもって病気に立ち向かった患者によって成し遂げられてきたからである。医学の進歩にとって、いくつかの傍証を積み上げて、ある程度の理論体系ができあがってきたら、新たな治療法を開発し、勇気をもって実践していくパイオニアの存在が、医師、患者共に欠くことができないことは、これまでの医学史が明確に物語っている。そのためには、医師と患者の間の信頼関係が最も重要であり、加えて、他の医師や患者への客観的な情報公開がますます重要になってくる。

　松果体ホルモン、メラトニンを例にこの問題をもう少し考えてみよう。数多

くの睡眠剤の中で最も自然かつ安全、そして質の高い睡眠をもたらしてくれる薬はメラトニンではないかと確信している医師はまだ少ない。従ってメラトニンに関する EBM は整っていない。メラトニンは非常に安価で、それに対し誰も特許料を支払う義務はない。ただ一点、製薬会社の利益にとって全く魅力がないという理由で臨床試験（治験）が行われていない。メラトニンが保険で認可され、的確な使用法が提起されれば、現在ある睡眠剤の売り上げが激減する恐れがある。それゆえメラトニンの製剤化は進まないし、メラトニンの正しい使用法を知っているのは抗加齢医学を学んだ一部の医師か、特例的にメラトニンを必要とする小児科医に限定される。すなわち、医術として患者の福祉に寄与することでも、医業を邪魔すれば世に出られないというジレンマが存在しているのである。

最近では Narrative Based Medicine（NBM）という概念が提唱されている。NBM とは、これまで医学界で強調されてきた「根拠」「統計」「科学性」に重きをおく EBM とは補完的な意味を持つ考えである。グリーンハルとハーウィッツの『ナラティブ・ベイスト・メディスン―臨床における物語りと対話―』（金剛出版、2001 年）によれば、人間はそれぞれ自分の「物語り」を生きているという。「病気」がその「物語り」の一部であるにもかかわらず、現状医学では「病気」がただの「疾患名」として扱われる傾向にある。患者の「物語り」も、患者自身でさえも、臨床の現場から疎外されているのではないか、と警鐘している。

アンチエイジングドックの受診者と話すと、老化の仕方が人それぞれであることが実感される。

血管が弱点の人、骨が弱点の人、睡眠が弱点の人。老化の弱点の部位も違えば、程度も異なる。その人の生活様式、バックグラウンドが全く異なる。すなわち、それぞれが自分だけの「加齢の物語り（Aging Story）」を持っているのである。抗加齢治療にあたる医師は、患者の「物語り」を聞き、対話し、そして新たなる「抗加齢物語（Anti-Aging Story）」を患者と共に歩むことになる。現在のところ抗加齢医学の理論体系に関して EBM が完全になっているわけではない。しかし、5 年後、10 年後にはそれは確実に揃うように、データを積み上げる必要がある。物事を慎重に考えてから実践に移すタイプの方は、そ

れを待ってからでも遅くはない。

　人生で最も素敵なことが挑戦と開拓だと考えている方。人が人である意味を知りたい方。そして、明日こそ、もう少し意味のある時間を生きようと固く決意している方。そんな方にとって、抗加齢医学は、とても魅力的な医学であり、そしてとても意義深く、感動的な知的冒険となることだろう。

健康保険組合の取り組み

　多くの人達が、人間としての寿命の限界に達する手前で脱落する。50歳頃から、何らかの弱点が生じ、病気を引き起こし、結局命を落としてしまう。初めは、身体のどこかの小さな弱点かもしれないが、それを無視してはいけない。弱点を早めに見つけて、それを重点的に注意して、克服していけば、病気の予防になり、健康長寿を目指すことができる。

　弱点を見つける方法には、家系・体質を知ること、遺伝子診断、検診や人間ドック、アンチエイジングドックがある。

　家系や体質を知ることは、自分の弱点を知る第一歩である。例えば、胃癌の家系であるならば、胃癌に対して徹底的にマークして、毎年の胃検診を欠かさないようにすればよいだろう。癌の予防になる生活習慣を積極的に取り入れる。胃癌の危険因子（塩分過剰、魚の焦げ、煙草）を避けるようにする。

　遺伝子診断は、自分の弱点を知る有効な手段である。病気の危険因子に関する遺伝子検査により、かかりやすい病気を事前に知ることができれば、それに対して予防策を講じることができる。健康寿命を延ばすことができる。反対に、遺伝子診断の結果、病気を心配するあまり精神的ストレスが増すようならば、かえって逆効果である。

　検診・人間ドックは、無症状あるいは軽微な症状の人を対象にして、血液、尿検査、画像診断を中心とした一連の検査により、癌や生活習慣病を早期発見し、予防すること、早期治療することが目的である。健康長寿への貢献度は高い。

　アンチエイジングドックでは、さらに一歩進めて、加齢や老化という現象を病気としてとらえ、病的老化である弱点を早期発見し、予防すること、軽度の

衰えならば治療してしまうことが目的である。健康長寿の達成者には、身体全体が非常に均質にバランスよく老化している特徴があることから、病的老化を治療して老化のバランスを整えてあげることの意義は大きい。これこそが究極の予防医学であり、健康保険組合として是非とも取り組んで欲しい。

　企業における産業医の役割はさらに大きくなる。抗加齢医学の実践により、従業員とその家族の健康増進が達成できれば、従業員の欠勤率は低下し、生産性は増加し、最終的には企業の業績向上につながる。健康度が増して病気が減れば、健康保険組合の支出が激減することはもちろん請け合いである。

抗加齢医学の未来

　抗加齢医学に関しては、客観的に評価できるような第三者機関の設立が望ましい。これまでの西洋医学の領域も含め「インチキ」「まがいもの」「詐欺」「理不尽な価格によるトラブル」「副作用被害」に関しては、積極的に情報を集め、一般公開することによって、厳しく対処するというのが理想であろう。

　抗加齢医学は、「患者に対し情報を公開し、説明し、納得していただく」という、きちんとしたインフォームド・コンセントがあってこそ、初めて成り立つ医療である。他の医療分野同様、医師と患者の信頼関係が最も重要であり、それに基づいて、ヒポクラテスの理念に反することのない正しい医療であれば、国家による規制もそれほど必要ないであろう。

　日本抗加齢医学会では、正しい情報を医療関係者のみならず、一般の方々にも公開していきたいと考えている。また、医師のみならず、薬剤師、看護師、栄養士、運動療法士、心理療法士、理学療法士、針灸師などの医療関係者に対しては、抗加齢医学を正しく教育、指導する義務があると考えている。実際には、抗加齢医学のアカデミックな活動拠点として、学術会議の開催、学会誌アンチ・エイジング医学（日本語版ジャーナル）および *Aging and Mechanism of Disease* の刊行、抗加齢医学専門医・抗加齢指導士の教育・認定を行っている。日本の各地域における抗加齢医学専門医、医療機関に関する情報については、日本抗加齢学医学会（http://www.anti-aging.gr.jp）に問い合わせて欲しい。ウエブジャーナル Anti-Aging Medicine は Glycative Stress Research に

引き継がれた（http://toukastress.jp）。

　海外との交流は今後もますます活発化するであろう。海外との交流は、医療におけるグローバリゼーションで、抗加齢医学に関わる情報の世界レベルで共有化を図り、治療に役立てることである。これまでも米国抗加齢医学会（American Academy of Anti-Aging Medicine: A4M）やヨーロッパ抗加齢医学会（European Academy of Anti-Aging Medicine）との交流がある。A4M顧問にはルイ・パストゥール医学研究センター所長　藤田哲也氏、Anti-Aging World Conference 顧問には市橋正光氏、米井嘉一が選出されている。今後は、アジアの国々の動向が注目される。2004年秋には、韓国、シンガポール、台湾、カンボジアの仲間と共に英文ウエブジャーナル Anti-Aging Medical Research を世界に向けて発信している。

幸せの閾値

　すべての人にとって、「何が幸せで、何が不幸せなのか？」これは重大問題である。幸せかどうかを決める基準は、個人の資質によるもので、あいまいで、相対的で、時間と共に移りゆく。これまでの講演や記述の中で、幸せと不幸せを分ける基準線を「幸せの閾値（いきち）」と呼んできた。閾というのは、玄関の敷居、すなわち家の中と外を分ける境界を意味する。

　幸せについての考えは、人それぞれ。幸せになれない人は、幸せについての考え方に問題がある。一つの目標に固執して、それが達成できないと不幸だと考える人。幸せはすごいこと、めったにないものと考える人。人の幸せはよく見えるが、自分の幸せは実感できない人。人生相談をのぞけば、「幸せになれない」という問題を抱える人は少なくない。

　それぞれの悩みを分析すると、「幸せの閾値」の設定が不適切なことがわかる。閾値が高すぎてクリアできない、目的意識がなく閾値の設定があいまい、などである。

　「幸せの閾値」を定める前に、まずは、自分が存在する理由を考えよう。それほど難しいことではない。それは母と父がいるからである。卵子と精子が受精して、母から生まれ、両親または里親に育てられたためである。江戸時代、

奈良時代、弥生時代、時代はさらに有史以前に遡る祖先がいるお蔭である。祖先達が厳しい自然を生きぬいたから、今の自分がある。まずは両親に十分な感謝の気持ちを抱きたい。受精という現象をみれば、この世に生を受けたこと自体が幸運なのである。

　貝原益軒の『樂訓』『大和俗訓』には、「人間には生まれもって備わった気質があり、その気質を活かして生きていくことに、楽しみがあり幸せがある」と説かれている。いくら金持ちになっても、私欲の尽きることはない。「金持ち＝（イコール）幸せ」では決してないのである。生きることの幸せ、暮らしそのものの楽しみ、すなわち「日日是好日の喜び」の境地である。益軒は「富貴の人よりも貧賤の人のほうが、より深い楽しみが得られる」とさえ述べている。そして「足るを知る」こと。すなわち、欲望を抑え、自己にふさわしい目標をたて、自ら備わった気質で、日々生きてゆく。その中で自然と、幸せの閾値が定められる。

　抗加齢医学を実践するうえでも「足るを知る」の考えは活かされる。足るを知らなければ不老長寿を求めてしまう。若さと美しい肌を求めて、完ぺき主義になった美容フリークは精神的に追い詰められてしまう。運動が良いからと言って、雨にも負けず風にも負けずに、過度なランニングを続ければ身体を傷めてしまうのである。

　幸せの閾値を定めるためには、目標を持つべきである。目標は個人の自由、たくさんあるだろう。目標を達成すれば幸せになれるのであれば、幸せはたくさんあることになる。幸せになる方法も限りなくある。

　幸せは人それぞれ。他人と比べる必要はない。自分だけの秘密としてとっておくのもよし、誰かに打ち明けるのもよし。自分だけでは得ることのできない幸せがあれば、誰かに手伝ってもらってもよい。「幸せはたくさんあるのだ」と考えれば、それだけで何となく幸せな気分になるだろう。

　「幸せの閾値」は人によって異なる。幸せそうに見えたとしても、その人は「自分は幸せでない」と思っているかもしれない。人もうらやむような経済的に恵まれた生活を送っていても、自分が幸せを感じられなければ意味がない。幸せの閾値は、自分で決めればよいのであって、他人が決めることではない。

　時には「幸せの閾値」を乗り越えられないこともある。中には目標を達成す

第6章 抗加齢社会の未来像

ることなく挫折してしまう人もいる。けれども一度失敗したからといって、決してあきらめないこと。失敗は成功のもと。失敗の原因を考えて、もう一度挑戦しよう。

野球チームを例にとろう。たとえ一軍のメンバーになれなくても、二軍でもいいから一生懸命練習すること。受験の結果、たとえ、第一志望の学校に入れなかったとしても、第二志望の学校で精一杯の力を発揮しよう。努力すれば必ず「幸せの閾値」を超えることができるのだから。

人生においても、ちょっとしたゲームでも、勝者もいれば敗者もいる。良い時もあれば悪い時もある。確率を2分の1とすれば、ずっと負けつづける確率は極めて低く、極めて困難であることがわかる。従って、運の悪い人でもたまには勝者になるだろう。ちょっとしたことで勝者になった時に、敗者のことを考えてみるのもよい。そうすれば「敗者がいるからこそ勝者がある」ことがわかる。敗者になったからといって卑屈になる必要はない。なぜなら、敗者であるあなたこそが勝者の育ての親だからである。

過去、現在、未来、「幸せの閾値」はそれぞれの時代にある。過去に遡って「あの頃は幸せだったな」と思っても、それは思い出にすぎない。今の幸せを感じる妨げになっているかもしれない。大切なのは、今の幸せを見つけること、幸せを感じて生きることである。そして未来の、起こるかどうかわからないことについては、むやみに悩む必要はない。例えば、自分が癌になるのではないか、家族が事故に遭うのではないか、そういった悩みは全く意味がない。未来に希望と幸せを求めること自体は悪くはないが、今を大切にすることを忘れてはならない。アンチエイジングとは、結局のところ、幸福を追求する学問なのである。

おわりに

　「老い」という現象を意識しはじめたのは、いつ頃だったろうか。アジアや南米で鉄を売り歩いていた商社マンの父は単身赴任でいつも不在、私は明治生まれの祖父に育てられた。一粒の米を大切にする厳しい祖父であった。6歳の頃だったろうか、同い年の子の父親に比べて、父親代わりだった祖父が「老いている」ことに気づいた。風呂に入った時、入れ歯を見た時、そして白髪、否が応でも「老い」に直面した。そして童謡「大きな古時計」が大の苦手になる。その歌を聞くと、いてもたってもいられなくなり、家の片隅で一人涙ぐむのだった。ナイーブな子供時代。自分が大きくなる前に、祖父がこの世を去ってしまうかもしれない。そんな漠然とした不安を抱いていたのだと思う。

　　かまきり　陽に祈る姿　哀れ秋かな

　これは私が19歳の時に詠んだ句である。俳句というには、字足らず、字余りで、全く体を成していないが、とにかく10代の頃に詠んだ句で唯一記録に残っている。今でも、秋の落日、すっかり身体が茶色に染まったカマキリを見つけるたびに、この歌が頭をめぐる。まさに春まっさかりの時分に、どうしてこんな秋の歌を詠んだのだろう。
　「老い」に対して、決してあきらめの気持ちを抱いていたわけではない。60歳を超えた今、やわな精神はかなぐりすてた。タフで、ワイルドで、クールなガイとして、「老い」に挑みはじめたのである。本書は、そんな男によって書かれたことを記しておきたい。
　　2018年11月

　　　　　　　　　　　　　　　　　　　　　　　　　　　　米井嘉一

資料1

推奨されるサプリメント
──各栄養成分の解説──

ビタミンA
予防的摂取量：5000 IU
利点：抗酸化剤として機能する。
　胃腸を健全なものにする。
　視力を保護する。
　健康な組織成長の促進に役立つ。
　毛髪および爪の健康を増進する。
　感染症への抵抗力を高める。
　ナイアシン、ビタミンC・D・E、パントテン酸、亜鉛などの他の栄養素と一緒に働く。
　気管支および副鼻腔の感染症、風邪、感冒の治療に役立つ。
　ホルモンバランスと骨の健康を確保するのに役立つ。
　粘液分泌、潰瘍、色素性網膜炎、甲状腺機能低下の治療に有用。
　癌（口腔、肺、前立腺）、心臓病、呼吸器感染症、潰瘍の予防に役立つ可能性がある。
欠乏により起こる可能性がある症状：夜盲症、かゆみ、乾燥肌、味覚の喪失。
多く含まれている食物：レバー、バター、卵黄、全乳、クリーム、タラ肝油。

アセチル-L-カルニチン
予防的摂取量：500 mg
利点：短期記憶の喪失およびアルツハイマー病の予防に役立つ。
　神経の変性を保護する。
　鬱病、肝臓および心臓疾患、男性生殖機能、精神的ストレスの治療、視力および神経の修復に役立つ。
　エネルギー源としての糖分に対する身体の依存度を下げる。
　細胞内の脂肪の代謝に不可欠。

血液内を循環している脂肪の量を減らし、それにより動脈硬化のリスクを下げる。
欠乏により起こる可能性がある症状：細胞内の脂肪代謝能力の低下。
多く含まれている食物：現在のところ、なし。

αリポ酸

予防的摂取量：200 mg
利点：肝臓を守る。
　エネルギーを高め、体重を減らす。
　糖尿病、癌、エイズ、鬱病、心臓病、神経学的障害、白内障の治療に使用される。
　体内で抗酸化物として機能する。
　糖尿病治療薬の必要性を低下させることがある。
欠乏により起こる可能性がある症状：フリーラジカルや化学物質が肝臓を害する恐れ。
多く含まれている食物：なし、サプリメントのみ。

ビタミン B₁（チアミン）

予防的摂取量：25～50 mg
利点：食物をエネルギーに変え、健康な神経系を保つのに必要。
　糖尿病における糖尿病性神経障害の進行を防ぐ。
　身体の解毒力を高める。
　消化を助ける。
　心臓および心血管系に有益。
　精神的機能や能力を高める。
　神経の損傷、線維筋痛、アルツハイマー病の予防に役立つ可能性がある。
　鬱病や情緒障害の治療に役立つ。
欠乏により起こる可能性がある症状：食欲不振、過敏性、疲労感、便秘、吐き気、鬱病、虚弱、眼球の協調喪失、微細運動の喪失、脚の刺激感。
多く含まれている食物：米ぬか、豚肉、豆類、小麦胚芽、肉類、魚、家禽類、ナッツ類、種子、レバー。

ビタミン B₂（リボフラビン）

予防的摂取量：25～50 mg
利点：グルタチオン（強力な抗酸化物質）を再生する。
　赤血球および抗体の生成を助ける。
　成長に不可欠。

目と皮膚の健康維持に役立つ。
組織の修復。
食品をエネルギーに代謝するために必要。
偏頭痛と甲状腺機能低下の治療に使用される。
心臓病および白内障の予防に役立つ可能性がある。

欠乏により起こる可能性がある症状：鬱病、めまい、唇・口・舌がひりひりしたり熱を持つ、目が熱い／かゆい／涙が出る、皮膚炎（鼻、陰嚢）、舌炎、角膜の血管新生。

多く含まれている食物：緑色の葉もの野菜、肉類、乳製品、穀物製品、海産物、ナッツ類、種子、豆類。

ビタミン B_3（ナイアシン）

予防的摂取量：100〜150 mg

利点：総コレステロールを低下させる。

LDLコレステロールと中性脂肪を減らし、HDLコレステロールを増やす。

糖尿病の発病率を低下させる。

糖尿病のインスリンの必要性を低下させる。

食品をエネルギーに代謝するために必要。

糖尿病の予防に役立つ可能性がある。

タイプⅠおよびタイプⅡの糖尿病、骨関節症、不安、鬱病の治療に使用される。

欠乏により起こる可能性がある症状：筋肉の疲労、消化不良、鬱病、不眠症、頭痛、皮膚炎、下痢、ペラグラ、ふるえ、皮膚病変。

多く含まれている食物：肉、家禽類、乳製品、海産物、ナッツ類、種子、豆類、ジャガイモ、栄養補給用酵母。

ビタミン B_5（パントテン酸）

予防的摂取量：125〜150 mg

利点：体内のエネルギーレベルが最適になるようにする。

傷の回復に必要。

免疫システムの防御を維持する。

副腎ホルモンの生産に重要。

蛋白質、炭水化物、脂肪をエネルギーに変える。

減量を促進する。

疲労を防ぐ。

炎症を抑える。
痛風および骨関節症の治療に使用される。
欠乏により起こる可能性がある症状：衰弱、鬱病、感染症への抵抗力の低下、足の熱感、皮膚炎、吐き気、消化不良、脱毛、心拍数の増加、失神、疲労。
多く含まれている食物：家禽類、ナッツ類、種子、全粒穀物、卵、酵母、野菜。

ビタミン B_6（ピリドキシン）
予防的摂取量：50〜75 mg
利点：健康な赤血球に必要。
　歯肉と歯の健康を促進する。
　蛋白質の代謝に必要。
　健康な免疫システム、神経および骨にとって重要。
　血管を健康にする。
　ホモシステインを低下させ、心臓病の治療に使用される。
　カンジダおよび癌を予防する。
　関節炎の影響を低下させる。
　女性ホルモンを調整する。
　手根管症候群（CTS）、糖尿病、悪性黒色腫、腎結石、てんかん、鬱病、喘息、皮膚炎、アクネの治療に使用される。
欠乏により起こる可能性がある症状：疲労、貧血症、神経障害、過敏性、衰弱、不眠症、吐き気、嘔吐、痙攣。
多く含まれている食物：ジャガイモ、小麦胚芽、豆類、肉類、バナナ、レバー、海産物、ナッツ類、種子。

ビタミン B_{12}（シアノコバラミン）
予防的摂取量：200 μg
利点：血液細胞および免疫細胞の形成に必要。
　体内のホモシステイン値を低下させる。
　多発性硬化症、神経障害、神経痛の症状を軽減する。
　神経系の健康に重要。
　滑液包炎、喘息、認知症、低血圧、鬱病の治療に使用される。
　心臓病、アルツハイマー病、骨粗鬆症の予防に役立つ。
　悪性貧血を予防する。
欠乏により起こる可能性がある症状：貧血、衰弱、疲労、舌が赤くひりひりする、神

経変性、指および足指の麻痺と刺すような痛み、蒼白、鬱病。
多く含まれている食物：牛乳、魚、赤身肉、レバー、動物性食品。

βカロチン
予防的摂取量：25000 IU
利点：体内のフリーラジカルと戦うための抗酸化物として使用される。
　動脈がつまるのを防ぎ、心臓病のリスクを低下させる。
　免疫システムの機能を高める。
　癌（胃・肺・結腸・乳）の予防に役立つ。
　頸部不全失語症の発病率を低下させる。
　皮膚の保護を助ける。
欠乏により起こる可能性がある症状：皮膚の刺激、心臓病のリスク増大。
多く含まれている食物：果物、すべての緑黄色野菜、スピルリナ、クロレラ、海草。

塩酸ベタイン
予防的摂取量：100 mg
利点：消化不良の治療に使用される。
　食物アレルギーの予防に役立ち、その治療にも使用される。
　消化管内の過剰な酵母のレベルを低下させる。
　胸焼けの症状を減らし、治療する。
　身体が消化するミネラルと栄養素の吸収度を高める。
欠乏により起こる可能性がある症状：低濃度では、糖尿病、喘息、骨粗鬆症、貧血、慢性関節リウマチ、腸の感染症、乾癬、白斑、蕁麻疹、湿疹、皮膚炎、疱疹、アクネを悪化させる可能性がある。
多く含まれている食物：なし、サプリメントのみ。

ビオチン
予防的摂取量：300 mg
利点：脂肪および炭水化物の代謝を助ける。
　他のビタミンの利用を助ける「Bコンプレックス」ビタミン。
　タイプ2の糖尿病で血糖値をほぼ半分に低下させる。
　ビタミンB_6が最適状態で作用するようにする。
　初期段階の手根管症候群（CTS）の治療に使用される。
　爪の強度を増し、毛髪の成長を高める。

自己免疫障害の予防に役立つ。
欠乏により起こる可能性がある症状：鬱病、眠気、食欲不振、筋肉痛、青白い舌、脱毛、貧血、皮膚障害、疲労。
多く含まれている食物：ビール酵母、穀物、ピーナッツ、クルミ、牛乳、卵黄、レンズ豆、エンドウ豆、魚、大豆、野菜、レバー。

ホウ素
予防的摂取量：150 μg
利点：骨を作る性質があり、骨粗鬆症の予防に役立つ。
　身体がカルシウムとマグネシウムを吸収するのを助ける。
　閉経後の女性のホルモン分泌の調整に役立つ。
　集中力の欠如を予防するのに役立つ。
　関節炎、ほてりの治療に使用される。
欠乏により起こる可能性がある症状：身体がカルシウムおよびマグネシウムを吸収、利用できなくなる。
多く含まれている食物：ナッツ類、豆類、葉もの野菜、ブロッコリー、リンゴ、梨、桃、ブドウ、および一部の水道水。

ビタミンC
予防的摂取量：1000 mg
利点：免疫向上剤。T細胞球の数を増やす。
　変性疾患、炎症性疾患で予防的な役割を果たす。
　皮膚および歯肉の状態を改善する。
　ビタミンB_1、B_2、B_5、葉酸などの他のビタミンが体内で劣化するのを防ぐ。
　ストレスの影響を減らすのに役立つ。
　抗酸化剤、このビタミンはフリーラジカルを中和できる。
　喫煙者では、服用量を増やせば、肺癌のリスクを減らすことができる。
　日光の有害な放射線の影響を減らす。
　乳癌のような癌を予防するのに役立つ。
　気管支や肺を保護する。
　ウイルス性肝炎を治す。
　糖尿病患者については、動脈がつまるのを防ぎ、高血糖による損傷を低下させる。
　手術後の回復を早めるのに役立つ。
　コレステロールを減らす。

欠乏により起こる可能性がある症状：壊血病、打撲傷ができやすくなる、傷の治りが悪くなる、歯と歯肉の障害、関節の痛み。

多く含まれている食物：柑橘類、イチゴ、トマト、ブロッコリー、コショウ、葉もの野菜、キャベツ、カンタロープメロン、ジャガイモ。

カルシウム

予防的摂取量：250～750 mg（単体）、1000～1500 mg（合計）

利点：骨の喪失を防ぐ。

血圧を下げ、心臓病の予防に役立つ。

細胞膜を強化することによって免疫システムを高める。

神経系に滋養を与え鎮める。

結腸癌および膵臓癌を予防する。

歯を健康にする。

脳卒中のリスクを減らす。

酵素の活性化と血液の凝固に必要。

神経パルス伝達物質。

筋肉の収縮と緊張に重要。

欠乏により起こる可能性がある症状：筋肉と神経の過敏性が増す、筋肉の痙攣、こむら返り、テタニー、骨の喪失、虫歯、歯周病、鬱病、高血圧、心悸亢進。

多く含まれている食物：牛乳、チーズ、ヨーグルト、ゴマ、サーモン、アーモンド、ブラジルナッツ、ケール、フダンソウ、加熱したホウレンソウ、ぶちインゲンマメ、魚、葉もの野菜、キャベツ、豆腐。

カルニチン（L 酒石酸）

予防的摂取量：1000 mg

利点：細胞内の脂肪の代謝に必要なので、身体の「脂肪キャブレター」と呼ばれる。

脂肪酸がミトコンドリア膜を通過できるようにして、脂肪酸がエネルギーとして燃焼されるようにする。

脂肪酸の代謝を促進する。

血液中を循環する脂肪の量を減らし、動脈硬化を予防する。

ミトコンドリアの活性を高め、脂質の過酸化を防ぎ、神経変性を予防する。

身体のエネルギー源としてのブドウ糖への依存度を低下させる。

ほとんどの人でエネルギーを高める。

減量を促進する。

肥満、疲労、心臓病、腎臓透析、糖尿病、免疫障害の治療に役立つ。
　アルコールおよびその他の問題による筋肉の喪失や肝臓障害を防ぐのに役立つ可能性がある。
欠乏により起こる可能性がある症状：活力低下、脂肪酸を効率的に分解できなくなる。
多く含まれている食物：牛肉、鶏肉、魚、卵、牛乳。

コリン

予防的摂取量：200 mg
利点：「Bコンプレックス」ビタミンが最適に機能するのを助ける。
　細胞膜の一部で、人間の細胞の成長に不可欠。
　神経伝達と神経パルスに必要。
　肝臓および胆嚢の機能の調整。
　ビタミンA・B群、イノシトール、葉酸との共同作用がある。
欠乏により起こる可能性がある症状：成長障害、肝臓機能障害、腎臓機能障害。
多く含まれている食物：酵母、卵、魚、レシチン、小麦胚芽、内臓肉、大豆。

ピコリン酸クロム

予防的摂取量：200 μg
利点：身体がインスリンをより効率的に利用するのを助ける。
　血糖値とエネルギーレベルのバランスを取る。
　身体が糖分を輸送する能力を高める。
　筋肉組織の成長を刺激する。
　身体の脂肪量と中性脂肪を低下させる。
　総コレステロール値とLDLコレステロール値を下げ、HDLコレステロール値を上げる。
　骨の健康を増進する。
　肥満と高血圧の予防に役立つ。
　脳卒中、クローン病、大腸炎、胃炎、多発性硬化症、偏頭痛、アクネの治療に使用される。
　動脈を清浄に保ち、血液循環を良くし、心臓病の予防に役立つ。
　研究では、クロムを摂取した動物は、約37％長く生きる。
　成人発症型の糖尿病を完全に予防する可能性がある。
欠乏により起こる可能性がある症状：ブドウ糖耐性の低下と低血糖。
多く含まれている食物：ビール酵母、大麦、ブロッコリー、ハム、グレープジュース、

赤身肉と白身肉、海産物、卵、新鮮な果物。

CoQ10（コエンザイムQ10　CoQ10）
予防的摂取量：50〜100 mg
利点：体内のフリーラジカルと戦うために使用される脂溶性抗酸化物質。
　細胞のエネルギー生成に不可欠。糖分と澱粉をATP（アデノシン三燐酸）に変えるのを助ける。
　免疫刺激物質として機能し、抗体反応を高める。
　心臓病を予防し、血圧と血液の粘性を低下させる。
　腫瘍の緩解につながる抗癌性がある。
　慢性肺疾患のある肺の機能を高める。
　高血圧、歯周病、糖尿病、肥満、アルツハイマー病、エイズ、多発性硬化症、潰瘍、心筋症の治療に有用。
欠乏により起こる可能性がある症状：心臓障害、筋肉衰弱、嗜眠、免疫障害、アレルギー、高山病。
備考：スタチン系高脂血症剤の服用により減少することがあり。
多く含まれている食物：内臓肉（心臓、レバー、腎臓）、牛肉、イワシ、サバ、ナッツ類、加工されていない植物油。濃緑色野菜とふすまにも微量あり。

銅
予防的摂取量：2 mg
利点：慢性関節リウマチ、骨の衰弱、糖尿病、癌、痙攣、貧血の治療に有用。
　カンジダアルビカンスの異常増殖をコントロールする。
　LDLコレステロールを下げ、HDLコレステロールの増加を促進する。
　心臓冠状動脈疾患と高血圧の予防に役立つ可能性がある。
　免疫システムの障害の予防に役立つ。
　痛風を予防する。
　中性脂肪を下げる。
　酵素の機能とヘモグロビンの生産に有益。
欠乏により起こる可能性がある症状：貧血、疲労、衰弱、骨がもろくなる、血圧とコレステロールの上昇、心臓病のリスク増大、血糖値が不安定または上昇、心電図の異常値。
多く含まれている食物：ナッツ類、種子、内臓肉、大豆製品。

資料1　推奨されるサプリメント

ビタミンD_3

予防的摂取量：400 IU

利点：身体がカルシウムを吸収するのを助ける。

　　血中のカルシウムを骨の形成に十分な量にする。

　　骨や歯の強度を高める。

　　インスリン抵抗性を予防する。

　　クローン病、潰瘍性大腸炎、多発性硬化症、高血圧、関節炎、癌（乳癌、前立腺癌、その他）、背部痛の治療に使用される。

　　癌を予防する。

欠乏により起こる可能性がある症状：骨の湾曲、骨および歯の軟化、特発性骨折、予測不能な血糖値。

多く含まれている食物：卵、バター、強化牛乳、魚油、レバー、海産物。

備考：日光浴（一日あたり20分間の日光浴）。

ビタミンE

予防的摂取量：400～600 IU

利点：フリーラジカルと戦うために体内で抗酸化物質として使用される。

　　細胞膜と組織を保護する。

　　健康な循環系を維持する。

　　免疫システムの機能を向上させる。

　　癌（口腔、咽頭）のリスクを低下させる。

　　心臓病の発病率を低下させ、マグネシウムの欠乏による害から心臓を守る。

　　白内障を予防する。

　　糖尿病におけるインスリンの作用を向上させる。

　　運動による組織の損傷を少なくする。

　　神経系の健康と機能を保護する。

　　脳卒中と血餅の予防に役立つ。

　　ほてりのような更年期の症状を減らす。

　　炎症、アルツハイマー病、パーキンソン病の治療に有用。

欠乏により起こる可能性がある症状：筋肉および循環系の機能低下。

多く含まれている食物：精製されていない植物油、ナッツ類、種子。しかし、これらで必要量を摂取することはできない。

葉酸

予防的摂取量：800 μg

利点：赤血球および組織細胞の生成に必要。

    腸管の健康を促進する。

    皮膚および歯肉の健康を促進する。

    癌および心臓病を予防する。

    ホモシステインの蓄積を予防する（心臓病のリスクを低下させる）。

    脳卒中、てんかん、鬱病、および末梢神経障害を予防する。

    心臓病の治療に使用される。

    外傷および消化管の治癒を促進する。

    閉経後の女性の性衝動を高める。

    慢性疲労、乾癬、大腸炎の諸症状を軽減する。

欠乏により起こる可能性がある症状：貧血、腸の障害、青白い舌、疲労、頭痛、不眠症、記憶障害。

多く含まれている食物：小麦胚芽、ナッツ類、豆類、葉もの野菜、種子、レバー、肉類、ケール、ビート、トウモロコシ、ブロッコリー。

ギンコ・ビロバ（イチョウ葉エキス）

予防的摂取量：120 mg

利点：フリーラジカルと戦うために体内で抗酸化物質として機能する。

    四肢および脳への血液循環を改善する。

    記憶力を高める。

    集中力を高める。

    鬱病を軽減する。

    血小板の凝集を阻止し、炎症を防ぐ。

    動脈内の平滑筋を弛緩させる。

    中国では何千年も、喘息、アレルギー、咳の治療に使用されている。

    機敏性を高め、賦活剤と考えられている。

    最近の研究では、アルツハイマー病や老人性認知症の患者の精神的衰退を遅らせるのに役立つとされる。

欠乏により起こる可能性がある症状：現在のところ、確たる症状は不明。

備考：イチョウ（ギンコ・ビロバ）の乾燥させた葉から取った乾燥エキス。

資料1　推奨されるサプリメント

アスタキサンチン
予防的摂取量：3〜6 mg
利点：抗酸化物質として作用する。「目が疲れる」「肩がこる」「便秘」「冷え性」など自覚症状の改善。便秘傾向のある者では便通も改善する。消化管からの吸収は5％以下であるが、腸管内でも抗酸化物質として作用し、腸内細菌叢を改善させる。軟便、下痢がみられる際には服用量を減らす。

インドール3カルビノール
予防的摂取量：400 μg
利点：エストラジオールを良性の2-αハイドロキシエストロンにするための触媒として作用する。
　閉経後の女性の乳癌の発生リスクを著しく低下させる。
　体内の発癌性物質、16-αハイドロキシエストロンの量を低下させる。
欠乏により起こる可能性がある症状：乳癌を発症するリスクが高まる。
多く含まれている食物：カリフラワー、ブロッコリー、キャベツのようなアブラナ科の野菜。

イノシトール
予防的摂取量：200 mg
利点：脂肪とコレステロールの代謝を助ける。
　神経機能を助ける。
　細胞膜に存在し、ホルモンの適切な機能に必要。
　血管を広げ、血液の循環を良くし、動脈硬化を予防する。
　LDLコレステロールと中性脂肪を下げる。
　タイプIIの糖尿病の発病の予防に役立つ。
　糖尿病で糖尿病性神経障害を予防する。
　不眠症、鬱病、不安、肥満の治療に使用される。
欠乏により起こる可能性がある症状：湿疹、不眠症、便秘、高脂血症、脱毛、目の異常、高コレステロール。
多く含まれている食物：糖蜜、イースト、レシチン、果物、肉、牛乳、内臓肉、カンタロープメロン、種子、ナッツ類。

ビタミンK
予防的摂取量：150 μg

利点：脂溶性ビタミン。
　血液の凝固と骨の形成に必要。
　血中カルシウムの調整を助ける。
　骨粗鬆症と癌を予防する。
　慢性下痢、クローン病、腸炎の治療に役立つ。
欠乏により起こる可能性がある症状：骨量の低下。
備考：胃腸管内の有益な細菌によって作られる。
多く含まれている食物：納豆、葉もの野菜。

ラクターゼ
予防的摂取量：50～100 mg
利点：消化酵素。
　牛乳の中にある糖分、乳糖の消化を助ける。
　乳糖過敏症と、腹の不調、膨満、下痢、ガスの諸症状を予防する。
欠乏により起こる可能性がある症状：腹部不快感、膨満、ガス。
多く含まれている食物：なし、サプリメントのみ。

レシチン（フォスファチジルコリン）
予防的摂取量：3000 mg
利点：体内で抗酸化物質として機能する。
　体内でのコリンの合成に必要。コリンの量を増やすことにより、脳内に存在し、神経間での情報伝達促進に役立つ神経伝達物質、アセチルコリンを増やす。
　心臓病を予防する。
　神経鞘の強化に役立ち、多発性硬化症の治療に役立つ可能性がある。
　動脈硬化の治療に役立つ。
欠乏により起こる可能性がある症状：コリンの副産物、アセチルコリンの欠乏により精神的な意識低下が起こる。
多く含まれている食物：卵、野菜、肉。

レシチン（フォスファチジルセリン）
予防的摂取量：400 mg
利点：細胞の内外に情報を伝達する神経細胞膜内の酵素の能力を高める。
　成人の記憶力と学習能力を向上させる。
　鬱病の諸症状を改善する。

脳の栄養素であり、抗酸化物質。
欠乏により起こる可能性がある症状：脳内の神経細胞の伝導に影響。
多く含まれている食物：なし、サプリメントのみ。

マグネシウム
予防的摂取量：400〜800 mg
利点：以下を含む体内の300以上の機能に必要。
　健康な骨を作るのを助ける。
　腎結石を予防する。
　血圧を下げ、心臓と動脈を保護する。
　心臓の出力を高め、プラークの形成と心臓の不整脈を予防する。
　筋肉の痙攣をやわらげる。
　筋肉の持久力を高め、トレーニングにより筋肉の量を増やす。
　身体をストレスによる害から守る。
　エネルギーと脂肪の燃焼を高める。
　体内のインスリンの機能を高め、血糖のバランスを取るのを助ける。
　神経の緊張を減らし、神経をなだめ、滋養を与えるのに役立つ。
　体内の免疫を高める。
　組織内にアルミニウムの沈積が作られるのを防ぐ（アルツハイマー病の理論）。
欠乏により起こる可能性がある症状：筋肉の痙攣、テタニー、不整脈、失調症、めまい、ひきつけ、骨の喪失、免疫機能の低下、傷が治りにくい、高脂血症、疲労、高血圧、成長障害、神経過敏、錯乱、鬱病、怒り。
多く含まれている食物：種子、ナッツ類、全粒穀物、豆類、生野菜、ジャガイモ。

マンガン
予防的摂取量：10 mg
利点：フリーラジカルと戦うために、体内で抗酸化物質として機能する。
　甲状腺と脳の機能にとって重要。
　糖分の代謝に必要で、特に糖尿病患者で、糖分のバランスを保つ。
　骨粗鬆症を予防する。
　HDLコレステロールが効率的に機能するのを助けることにより、心臓病を予防する。
　傷の治癒に必要。
　骨と関節を健康にする。

発作疾患の治療に使用される。
　　白内障と慢性関節リウマチの予防に役立つ。
　　コラーゲンの形成を助ける（靱帯および皮膚の弾力性）。
　　身体のエネルギー生成に必要。
欠乏により起こる可能性がある症状：成長異常、骨が弱くなる。
多く含まれている食物：ナッツ類、種子、イチゴやベリー類、全粒穀物、葉もの野菜。

ミルクシスル（シリマリン）
予防的摂取量：200 mg
利点：肝臓の損傷を防ぎ、肝機能を高める。
　　肝臓を保護する開存性のフラボノイドが3種類含まれている。
　　肝臓の修復を促進する。
　　フリーラジカルを消し、細胞膜を保護する。
　　ある種の炎症性ロイコトリエンとプロスタグランジンの分泌を妨げる。
　　グルタチオンの枯渇を相殺するのに役立ち、肝臓の状態を高める。
欠乏により起こる可能性がある症状：肝臓機能の酷使、肝臓障害を起こしやすくなる。
多く含まれている食物：なし、サプリメントのみ。

モリブデン
予防的摂取量：300〜450 μg
利点：胃腸の癌を予防する。
　　虫歯を予防する。
　　身体が必要とする以上に銅のレベルが上がるのを防ぐ。
　　エネルギーの生成を誘発する。
　　カンジダの成長を阻止する。
　　極端に低い尿酸値を高くする。
　　関節炎、喘息、アルデヒド中毒、ウィルソン病の治療に使用される。
欠乏により起こる可能性がある症状：虫歯、尿酸値が非常に低くなる、体内の銅のレベルが上昇する。
多く含まれている食物：豆類、穀物、黒コショウ、茶。

Nアセチルシステイン
予防的摂取量：500 mg
利点：すでに知られている抗酸化栄養素のうちで最も強力なものの一つ。

体内に蓄積され、免疫システムを損なう恐れのある毒素や重金属の中和や排出に役立つ。
　肝臓がアルコール、アセトアミノフェン、四塩化炭素を代謝するのを助ける。
　グルタチオンの合成を高める。
　リンパ球の増殖と細胞毒性T細胞球の活性に強い影響を与える。
　心臓病、癌、酸化の害、老化の予防に役立つ可能性がある。
　毛髪の健康に必要な硫黄を供給する。
欠乏により起こる可能性がある症状：免疫システムが弱まる。
多く含まれている食物：肉類、海産物、レバー、ナッツ類、種子。

イラクサ

予防的摂取量：500 mg
利点：すぐれた微量元素源。
　微量元素の喪失による下痢を治療する。
　疲労と貧血の諸症状を軽減する。
　ヨーロッパでは、さまざまな肺の症状を治療するために使用されている。
　組織の酸化を改善する。
欠乏により起こる可能性がある症状：なし。
多く含まれている物：イラクサ。

オメガ-3 脂肪酸（EPA、DHA、フラックスシード・オイル）

予防的摂取量：EPA 800 mg、DHA 600 mg、フラックスシード・オイル 2000 mg
利点：抗炎症薬、血管拡張神経薬と考えられる。長期記憶を改善させる。
　一生を通じて、正常な成長と発達に必要。
　細胞および組織内の変性的な変化を防御する。
　高中性脂肪血症を改善させる。
　疲労を軽減する。
　乾燥肌を改善する。
　障害のある免疫機能を高める。
　肥満と癌の治療に使用される。
　糖尿病の予防に役立つ可能性がある。
欠乏により起こる可能性がある症状：乾燥肌、細胞間接続の低下、インスリンの代謝および効果の低下。
多く含まれている食物：フラックス（亜麻）粉末、フラックスオイル、麻油、オリー

ブ油、キャノーラ油、大豆、カボチャの種、クルミ油、魚油。

膵臓の酵素
予防的摂取量：325 mg
利点：体内に摂取されたビタミンおよび栄養素の吸収不良を防ぐ。
　腸のしまりが悪くなるのを防ぐ。
　グルテン不耐症および乳糖不耐症の治療に使用される。
　脂っこい食事をした後のガスあるいは膨満感を予防する。
　食物アレルギーの予防に役立つ可能性がある。
欠乏により起こる可能性がある症状：食物を適切に消化できなくなる。
多く含まれている食物：なし、サプリメントのみ。

松の樹皮エキス（ピクノジェノール®、フラバンジェノール®）
予防的摂取量：20 mg
利点：体内で強力な抗酸化物質として機能する。
　アレルギーのコントロールに役立つ。
　手足、目の毛細血管への血液循環を増大させる。
　皮膚のなめらかさを増し、炎症を軽減し、関節の弾力性を改善するのに役立つ。
　運動選手は、松の樹皮エキスによって、トレーニング後の身体の回復にかかる時間が短縮されると述べている。
欠乏により起こる可能性がある症状：免疫機能の低下リスクが増す。
多く含まれている物：海辺の松の樹皮。

カリウム
予防的摂取量：99 mg
利点：心臓病と高血圧の予防に役立つ。
　エネルギーを高める（疲労の治療に使用される）。
　筋肉の緊張と運動能力を高める。
　筋肉の衰退と脚の痙攣を減らす。
　癌の予防に役立つ可能性がある。
　神経の健康状態を促進する。
欠乏により起こる可能性がある症状：不規則な心拍、筋肉の衰弱、乳酸の形成。
多く含まれている食物：ヨーグルト、葉もの野菜、野菜ジュース、ジャガイモ、アーモンド、オヒョウ、タラ、七面鳥、鶏肉。

資料1　推奨されるサプリメント

共生菌

予防的摂取量：60億

利点：アシドフィルス菌とビフィズス菌を含む。

　腸を構成する細胞にとって好ましいエネルギー源である短鎖脂肪酸を合成する。

　ビタミンおよびミネラルの生物学的利用能を高めることによって、栄養素の消化と吸収を改善する。

　細菌の毒素を生物分解し、発癌性物質を解毒し、薬物およびホルモンを代謝する。

　血清コレステロールを低下させるのに役立つ。

　腸内環境を適度な酸性に保つのを助けることによって、カンジダを含む好ましくない微生物の成長を阻止する。

　マクロファージとリンパ球を刺激することによって免疫システムを強化する。

欠乏により起こる可能性がある症状：消化効率が低下する、栄養素の吸収が低下する、酵母が過剰増殖する。

多く含まれている食物：ヨーグルト、発酵乳製品。

ピゲウム・アフリカーヌム

予防的摂取量：50 mg

利点：浮腫を減らす。

　前立腺の炎症の原因となるプロスタグランジンの生合成を阻止する。

　切迫した痛みを伴う排尿の発症率を低下させる。

　血流、代謝、栄養の沈着、リンパ液の排液を正常化する。

欠乏により起こる可能性がある症状：なし。

多く含まれている物：アフリカの常緑樹から作られる。実際には食物源ではない。

ケルセチン

予防的摂取量：400 mg

利点：フリーラジカルと戦うために身体が使用する抗酸化物質。AGEs生成抑制作用あり。

　肥満細胞（マストセル）の膜を安定化するのに役立ち、ヒスタミンの放出を予防し、それによりアレルギーの症状を軽減することができる。

　抗ウイルス性および抗腫瘍性の効果がある。

　喘息、関節炎、炎症性の内臓疾患の治療に使用される。

欠乏により起こる可能性がある症状：関節の炎症、アレルギーになりやすくなる。

多く含まれている食物：なし、サプリメントのみ。

ノコギリヤシ（ソーパルメット）
予防的摂取量：320 mg
利点：前立腺の炎症の原因となることがあるジヒドロテストステロンの形成を止める。
　天然の利尿剤。
　テストステロンの刺激から前立腺を保護する。
　泌尿器の機能を改善する。
　男性の禿頭の進行を遅らせる。
欠乏により起こる可能性がある症状：前立腺の炎症を起こしやすくなる。
多く含まれている食物：なし、サプリメントのみ。

セレン
予防的摂取量：200 μg
利点：フリーラジカルと戦うために身体が使用する抗酸化物質。
　細胞膜と内部構造を保護する。
　炎症を止める。
　免疫システムの機能を高める。
　毒性のある物質を除去する。
　心臓病と多発性硬化症のリスクを低下させる。
　癌（肺、直腸、膀胱、食道、子宮頸、子宮）の発病率を低下させる。
　喘息および関節炎の予防に役立つ可能性がある。
　エイズ、心臓病、膵臓炎、クローン病、腸炎の治療に有用。
欠乏により起こる可能性がある症状：貧血、心筋拡張、不規則な心拍。
多く含まれている食物：生の挽き割りブラジルナッツ、肉、卵、ビール酵母、海産物、
　セレンが豊富な土壌で栽培された野菜。

Lタウリン
予防的摂取量：1000 mg
利点：水太りに対する強力な手段。
　高血圧患者の血圧を下げる。
　食細胞を保護することによって体内で抗酸化物質として機能する。
　脂溶性の成分を身体が放出できる水溶性の複合体に変えるために肝臓によって使用される。
　心筋内のナトリウムとカリウムのバランスを取る。このナトリウムとカリウムのポンプが心筋の収縮を可能にしている。

資料1 推奨されるサプリメント

健康維持における重要性のため、最近は乳幼児用調整乳にも加えられている。

一部を挙げただけでも、不整脈、鬱血性心不全、膨満、喘息、糖尿病、肝臓および腎臓疾患、あざの変性、てんかん性の発作などの治療に使用されている。

欠乏により起こる可能性がある症状：免疫システムの機能が低下し、心筋内のナトリウム、カリウム、ポンプのバランスが失われる。

多く含まれている食物：二枚貝類、甲殻類、海産物、肉類。

亜鉛

予防的摂取量：20〜30 mg

利点：以下を含む体内での600以上の機能に不可欠。

　血糖値のバランスを取るのに役立つ。
　免疫機能と脳の機能に重要。
　すべての新しい組織の成長に必要。
　フリーラジカルの害から肝臓を守る。
　蛋白質の合成と傷の治癒に必要。
　男性ホルモンの生成に有益。
　認知症、潰瘍、胃腸障害、慢性関節リウマチ、多発性硬化症、情緒障害、摂食障害の治療に使用される。
　目の健康を維持するのに必要、白内障の治療に使用される。
　前立腺肥大のリスクを低下させる。
　心臓病、糖尿病、アルツハイマー病、風邪、脳と神経システムの変性、疲労、食欲障害の予防に役立つ可能性がある。

欠乏により起こる可能性がある症状：味覚の喪失、成長不良、傷が治りにくい。

備考：アルツハイマー病の原因の一つである可能性が考えられている。

多く含まれている食物：牡蠣、甲殻類、赤身肉、カボチャの種。

資料 2

スマートドラッグ一覧

アセチル-L-カルニチン（Acetyl-L-Carnitine）
用法・用量：500～3000 mg。
効能・効果：脳循環代謝改善作用。気分改善作用。
副作用：吐き気や頭痛、添加物による発疹など。大量服用しない限り重大な副作用はない。
補足：アセチル-L-カルニチンはカルニチン（carnitine: b-hydroxy-γ-trimethylammonium butyrate）にアセチル基のついた構造。カルニチンは脂肪酸分解に必須物質で、神経伝達物質であるアセチルコリンの原料となったり、エネルギー産生回路に原料を供給する。ミトコンドリアに存在する酵素カルニチンアセチルトランスフェラーゼによって、アセチル CoA（アセチル化補酵素 A）とカルニチンが結合し、さらに CoA とアセチルカルニチンに分解される。アセチル CoA は脂肪酸が活性化した物質。また逆反応では、アセチルカルニチンと CoA から、アセチル CoA が作られる。アセチル CoA はアセチルコリン前駆体で、筋肉や肝臓では脂肪からのエネルギー産生に関与する。利点としては、①短期記憶の喪失およびアルツハイマー病の予防に役立つ、②神経の変性に対する保護、③鬱病、肝臓および心臓疾患、男性生殖機能、精神的ストレスの治療、視力および神経の修復に役立つ、④エネルギー源としての糖分に対する身体の依存度を下げる、⑤細胞内の脂肪の代謝に不可欠、⑥血液内を循環している脂肪の量を減らし、それにより動脈硬化のリスクを下げる、が挙げられる。
欠乏により起こる可能性がある症状：体内の細胞内の脂肪代謝能力の低下。

アニラセタム（サープル®・ドラガノン®）
用法・用量：1 日 300～600 mg。
効能・効果：脳代謝改善作用、脳血流増加作用、情緒障害（不安・焦燥・抑鬱気分）の改善。
副作用：興奮・頭痛・めまいなどの神経作用。吐き気、嘔吐、食欲不振などの消化器症状。発疹、掻痒感など。
補足：ラセタム系脳代謝改善剤には 4 種類（ピラセタム、アニラセタム、オキシラセ

タム、プラミラセタム）あり、その原型のピラセタムを改良して開発された。動物実験では、脳内アセチルコリン系神経調節作用があり、スコポラミンによるコリン取り込み亢進を抑制する。シナプスにおける伝達効率を改善する。貧血や低酸素状態における神経細胞ブドウ糖取り込みの低下を抑制する。ヒトでは脳波の改善作用などが報告されている。ピラセタムに比べて速効性がある。再審査試験にて効果確認できず、2001年薬価収載から削除された。

アミネプチン

法令改正により、2003年にアミネプチンは麻薬として規制され、輸出入・製造・使用・所持・譲渡のすべてが禁止された。

副作用：動悸、不安、神経症、興奮、不眠、めまいなどの神経症状。血圧下降、赤面の血管反射症状、吐き気、胃痛、筋痛、ふるえ、口渇、腹痛、黄疸、肝障害、倦怠感、食欲減退など。重篤なものとして悪性症候群、錯乱、無気力、薬物依存。

補足：化学式は7-［(10,11-ジヒドロ-5H-ジベンゾ［a,d］シクロヘプテン-5-イル)アミノ］ヘプタン酸。三環系抗鬱薬に属し、麻薬として使用が禁止されている。ドパミン代謝に関与する。

イデベノン（アバン®）

予防的摂取量：1日30～120 mg。海外ではアルツハイマー型認知症に1日450 mgまで使用されることがあり。

効能・効果：脳循環代謝機能改善作用、心機能改善作用。

副作用：嘔吐、下痢、発疹、興奮、ふるえ、頭痛、眠気など。まれに痙攣、せん妄、幻覚。

補足：本剤はCoQ10から誘導された物質。ミトコンドリアの電子伝達系でエネルギーが産生される際に生じるフリーラジカルを中和し、エネルギー利用能を効率化する効果がある。動物実験では、虚血や低酸素時の脳代謝改善作用、脳内アセチルコリン低下の抑制、脳内ATP減少の抑制、脳内乳酸の増加の抑制が報告されている。抗酸化作用を有する薬剤に共通する注意点は、それ自体も酸化されるとフリーラジカルに変化する点であり、副作用も出てしまう。ビタミンC・Eなど他の抗酸化物質との共存、バランスが重要。なお、ピラセタム、アニラセタム、ルシドリル、ピカミロンとの併用も可能。再審査試験にて効果確認できず、2001年薬価収載から削除された。

イフェンプロジル（アポノール®、セロクラール®）
予防的摂取量：1日20～60 mg。
効能・効果：脳卒中後遺症に伴うめまい、頭痛、抑鬱、興奮、焦燥感の改善作用、脳代謝改善作用。
副作用：口渇、吐き気、不眠、皮膚掻痒感、立ちくらみなど。
補足：動物実験では脳血流の改善が報告されている。血管平滑筋弛緩作用と交感神経 α 受容体興奮抑制作用によると考えられている。ヒトでは血小板凝集抑制作用があり。国内では比較的広く処方されてきたが、海外では一般的ではない。副作用頻度は2.3%とかなり低い。

イブジラスト（ケタス®）
予防的摂取量：脳循環代謝改善作用には1日30 mg、気管支喘息には1日20 mg。
効能・効果：気管支喘息改善作用および脳血流増加、血液粘度低下作用。
副作用：皮膚の発疹・掻痒感、頭痛、吐き気、立ちくらみ、動悸、ほてりなど。
補足：本剤の薬理作用は、プロスタサイクリンの血管弛緩作用を増強、プロスタサイクリンの血小板凝集抑制を増強する。主に気管支喘息に用いられる。ヒトで脳血流量の改善作用が報告されている。脳循環代謝改善作用はそれほど強くはない。

S-アデノシルメチオニン（SAMe、S-Adenosyl-Methionine；ドナメット®）
用法・用量：1日400 mg。
効能・効果：鬱状態・感情障害の改善、パーキンソン病、線維筋痛症の治療。
副作用：過敏症状、躁症状の悪化など。生体内に存在する物質なので副作用はほとんど心配ない。
補足：S-Adenosyl-Methionine（SAMe）は必須アミノ酸のメチオニンにアデノシンが結合した構造を有する。生体内ではメチオニンとATPから、メチオニンアデノシルトランスフェラーゼによってSAMeが合成される。SAMeは脳や他の臓器、器官にメチル基を供給する。メチル基を放出したSAMeは、ホモシステインやメチオニンに変換されるが、ビタミンB群・葉酸の欠乏状態ではホモシステイン増加を招き、動脈硬化の危険因子が増す。

　　SAMeの抗鬱作用は経験的に知られるが、その作用機序は不明である。セロトニン、ドパミン、ノルアドレナリンなど神経伝達物質の量を増やし、脳内の神経伝達物質が脳の受容体側と結びつきやすくする、神経細胞内蛋白質の脱リン酸化を促進、ポリアミン合成を増加させるなどの機序が想定されている。

　　SAMeは体内でグルタチオンの生成に欠かせない物質で、ヨーロッパでは肝硬

変やアルコール性肝障害の治療に使われている。グルタチオンは、抱合の基材として肝の解毒作用を助け、抗酸化物質としてフリーラジカルから生体を防御する作用がある。線維筋痛症は原因不明の疲労感、睡眠障害、しびれ、筋肉痛、関節痛・腫脹が特徴的であるが、SAMe は線維筋痛症患者のトリガー点を減らし、諸症状をやわらげ、気分転換を助けると言われる。線維筋痛症には1日 400～800 mg を用いる。

オメガ3系脂肪酸（DHA・EPA など）
用法・用量：1日 0.5～1.5 g。
効能・効果：脂肪酸代謝の健全化。動脈硬化の予防。抗酸化作用。アレルギー体質の改善。長期記憶の改善。
副作用：特になし。
補足：脂肪酸は二重結合の位置などにより、オメガ3系（n-3系ともいう）のリノレイン酸、エイコタペンタエン酸（EPA）、ドコサヘキサエン酸（DHA）とオメガ6系（n-6系ともいう）のリノール酸、アラキドン酸に分類される。厚生労働省は脂肪酸の摂取をオメガ6系：オメガ3系＝4：1 にするのがよいと奨励している。DHA や EPA がサプリメントとして用いられているが、DHA は血液脳関を通過するが、EPA は通過しないなどの違いがある。オメガ3系脂肪酸は青み魚やオリーブ油、シソ油に多く含まれる。脂肪酸は細胞膜の重要な構成要素で、特に脳神経を保護するミエリン梢の構成成分となる。オメガ3系脂肪酸は代謝されるとアレルギー反応を増強するメディエーターに変化するが、オメガ6系脂肪酸は反対にアレルギーを制御する因子に変化する。従ってアレルギー体質の改善にはオメガ6系とオメガ3系のバランスの良い摂取が重要である。オメガ3系脂肪酸の二重結合の水素原子は、フリーラジカルとの反応性が極めて高く、酸化されやすい特徴を有する。脂肪が先に酸化されることによって、より重要な酵素蛋白や遺伝子の酸化損傷を防御しており、これがオメガ3系脂肪酸などの不飽和脂肪酸の抗酸化作用と言える。

エクステンション IQ（Extension IQ®）
用法・用量：1日 4～8 カプセル。
効能・効果：脳代謝改善作用、脳血流循環改善作用。
副作用：ビンポセチン、DMAE（Dimethyl amino ethanol）、ギンコ・ビロバなど個々の成分の副作用を参照。
補足：Vitamin Research Products の商品で、ビンポセチン、DMAE、Huperzine-A、イチョウ葉エキス、コリン、フェニルアラニン、L-phenylalanine、ビタミン B 群

などの合剤。ビンポセチンとイチョウ葉エキスには脳血流改善作用がある。DMAE、コリン、ビタミンB_5には神経伝達物質アセチルコリンの合成促進効果を期待している。Huperzine-Aは中国のコケから採取されアセチルコリン分解抑制作用がある。Pyroglutamateは認知機能を改善するとされ、ピラセタム類似の作用がある。L-phenylalanineはいくつかの神経伝達物質の前駆物質となる。ビタミンB_{12}はRNA（リボザイム）産生増強など神経に好影響を及ぼすビタミンである。

エーティーピー（ATP、Adenosine Triphosphate；アデホス®）

予防的摂取量：1日40〜300 mg。

効能・効果：脳代謝・心機能の改善。耳鳴り・内耳性めまいの症状改善。

副作用：吐き気、食欲不振、胃腸障害、便秘、頭痛、眠気、動悸など。生体物質なので大きな副作用はないが、まれにアレルギーでショック症状を起こすことがあり。

補足：ATPはアデノシン3リン酸の略で、生命活動を行ううえで必須なエネルギー源となる物質。食物から摂取された糖・脂質・蛋白質はさまざまな代謝経路を経てATPへと変換され、エネルギーとして蓄えられる。神経細胞のエネルギー必要時にATPは利用され、細胞が効率よく機能するのを助ける。薬理作用としては、血管拡張作用により脳血流の増加、内耳・心血流の増加がみられる。1999年、脳代謝改善剤としては薬価収載から削除された。

エンセファボール（ピリチノール®）

用法・用量：1日300〜600 mg。

効能・効果：抗リウマチ作用。脳の老化予防については、有効性が確立されていない。

副作用：吐き気、胃のむかつき、皮膚発疹など。まれに重度胆汁鬱滞性肝炎を生じる。肝障害や腎障害時、エンセファボールに過敏症を持つ患者には禁忌。

補足：エンセファボールは1961年に開発された薬剤。実験的に、脳内へのブドウ糖取り込みを増加させ、神経伝達物質の量を増加させることが報告されている。体内のフリーラジカル発生を防ぐ作用、免疫系の活性化作用もある。

オキシラセタム（Oxiracetam；Neuractiv®、Neuromet®）

用法・用量：1日100〜800 mg。

効能・効果：脳代謝の改善、ATP利用能の向上、大脳皮質機能の改善、大脳皮質急性障害期における機能回復、認知機能の改善。

副作用：オキシラセタムに過敏症を持つ患者には禁忌。まれに重大な腎臓障害を起こす可能性がある。ごくまれに精神興奮性を増加させ、不眠を引き起こすことがある。

補足：4種のラセタム系脳代謝改善剤（ピラセタム、アニラセタム、オキシラセタム、プラミラセタム）の中で3番目に開発された。化学名は 4-hydroxy-2-oxo-1-pyrrolidone-acetamide で、4位に水酸基が導入され水溶性となり、体内への吸収効率と効能が強化された。

ガマレート B6（Gamalate B6）

用法・用量：1回2錠、1日2〜3回。
効能・効果：精神疲労の回復、記憶力の改善。効果は確立されていない。
副作用：情報不明。
補足：本剤にはGABA（γ-アミノ酪酸）、GABOB（γ-アミノ-β-ヒドロキシ酪酸、アミノキサン®）、αアミングルタミン酸マグネシウム（臭素水和物）、ビタミンB_6、蔗糖が含まれる。GABAは、脳内の神経伝達物質の一つで、鎮静作用、血圧効果作用がある。GABOBはGHB（γ-hydroxybutyric acid）に構造が類似した物質であり、高血圧に対して有効に働き、鎮静作用はGHBよりも穏やかとされる。ただしGHBは、2001年に麻薬および向精神薬取締法により麻薬として指定され、その輸出入・譲渡・売買・所持・使用が禁じられている。GABOBは1999年に脳機能代謝調整剤としての承認が取り消され、薬価収載から削除された。

GABA（Gamma-Aminobutyric Acid：γ-アミノ酪酸；ガンマロン®）

用法・用量：1日20〜50 mg。
効能・効果：血圧降下作用、精神安定作用。
補足：GABA（γ-アミノ酪酸）はアミノ酸の一種で広く自然界に存在する。中枢神経系の代表的抑制性伝達物質であるGABAは、情動を司る視床下部や大脳辺縁系を抑制する。主な生理活性作用としては、脳の血流改善、血圧降下、精神安定、腎・肝機能活性、アルコール代謝促進作用などが報告されている。また、大腸癌に対しても抑制作用が期待されている。東京水産大学（現・東京海洋大学）の研究ではGABAが高血圧に有効で、さらには高血糖、高脂血症、肥満への効果が期待されているという。食品としては米糠・胚芽、茶葉などに比較的多く含まれる。ガンマロンは1999年、薬価収載から削除された。

加味温胆湯

用法・用量：1日2〜3包。
効能・効果：寝つきが悪い、多夢、驚きやすいなどの神経症状の改善。胃腸障害の改善。

副作用：食欲不振・悪心の増悪。湿疹・皮膚炎の悪化。成分の一つであるカンゾウの副作用として血圧、低K血症、ミオパチーに注意。カンゾウに含まれるグリチルリチン酸による偽アルドステロン症（血圧上昇、体液貯留、浮腫、体重増加）に注意。

補足：加味温胆湯と女性ホルモン（エストロゲン）、抗炎症薬ロキソプロフェン（ロキソニン®）、ビタミンEの4者併用療法が、アルツハイマー病の進行を遅らせる可能性があることが、東北大学老年科と北里研究所東洋医学総合研究所の共同研究により示されている。加味温胆湯に含まれる遠志（オンジ）には、神経伝達物質アセチルコリンの合成酵素コリンアセチルトランスフェラーゼ（CAT）の活性を増強する作用が示された。アルツハイマー病には脳内コリン作動性神経機能の低下が関与するが、これを補う可能性がある。加味温胆湯1包中には、半夏（ハンゲ）5.0 g、茯苓（ブクリョウ）4.0 g、陳皮（チンピ）3.0 g、竹茹（チクジョ）2.0 g、酸棗仁（サンソウニン）2.0 g、玄参（ゲンジン）2.0 g、遠志（オンジ）2.0 g、人参（ニンジン）2.0 g、地黄（ジオウ）2.0 g、大棗（タイソウ）2.0 g、枳実（キジツ）2.0 g、生姜（ショウキョウ）2.0 g、甘草（カンゾウ）2.0 g（全量33.0 g）が含まれ、これを煎じて服用する。

加味帰脾湯

用法・用量：1日3包。

効能・効果：虚弱体質で血色が悪い人の貧血、不眠、精神不安、神経症の改善。

副作用：食欲不振・悪心の増悪。湿疹・皮膚炎の悪化。成分の一つであるカンゾウの副作用として血圧、低K血症、ミオパチーに注意。カンゾウに含まれるグリチルリチン酸による偽アルドステロン症（血圧上昇、体液貯留、浮腫、体重増加）に注意。

補足：加味帰脾湯1包には、人参（ニンジン）3.0 g、白朮（ビャクジュツ）3.0 g、茯苓（ブクリョウ）3.0 g、酸棗仁（サンソウニン）3.0 g、龍眼肉（リュウガンニク）3.0 g、黄耆（オウギ）2.0 g、当帰（トウキ）2.0 g、遠志（オンジ）1.5 g、大棗（タイソウ）1.5 g、甘草（カンゾウ）1.0 g、木香（モッコウ）1.0 g、生姜（ショウキョウ）1.0 g、柴胡（サイコ）3.0 g、山梔子（サンシシ）2.0 gが含まれる。近年、加味帰脾湯に含まれる遠志（オンジ）には、神経伝達物質アセチルコリンの合成酵素コリンアセチルトランスフェラーゼ（CAT）活性を亢進させ、脳内アセチルコリン量を増やす作用があることから、脳代謝改善作用が注目されている。

ガランタミン（レミニール®）

用法・用量：1日 5〜30 mg。

効能・効果：アルツハイマー病による症状の改善。

副作用：めまい、徐脈、発汗、唾液分泌過多、食欲不振、吐き気、睡眠障害、頭痛など。これらは主にコリン作動性神経の過剰反応の症状である。過量投与では血圧低下、心拍数低下を起こす。

補足：ガランタミンは、コーカサス地方原産の野生植物スノードロップ（ゆきのはな；Galanthus Nivalis）から抽出された成分で、コリン作動性神経の伝達物質であるアセチルコリンの分解を阻害しその量を増加させる作用と、ニコチン受容体を調節して神経終末からのアセチルコリン分泌を促す作用がある。これにより脳内アセチルコリン量を増やすことから、脳代謝改善作用が期待される。日本では京都大学が中心になって動物実験を行っている。

ギンコ・ビロバ（Ginko Biloba、イチョウ葉エキス）

用法・用量：1日 120〜180 mg。

効能・効果：脳代謝の改善、脳血流の増加。

副作用：現在のところ特に報告はない。

補足：イチョウの葉に含まれるフラボノイド類のフラボグリコシドとテルペンラクトン類のギンゴヘテロシドが効能を発揮すると考えられている。脳内のドパミン濃度を上昇させることにより脳の活性を刺激して、脳血流量を増加させる作用と、フラボノイドにより抗酸化作用を発揮して、脳細胞をフリーラジカルから防御する作用がある。近年、ギンコ・ビロバの成分が、抱合反応（薬物代謝の第2相）を促進し、肝臓での解毒作用を助けることが報告されている。

ゲロビタール系製剤（GH-3、KH-3）

用法・用量：1日1錠を 25 日間服用し、5日間休薬する。このサイクルを繰り返すという指示がある。

効能・効果：脳機能改善、抗鬱作用。

副作用：副作用は十分考えられるが、情報が不足している。モノアミン酸化酵素（MAO）阻害作用があり、他の抗鬱剤との併用は禁忌。妊婦、呼吸器疾患を持つ方には禁忌。プロカインやキシロカインなど局所麻酔剤に過敏性がある者には禁忌。

補足：ルーマニアで開発された製剤でプロカイン、プロラクチンを含む。KH-3 は GH-3 にヘマトポルフィリンなどが加わった改良版。ゲロビタールには、KH-3 に硫酸カリウム・安息香酸・リン酸ニナトリウムなどが加わり、プロラクチンが増量さ

れたとのこと。プロカインは、血液中のエステラーゼによりパラアミノ安息香酸とDEAE（Diethyl amino ethanol）に加水分解される。DEAEは血管拡張作用があり、脳血管を拡張、血流量を増加させる可能性がある。プロカインはコカイン系の局所麻酔剤で、軽度のMAO阻害作用を持つ。脳内化学物質の中で鬱状態には、ノルアドレナリン、セロトニン、アセチルコリン、ドパミンが神経伝達物質として関与する。ノルアドレナリンはチロシンという芳香族アミノ酸から、ドーパ、ドパミンを経て作られ、セロトニンはトリプトファンというアミノ酸から作られる。ノルアドレナリンとドパミンは、MAOとカテコールアミンO-メチルトランスフェラーゼという酵素で分解される。MAO抑制剤によりアミン分解が抑制されると、脳内ドパミン濃度が上昇し、抗鬱作用を発揮する。またプロカインには神経刺激伝導速度を上昇させ、加齢と共に増加する17-ケトステロイドの排出率を低下させる作用がある。プロラクチンは、乳汁分泌を促し、授乳期の妊娠を防ぐホルモンであるが、精神的にもさまざまな作用がある。例えば、子供と接するとプロラクチン分泌が増加し、母性行動を引き起こし、ストレスにも強くなる。また、プロラクチンは脳内の縫線核に作用し、神経伝達物質の働きを促進させる作用があり、筋肉の運動能力が増強される。しかし、高プロラクチン血症は、女性では無月経、不定期排卵、過少排卵、黄体機能障害などの月経周期障害、性機能低下をもたらすため性交時痛などのエストロゲン不足症状がみられ、男性では頭痛、視力障害、性欲減退、インポテンツを引き起こす。

ジヒドロエルゴトキシン（ヒデルギン®）

用法・用量：1日1.5〜6 mg。腸溶製剤は粉砕禁止。

効能・効果：脳血流の改善。

副作用：立ちくらみ、頭痛は比較的多くみられる。その他、頭痛、肝障害、不眠、眠気、口渇、口内炎などがあり。麦角アルカロイドに過敏症のある人には禁忌。他の血圧降下薬との併用は、過度の低血圧やショック症状をきたすことがある。

補足：ジヒドロエルゴトキシンは、ビンポセチンと同様、脳内微小循環改善薬として使用されてきた。実験的には、脳への血液や酸素の供給量を増加させ、新陳代謝を活発にし、神経伝達物質の量を増加させるという報告がある。1999年、脳機能・代謝改善剤としての認可が取り消され、薬価収載から削除された。

タウリン

用法・用量：1日1000〜3000 mg。

効能・効果：コレステロール低下作用、強心作用、神経伝達調節作用。

副作用：吐き気、下痢、胃部不快感など。タウリン過敏症の人には禁忌。
補足：タウリンは、体内では主に肝臓においてメチオニンやシステインといった含硫アミノ酸から生合成され、心筋、筋肉、脾臓、脳、肺、骨随に多く分布する非必須アミノ酸の一つ。

　肝機能については、肝硬変患者のQOLの改善、こむら返りの減少効果の報告がある。肝臓に良いタウリン抱合型胆汁酸の増加が認められ、コレステロール低下、肝臓における解毒作用を助ける。またタウリンはモノクロラミンのアンモニアからの変換を抑制し、胃潰瘍の発生を抑える。

　心臓は心筋細胞にカルシウムが出入りすることで収縮・弛緩を繰り返しているが、タウリンはカルシウムチャネルでのカルシウム移動量を調節し、心機能を改善する。眼球の網膜にはタウリンが高濃度で含まれ、網膜中の光受容細胞が過剰に興奮しないように調整している可能性がある。タウリン配合の目薬には、活性塩素を解毒し角膜や結膜を保護する働きがあり、角膜や結膜の修復促進効果、紫外線による損傷修復作用が期待できる。脳神経領域においても、タウリンは神経細胞やシナプスでカルシウムイオンが過剰に集まるのを抑制し、神経伝達物質を調整し、抗痙攣作用を示す。その他タウリンは、膵臓のB細胞を保護しインスリン分泌を正常化する、抗酸化作用、血小板凝集の抑制作用を持つという報告がある。ほ乳類は生合成能が低いため、食品からの摂取に依存している。貝類、イカ、タコ、魚の血合いなど魚介類に多く含まれる。特に、新生児では生合成能がなく、高濃度にタウリンを含んだ初乳から供給される。この時期にタウリンが不足すると、成長遅延、網膜変性、心筋症などの障害を惹起する。加齢と共にタウリン生合成能が低下し、体内タウリン濃度が減少する。

チロシン

用法・用量：特に定められていない。
効能・効果：ドパミン不足の予防。
副作用：アミノ酸の一つで特に問題はないが、チロシン精製過程での不純物が問題になる。
補足：体内で合成される11種の非必須アミノ酸の一つ。体内のアミノ酸代謝としてフェニルアラニン→チロシン→ドパミンの経路があり、脳内のドパミン作動性神経の伝達物質ドパミンの原料となり、生成を助ける。ドパミン作動性神経の役割についてはフェニルアラニンの項を参照。

DMAE（Dimethyl Amino Ethanol）

用法・用量：1日100～400 mg。

効能・効果：気分を高揚させ、記憶と学習能力を改善し、思考力を増加させ、そして実験動物において生存期間の延長が見られたとの報告がある。

副作用：頭痛、不眠、肩こりなど。

補足：神経伝達物質アセチルコリンやその材料のコリンは脳血管関門を通過しにくく、そのままでは脳内で利用されないので、材料供給にはDMAEを用いる。DMAEは、脳血管関門を通過しやすく、脳内の酵素によりメチル化を受けてコリンに変換される。コリンは、主にコリンアセチルトラスフェラーゼの働きにより、アセチルCoAと反応してアセチルコリンとなる。近年ではDMAE含有化粧品が市販されている。DMAEが皮膚に浸透すると、皮膚内アセチルコリンが増加して、角質層の奥深くから引き締め、肌表面がピンと張った感触が得られる（タイトアップ作用）という報告がある。

デプレニル、セレギリン（エフピー錠®、エルデプリル®）

用法・用量：1錠2.5 mgから投与し、増量して維持量（平均）7.5 mgとする。1日10 mg未満とする。

効能・効果：パーキンソン病、鬱病の治療。

副作用：ジスキネジア、頭痛・頭重感、めまい、ふらつき、幻覚、妄想、錯乱、興奮などの精神神経症状、起立性低血圧、立ちくらみ、高血圧、狭心症増悪などの循環器系症状、悪心・嘔吐、食欲不振、口渇、胃痛、腹痛などの消化器症状がある。

補足：塩酸セレギリン（通称：デプレニル）は日本で覚醒剤原料に指定され、認可者以外の輸出入・販売・譲渡は禁止されている。デプレニルはモノアミン酸化酵素-B（MAO-B）を選択的に阻害し、脳内ドパミン代謝を阻害し、脳内のドパミン量を増加させる作用がある。通常レボドパ含有製剤と併用される。抗パーキンソン病薬としては、パーキンソン病（従来のレボドパ含有製剤治療で十分な効果が得られていないもののうちYahr重症度分類Ⅰ～Ⅳ）に対するレボドパとの併用療法として適用がある。脳内化学物質の中で鬱状態には、ノルアドレナリン、セロトニン、アセチルコリン、ドパミンが神経伝達物質として関与する。ドパミンは、MAOとカテコールアミンO-メチルトランスフェラーゼで分解され、MAO抑制剤によりドパミン分解が抑制されると、脳内ドパミン濃度が上昇し、抗鬱作用を発揮する。組織的思考力や集中力などの脳の機能にはカテコールアミンが大きく影響し、MAO阻害剤によりカテコールアミン量が増加して、思考力・集中力が強化されると考えられている。動物実験では、寿命の延長が知られている。日本では1998年、

パーキンソン病治療薬として使用が認可された。

ドネペジル（アリセプト®）

用法・用量：1日3 mgから開始し、5 mgにて維持する。

効能・効果：脳卒中後の意欲の低下の改善、アルツハイマー型認知症の進行抑制。

副作用：5 mg錠の服用者の1%、10 mg錠の服用者の3% にむかつき感、5 mg錠の服用者の1% 未満、10 mg錠の服用者の3% に下痢、5 mg錠の服用者の1% 未満、10 mg錠の服用者の2% に嘔吐がみられた。他に失神、房室ブロック、心筋梗塞、消化性潰瘍、肝障害、脳血管障害、突然死などがあり。副作用発現率は10.5%。

補足：ドネペジルは、記憶と学習に関与する神経伝達物質アセチルコリンを分解する酵素アセチルコリンエステラーゼの働きを阻害する。その結果、脳内アセチルコリン濃度を高め、軽度・中等度のアルツハイマー症患者の認知機能を改善するとされている。アルツハイマー型認知症の進行を抑制するが、進行を止めたり、治癒させる効果はない。ドネペジルは1996年、軽度・中等度のアルツハイマー型認知治療薬としてアメリカ食品医薬品局（FDA）から新薬の承認を受け、米国では1997年より、日本では1999年より販売が開始された。

ニセルゴリン（サアミオン®）

用法・用量：1日15 mg。

効能・効果：脳梗塞後遺症、脳出血後遺症に伴う意欲低下の改善。

副作用：食欲不振、吐き気、発疹、食欲不振、下痢、便秘、腹痛、口渇、GOT・GPTの上昇、めまい、立ちくらみ、動悸、ほてり、眠気、倦怠感、頭痛、耳鳴り、不眠、発疹、蕁麻疹、かゆみなどがみられる。副作用の発現頻度は低く、臨床試験では0.65% 程度。

補足：1998年のイデベノン（アバン®）、塩酸インデロキサジン（エレン®）、塩酸ビフェメラン（セレポート®、アルナート®）、プロペントフィリン（ヘキストール®）およびニセルゴリン（サアミオン®）の5成分に関する薬効再評価では、ニセルゴリンを除く4成分について、医療上の有用性を確認することができないとの答申を受け、薬価収載から削除された。ニセルゴリン製剤については、中央薬事審議会において引き続き審議が進められ、現在でも脳代謝改善薬として薬価収載されている。

ニモジピン（Nimotop®; BAY-E-9736［Bayer］日本未発売）

用法・用量：10～100 mg。100 mgを症状に応じて1日3回服用。

効能・効果：くも膜下出血後の脳動脈の血管攣縮抑制。降圧作用、脳血流の改善。

副作用：ほてり、頭痛、立ちくらみ、起立性低血圧。
補足：ニルバジピン開発の基準になったカルシウム拮抗剤。降圧効果も、脳血流改善作用もニルバジピンのほうが優れている。しかし、くも膜下出血の2週間後に生じる脳動脈の血管攣縮に対する治療効果はニモジピンが最も有効とされる。日本では未認可だが、上記目的で脳外科領域にてよく使用されている。

ニルバジピン（ニバジール®）

用法・用量：1日2〜4 mg。
効能・効果：降圧剤（カルシウム拮抗剤）、脳血流改善作用。
副作用：ほてり、頭痛、立ちくらみ、起立性低血圧。
補足：カルシウム拮抗剤ニモジピンを改良して製品化された薬剤。カルシウム拮抗剤として動脈壁の平滑筋に作用して、血管拡張をもたらし、血圧が下降する。その際、血管に対する作用は部位によって差があり、脳では血流量が増加する。1999年、脳代謝改善剤としては薬価収載から削除され、現在では降圧剤としてのみ使用されている。

バソプレシン（デスモプレシン®）

用法・用量：1回1〜2スプレー（5〜10 μg）を1日1〜2回点鼻投与。
効能・効果：下垂体性尿崩症、食道出血の緊急止血処置。中枢神経系で神経伝達物質として働き、記憶力の増強を促す。
副作用：顔面蒼白、冠動脈収縮による狭心症、吐き気、腹痛、下痢、高血圧、皮膚壊死、鼻閉、頭痛、めまい、水中毒があり。近年、横紋筋融解症の報告あり。
補足：バソプレシンは9個のアミノ酸から構成される下垂体後葉ホルモンである。基本的には抗利尿ホルモンとして尿崩症の治療薬として使用される（腎臓に作用して尿量を抑える）。先天性尿崩症の患者には知能の発育遅延がみられることから、近年ではバソプレシンが神経伝達物質として長期記憶の形成に関与すると考えられている。実際に、老人性認知症、薬物中毒により記憶障害、健忘症に用いられることがある。バソプレシンは、意識の流れから情報を選択し、情報を一つの概念に発展させるのを助ける作用がある。この概念は最終的に長期記憶として保存される。バソプレシンの効果として、明晰さの向上、細部への注意力の向上、短期記憶の改善、記憶の刻印づけの改善が報告されている。

ブロモクリプチン（パーロデル®）

用法・用量：1日1.25〜2.5 mg。パーキンソン症候群では、増量して1日15〜22.5

mg。

効能・効果：末端肥大症、下垂体性巨人症、乳汁漏出症、高プロラクチン血症、ふるえ、パーキンソン症候群。

副作用：吐き気、嘔吐、食欲不振、胃部不快感、便秘などの消化器症状、肝機能障害、めまい、頭痛などの精神神経症状、発疹などがある。まれに肺線維化、幻覚、妄想、悪性症候群があり。

補足：ブロモクリプチンはドパミン受容体刺激剤で、高圧作用、プロラクチン分泌を抑制するので、産褥期乳汁分泌抑制、乳汁漏出症、高プロラクチン血症に用いられる。黒質線条体におけるドパミン分泌を刺激するので、ふるえやパーキンソン症候群の治療にも用いられる。下垂体後葉からの成長ホルモンの異常分泌を抑制するので、末端肥大症、下垂体性巨人症に使用される。一方、健常人では成長ホルモン分泌促進作用があるため、成長ホルモン/IGF-I分泌の加齢による低下に伴う諸症状を改善する可能性がある。

ピカミロン
用法・用量：1日150〜300 mg。

効能・効果：抑鬱作用、頭痛。

副作用：頭痛やふるえなど。

補足：化学名はN-nicotinoyl-γ-aminobutyric acidで、ナイアシン（ニコチン酸）とGABA（γ-aminobutyric acid）の結合物質。ロシアで開発された。GABAよりも脳血管関門を通過しやすい。実験的に、赤血球変形能の改善、脳虚血部の血流改善作用、脳代謝改善作用、抗不安作用が報告されている。

4-ヒドロキシ酪酸（GHB、Gamma-Hydroxybutyric Acid）
用法・効能：麻薬なので使用禁止。

副作用：アルコールとの併用は極めて危険で、昏睡や死亡例が報告されている。薬物依存が強く、離脱時に痙攣発作もみられることがあり。

補足：2001年、GHBは麻薬に指定され、麻薬および向精神薬取締法により輸出入・製造・販売・譲渡・所持・使用がすべて禁じられている。GHBを含む製品名（剤形）を以下に示した。RE MAX（液体）、LIEBES-TROPFEN（液体）、Fantasy Ball（液体）、G buzz（液体）、Auraglow（液体）、Na-GHB（液体）、RAPE-Liquid（液体）、Honey Bee（液体）、GHB Powder（粉末）、GHB Liquid（液体）。

ピラセタム（ミオカーム®）

用法・用量：1日400〜2000 mg。

効能・効果：皮質性ミョクロヌスてんかんに対する抗痙攣作用。少量投与による脳の認知力増強作用については、有効性が確立されていない。

副作用：不眠、眠気、頭痛、胃腸障害などがあり。重大な副作用として、痙攣発作（1.7%）、白内障（1.7%）があり。レセタム系薬剤に過敏反応のある人には禁忌。

補足：ピラセタムは神経伝達物質のGABAやアミノ酸のピログルタメートと構造が類似している。実験的には、脳内の神経伝達物質アセチルコリンの生成を促進させる、脳内のコリン作動性神経の受容体（アセチルコリン受容体）の数を増やす、ピラセタムを投与されたマウスでは前頭葉皮質のムスカリン性アセチルコリン受容体の密度が増加するという報告がある。常用量では抗てんかん剤であるが、少量では思考力増幅作用や中枢神経刺激作用が報告されている。ビタミンB群やアセチルコリンの材料（コリン、レシチンなど）が欠乏するとアセチルコリンが枯渇するので注意を要する。

ビンカミン

用法・用量：1回30〜60 mg。

効能・効果：脳循環の改善。

副作用：頭痛、胃腸障害、肝障害、皮膚症状など。妊婦への投与は禁忌。

補足：ビンカミンは、ヨーロッパでは古くから物忘れや集中力低下などの精神症状に対する民間療法として、愛用されてきた。南欧に生息する多年生ハーブのヒメツルニチニチソウ（Vinca minor）という植物から抽出された脳血管拡張作用を持つビンカアルカロイドの一つ。タンニンやアルカロイドを含む。ビンポセチンは、このビンカアルカロイド誘導体として開発された。薬理作用はビンポセチンの項を参照。実験的には、脳内の正常な血液循環の維持、脳細胞への酸素供給の向上が報告されており、これによって脳循環代謝を向上させ、記憶、集中力、認知症、耳鳴り、視覚、憂鬱などの神経・精神症状を向上させると考えられている。

ビンポセチン（カラン®）

用法・用量：1日5〜30 mg。

効能・効果：脳代謝の改善。

副作用：頭痛、胃腸障害、肝障害、皮膚症状など。妊婦への投与は禁忌。

補足：薬理作用としては、アデニレートサイクラーゼ（アデニル酸シクラーゼ）の活性化、ホスホジエステラーゼの阻害作用がある。アデニレートサイクラーゼが活性

化すると、ATP から cAMP への変換が活発になり、cAMP が増加する。ホスホジエステラーゼが阻害されると、cAMP から AMP への変換が抑制され、cAMP が増加する。cAMP が増加すると、間接的にプロテインキナーゼが活性化され、蛋白質のリン酸化を促進する。その結果、神経伝達物質の放出量が増え、ホルモン分泌が活発になる。また脳神経細胞の Na チャネル遮断作用が関与する。実験成績として、記憶力の増幅、脳内の血流改善、脳の ATP 産生能の増強、脳内のブドウ糖と酸素消費量の増加が報告されている。再審査試験にて効果確認できず、2001 年薬価収載から削除された。

フェニトイン（アレビアチン®）

用法・用量：抗痙攣薬としての使用量は 1 日内服 200〜300 mg、静注 125〜250 mg。本剤 25〜50 mg をスマートドラッグとして使用する者がいるが、決して推奨されない。

効能・効果：抗痙攣作用。

副作用：血液障害、腎障害、肝障害、めまい、頭痛などが代表的な副作用である。他に歯肉増殖、葉酸やビタミン D、ビタミン B_{12} の欠乏がある。

補足：本剤は脳細胞の異常な興奮を鎮静化し、刺激を抑えることによって、痙攣の発作を抑える。脳波上は一般波も一部抑制するので、神経活動全般に対して抑制作用があり、決してスマートドラッグとは言えない。アルコールと併用すると極めて危険である。

フェニルアラニン

用法・用量：特に定められていない。

効能・効果：ドパミン不足の予防。

副作用：アミノ酸の一つで特に問題はないが、フェニルアラニン精製過程での不純物が問題になる。

補足：体内で合成されない 9 種の必須アミノ酸の一つ。体内のアミノ酸代謝としてフェニルアラニン→チロシン→ドパミンの経路があり、脳内の神経伝達物質ドパミンの原料となる。ドパミン作動性神経は加齢に伴って死滅し減少する。70 歳時には 30 歳時の約半分くらいに減るという報告もある。ドパミン作動性神経は中脳に分布し、視床下部、扁桃核、側頭葉の内窩皮質を経由して、高度な思考を司る前頭連合野に至る。視床下部は「欲」に関与し、内窩皮質は快感の中枢と考えられ、報酬を得ようとする欲求や期待に関係すると考えられている。この神経の活発化は、抑鬱症状の改善、気分の高揚につながる。フェニルアラニンはドパミン作動性神経の

伝達物質ドパミンの原料として、その生成を助ける。

プラミラセタム
用法・用量：1日75〜600 mg。
効能・効果：脳代謝改善作用、抗鬱作用。
副作用：ラセタム系薬剤に過敏な患者には禁忌。まれに不眠、不快感、胃痛、胸焼けなどが起こる。ごくまれに、めまい、ふるえ、尿失禁、錯乱、吐き気、不安感、口渇、こむらがえりがあり。ごくまれに重大な肝臓障害を起こすことがある。
補足：4種のラセタム系脳代謝改善剤（ピラセタム、アニラセタム、オキシラセタム、プラミラセタム）の中で最も新しい薬剤で、ピラセタムの10〜15倍の作用を持つと言われる。

プロリンタン（Katovit®）
用法・用量：通常1日2〜3錠を朝、昼の2回に分ける。
効能・効果：集中力の向上。
副作用：てんかんや心血管系疾患のある患者には禁忌。夕方以降の服用により不眠を生じる。
補足：化学名は 1-[α-propylphenethyl]-pyrrolidine で、アミノ酸のフェニルアラニンから合成され、体内で代謝されてオキソプロリンタンになり、主に尿中に排泄される。カフェイン様の興奮作用があるが、カフェインの持つ利尿作用や心悸亢進作用が少ない。REM 睡眠を減少させ、睡眠のリズムを乱す。他の脳神経機能は改善しない。本剤は興奮剤として国際オリンピック委員会により禁止されている。

メクロフェノキサート・セントロフェノキシン（ルシドリル®）
用法・用量：1日100〜3000 mg。
効能・効果：慢性脳循環障害、頭部外傷後遺症などの改善。
副作用：まれに発疹など。過量投与により不眠、興奮、頭痛、焦燥感が現れることがある。ごくまれに頭痛、吐き気、筋肉硬直があり。
補足：本剤は体内で脳に移行しやすいとされ、パラクロルフェノキシ酢酸とDMAE（dimethyl amino ethanol）に分解され、作用を発揮する。薬理作用として、中枢神経賦活、ブドウ糖利用率の増加、脳血流の増加、低酸素による脳障害の改善、脳内コリン増加作用が報告されている。加齢に伴う脳内のリポフスチン（老人斑）が減るという報告もあり。再審査試験にて効果確認できず、1999年薬価収載から削除された。

参考文献

〈総論・老化〉

鈴木康裕、米井嘉一（監修）特集：「一億総活躍社会実現のためのアンチエイジング」『アンチ・エイジング医学』第13巻2号、メディカルレビュー社、大阪、2017。

井形昭弘（編）『長寿科学事典』医学書院、東京、2003。

大内尉義（編）『老年病のとらえかた─眼でみるベッドサイドの病態生理─』眼でみるベッドサイドの病態生理、文光堂、東京、2002。

藤田哲也『心を生んだ脳の38億年』ゲノムから進化を考える（4）、岩波書店、東京、1997。

白沢卓二『老化時計─寿命遺伝子の発見─』中公新書ラクレ、中央公論新社、東京、2002。

石井直明『分子レベルで見る老化─老化は遺伝子にプログラムされているか？─』ブルーバックス、講談社、東京、2001。

米井嘉一『老化と寿命のしくみ』日本実業出版社、東京、2003。

坪田一男『100歳まで生きる！「不老！」の方法』宝島社、東京、2001。

折茂 肇『すこやかな老いをめぐって─続・老化を考える─』協和発酵加藤記念 バイオサイエンス研究所シンポジウムシリーズ、講談社、東京、1988。

折茂 肇、伊藤 純『証拠にもとづく長寿法─人はどうしたら長生きできるか─』メディカルフロンティアシリーズ、恒星出版、東京、2002。

北 徹、藤原美定（編）『老化と動脈硬化』岩波講座 現代医学の基礎〈12〉、岩波書店、東京、1999。

久保 明『生活習慣病・成人病がわかる本』法研、東京、1999。

トリシャ・グリーンハル、ブライアン・ハーウィッツ（編）、斎藤清二、山本和利、岸本寛史（訳）『ナラティブ・ベイスト・メディスン─臨床における物語りと対話─』金剛出版、東京、2001。

ジョセフ・E・スティグリッツ（著）、鈴木主税（訳）『世界を不幸にしたグローバリズムの正体』徳間書店、東京、2002。

吉川敏一『不老革命！ 老化の元凶「フリーラジカル」と戦う法』朝日新聞社、東京、2005。

斎藤一郎『不老は口から』知恵の森文庫、光文社、東京、2005。

(検査・検診)
笹森典雄（編）『健康長寿を支える高齢者健診と保健活動』ライフ・サイエンス・センター、東京、1998。
日野原茂雄『人間ドックのすすめ』Health series (31)、全日本病院出版会、東京、1987。
日野原茂雄、和田高士『エキスパートから学ぶ健康教育・栄養相談・生活習慣改善指導—生活習慣病の予防と管理』ライフ・サイエンス・センター、東京、2003。
増田寛次郎ほか（編）『眼科の最新医療』先端医療シリーズ—眼科—、先端医療技術研究所、東京、2003。
岡島重孝、水野嘉夫『全図解 病気のしくみ事典』日本実業出版社、東京、2000。

(精神・神経)
高田明和『ストレスがもたらす病気のメカニズム』角川ソフィア文庫、角川書店、東京、2002。
大友英一『ボケにならない、進ませない』健康ライブラリーイラスト版、講談社、東京、2002。
神庭重信『こころと体の対話—精神免疫学の世界—』文藝春秋、東京、1999。
渡辺昌『いのちを生きる—ライフサイエンス30年の軌跡—』金原出版、東京、2003。
ダグラス・ブレムナー（著）、北村美都穂（訳）『ストレスが脳をだめにする—心と体のトラウマ関連障害—』青土社、東京、2003。
長谷川和夫、羽田澄子『高齢化社会の健康問題—こころの老化をめぐって—』岩波ブックレット No.37、岩波書店、東京、1984。

(食)
家森幸男、白井操『長寿の秘訣は食にあり—京大家森教授が世界25カ国60地域を調査した長寿食を探す旅—』ビタミン文庫、マキノ出版、東京、1998。
家森幸男『世界の長寿レシピ—身近な食材でカンタン調理—』主婦の友社、東京、2002。
吉川敏一『老化予防食品の開発』食品シリーズ、シーエムシー、東京、1999。
中村丁次『生活習慣病の食事—症状別メニューでよい食習慣を覚えよう！—』別冊NHKきょうの料理、日本放送出版協会、東京、2003。
サカイ優佳子（著）、ポール・タラレー（編）『がんを防ぐ野菜の王様 ブロッコリ

ー・スプラウトおいしい健康レシピ』河出書房、東京、2003。
亀和田光男、森地敏樹、小林登史夫（編）『食の安全と企業戦略―食品安全基本法と食生活への貢献―』幸書房、東京、2004。
光岡知足『腸が弱ると老化が早まる―腸が元気になるビフィズス菌と食物繊維―』主婦と生活社、東京、1986。
小泉武夫『民族と食の文化 食べるということ』NHK出版、東京、2011。

（運動）

米国国立老化研究所（著）、青柳幸利（監修）『高齢者の運動ハンドブック』大修館書店、東京、2001。
米国国立老化研究所（著）、高野利也（訳）『50歳からの健康エクササイズ―体操・運動・安全・栄養―』岩波書店、東京、2001。
福永哲夫、豊岡 史『貯筋通帳―1日15分の簡単な運動で筋肉が貯まる！―』ワニマガジン社、東京、2002。
福永哲夫（編）『筋の科学事典―構造・機能・運動―』朝倉書店、東京、2002。
青木 晃『医師がすすめるセルライト撃退ダイエット―下半身だけヤセる!!―』主婦と生活社、東京、2003。
武藤芳照『武藤教授の転ばぬ教室―寝たきりにならないために―』暮しの手帖社、東京、2001。

（癌の予防）

津金昌一郎『がんになる人　ならない人』講談社、東京、2004。
杉村 隆『がんよ驕るなかれ』岩波書店、東京、2000。
渡辺 昌『日本人のがん』金原出版、東京、1995。

（統合医療・代替医療・他）

渥美和彦、上野圭一『統合医療への道―21世紀の医療のすがた―』春秋社、東京、2000。
韓　晶岩『中医基礎理論』2000。
篠原直子『アロマテラピーの事典』成美堂出版、東京、2000。
モニカ・ヴェルナー（著）、林真一郎（監修）『ドイツの自然療法士モニカ・ヴェルナーのアロマテラピー実践事典』東京堂出版、東京、2000。
市橋正光『紫外線Q&A―お日さまと仲良くつき合う方法―』CMC books、シーエムシー出版、東京、2002。

ホルガー・ケーニッヒ（著）、高橋元（監修）『健康な住まいへの道―バウビオロギーとバウエコロジー―』建築資料研究社、東京、2000。
上田 篤『日本人とすまい』岩波書店、東京、1974。

（サプリメント）
櫻庭雅文『アミノ酸の科学』ブルーバックス、講談社、東京、2004。
味の素（編）『アミノ酸ハンドブック』工業調査会、東京、2003。
三條健昌『アミノ酸で体の調子がどんどんよくなる！―お医者さんがすすめる「驚異の栄養素」―』三笠書房、東京、2001。
アール・ミンデル（著）、丸元淑生（訳）『ビタミン・バイブル』小学館、東京、1993。
マイケル・ジャンソン（著）、大沢 博（訳）『今日からあなたもビタミン革命―大ブームの栄養サプリ―』オフィス今村、東京、1999。
日本サプリメント協会（著）『サプリメント健康バイブル（2004 版）』SAPIO ムック、小学館、東京、2003。
日本サプリメントアドバイザー認定機構（編）『サプリメントアドバイザー必携』薬事日報社、東京、2003。
安田和人『サプリメント（栄養補助剤）活用事典』健康ライブラリー、講談社、東京、1999。
山本順寛（編）『コエンザイム Q10 総合ガイドブック―細胞から元気になる！―』宣伝会議、東京、2003。
永田勝太郎『コエンザイム Q10 の魅力―神様の贈り物―』佐久書房、東京、2003。
中島敏郎『フランス医薬品フラバンジェノールで高血圧が引き起こす難病が治った』現代書林、東京、2002。

（ホルモン）
名和田 新（編）『内分泌疾患のとらえかた―眼でみるベッドサイドの病態生理―』眼でみるベッドサイドの病態生理、文光堂、東京、2004。
ウォルター・ピエルパオリ（著）、養老孟司（訳）『驚異のメラトニン』チャーチル・リビングストーン・ジャパン、東京、1996。
メラトニン研究会（編）『メラトニン研究の最近の進歩』星和書店、東京、2004。
レイ・サヘリアン（著）、杉本達芳（監修）『DHEA―奇跡のホルモン療法』宝島社、東京、1997。
太田博明（編）『更年期外来診療マネージメント』南江堂、東京、2002。
麻生武志、矢内原巧（編）『更年期外来、産婦人科外来シリーズ』メジカルビュー社、

東京、1996。

麻生武志『ホルモン補充療法』インフォームドコンセントのための図説シリーズ、医薬ジャーナル社、東京、2002。

大内尉義（編）『高齢女性の健康増進のためのホルモン補充療法ガイドライン』メディカルレビュー社、東京、2001。

山中伊知郎、今福貴子、熊本悦明『Hの掟』インターメディア出版、東京、2001。

（美容）

塩谷信幸（編）、吉田 聡（編）『現代のエスプリ No.430 アンチエイジングの科学』至文堂、東京、2003。

谷野隆三郎監修『トータルアンチエイジング―最新抗老化療法の実際―』日本医学中央会、東京、2001。

米井嘉一『アンチエイジングのすすめ』新潮社、東京、2004。

後藤 真『痛快！不老学―ザ・ヤング・パーソンズ・ガイド・トゥ・アンチ・エイジング―』集英社インターナショナル、東京、2000。

齋藤 薫『美容の天才365日』講談社、東京、1998。

梅沢文彦『永遠美人―アンチ・エイジングで「キレイ」のすすめ―』講談社、東京、2002。

ロバート・カツヒロ・クレ『ビバリーヒルズ流アンチエイジング―最新アメリカ美容術―』文芸社、東京、2003。

索　引

あ　行

IL-6　　112
IGF-I　　9, 30, 32, 37, 177
アセチルLカルニチン　　212
アセトアルデヒド脱水素酵素遺伝子　　63
アポトーシス　　65
アポリポ蛋白E遺伝子　　63, 64
アルツハイマー病　　63
アロマテラピー　　152
アンジオテンシノーゲン遺伝子　　63
アンジオテンシン変換酵素遺伝子　　63
アンチエイジングドック　　20
アントシアニン　　81
アンドロゲン　　184
アンドロステンジオン　　49
EPA　　171
イソフラボン　　235
イチョウ葉エキス　　278
インスリン　　8, 24, 51
インスリン抵抗性　　44
インドール3カルビノール　　100
陰陽五行　　117
Wisconsin Card Sorting Test　　27, 28
Evidence Based Medicine（EBM）　　260
エストラジオール　　21, 100, 148
NK細胞　　111
エンドルフィン　　140
オプティマルヘルス　　3, 13, 14
オプティマル値　　32
オメガ-3脂肪酸　　283
音楽療法　　155

か　行

カードソーティングテスト　　8
過酸化脂質（Lipid Peroxide: LPO）（カサンカシシツ）　　54
カタラーゼ　　53
カテキン　　81
加齢臭　　183
加齢性黄斑変性症（カレイセイオウハンヘンセイショウ）　　240
眼精疲労　　242
喫煙　　136
胸腺（キョウセン）　　36
キレーション療法　　70, 151
筋萎縮症（Sarcopenia）　　198
筋肉トレーニング　　73
口閉じトレーニング　　145
グリセミック・インデックス　　187, 196
グルタチオン-S-トランスフェラーゼ遺伝子　　64
経口エストロゲン製剤　　100
血管年齢　　25
健康日本21　　4, 13, 14
建築生物学（バウビオロギー）　　126
高感度CRP　　112
高次脳機能検査（コウジノウキノウケンサ）　　27
甲状腺ホルモン　　21, 24, 49, 103
更年期障害　　157
高麗人参　　124
コエンザイムQ　　105
骨粗鬆症（コツソショウショウ）　　25
コミュニケーション　　91, 149
コラーゲン繊維　　65
コラゲナーゼ　　65
コルチゾル　　9, 50, 89, 140

さ　行

サポニン　　124
酸化ストレス　　53
三大死亡原因　　80
幸せの閾値　　264

索　引

CoQ10（補酵素 Q-10）　54, 105
歯科口腔領域　66
歯周病　67
指尖加速度脈波（シセンカソクドミャクハ）　8
シックハウス症候群　129
ジヒドロテストステロン　25, 48, 102
柔軟体操　77
食品添加物　84
ジンセノサイド　124
Syndrome X　195
睡眠の質　124
スーパーオキサイドディスムターゼ（SOD）　53
スタチン系薬剤　113
ストレス反応　50
スルフォラファン　134
成長ホルモン　37, 103
相剋（ソウコク）　123
相生（ソウショウ）　123
ソマトメジン C　24, 37

た　行

チトクローム P 450 遺伝子　64
腸内細菌叢　220
DHEA-s　9, 24, 42
DHA　171
TNF-α　112
転倒予防教室　201
天然型エストロゲン　100
ドライアイ　242

な　行

Narrative Based Medicine（NBM）　261
難聴　245
日本医師会　16
日本抗加齢医学会（ニホンコウカレイイガクカイ）　15
寝たきりの予防（ロコモーティブシンドローム）　199
ノコギリヤシ　165

ノネナール　179
ノンレム睡眠　204

は　行

白内障　243
8-OHdG　55
8-イソプラスタン　54
ビスホスホネート製剤　178
ビタミン D 受容体遺伝子　63
百寿者（ヒャクジュシャ）　6
first pass effect　100
フコイダン　222
フリーラジカル　35, 52, 53, 104
プロゲステロン　24, 45, 99
$\beta 3$ アドレナリン受容体遺伝子　63
ヘルシーピープル　3
ホモシステイン　9, 52
ポリフェノール　81

ま　行

マクロファージ　110
脈波伝播速度法（PWV）　26
ミルクシスル〈シリマリン〉　282
メラトニン　24, 35, 97
毛髪機能　184

や・ら　行

有酸素運動（ユウサンソウンドウ）　71
ユビキノン　105
葉酸　278
ラジカット　107
卵子（ランシ）　236
リコピン　81, 105
レシチン〈フォスファチジルセリン〉　280
レプチン　190
レム睡眠　204
老眼　240

著者紹介

米井嘉一（よねい　よしかず）

　同志社大学大学院生命医科学研究科　アンチエイジングリサーチセンター／糖化ストレス研究センター教授。　医師・医学博士。
　1958年東京生まれ。1982年慶應義塾大学医学部卒業。1986年慶應義塾大学大学院医学研究科内科学専攻博士課程修了。1989年日本鋼管病院内科。2000年日本鋼管病院アンチエイジングドック設立。2005年同志社大学研究推進開発機構　アンチエイジングリサーチセンター教授、2008年同大学院生命医科学研究科教授、2021年一般財団法人医食同源生薬研究財団理事長にも就任。現在に至る。
「アンチエイジングリサーチ」「糖化ストレス」について最新の研究活動を行うとともに、抗加齢医療を実践する医師としても活動している。
所属学会：日本抗加齢医学会（理事）、日本内科学会（認定医）、日本消化器病学会（専門医）、日本肝臓学会（専門医）、日本消化器内視鏡学会（認定医）、糖化ストレス研究会（理事長）。

主な著書：
　『陰陽五行による癒しの音楽』廣済堂出版、2001年。
　『老化と寿命のしくみ』日本実業出版社、2003年。
　『愛犬を元気で長生きさせる育て方──ワンちゃんのためのアンチエイジング』PHP研究所、2006年。
　『加齢に克つ！　サビない体のつくりかた』草思社、2007年。
　『早く老ける人、老けない人』PHP研究所、2008年。
　『アンチエイジングのすすめ──「美しさ」と「若さ」を保つ』青春出版社、2010年。
　『糖化による疾患と抗糖化食品・素材』CMC出版、2011年。
　『いつも元気な人の100の習慣』ベストセラーズ、2011年。
　『なまけ者でも無理なく続く77の健康習慣』SBクリエイティブ、2012年。
　『「抗糖化」で何歳からでも美肌は甦る』メディアファクトリー、2012年。
　『「糖質ダウン」で、あなたは一生病気にならない』日本文芸社、2013年。
　『48歳からも成長ホルモンできれいになる』ブルーロータスパブリッシング、2014年。

抗加齢医学 入門　第3版

2004 年 11 月 30 日　初　版第 1 刷発行
2011 年 5 月 20 日　第 2 版第 1 刷発行
2019 年 1 月 30 日　第 3 版第 1 刷発行
2022 年 3 月 18 日　第 3 版第 2 刷発行

著　者————米井嘉一
発行者————依田俊之
発行所————慶應義塾大学出版会株式会社
　　　　　〒108-8346　東京都港区三田 2-19-30
　　　　　TEL　〔編集部〕03-3451-0931
　　　　　　　　〔営業部〕03-3451-3584〈ご注文〉
　　　　　　　　〔　〃　〕03-3451-6926
　　　　　FAX　〔営業部〕03-3451-3122
　　　　　振替　00190-8-155497
　　　　　https://www.keio-up.co.jp/
装丁————巖谷純介
印刷・製本——株式会社精興社
カバー印刷——株式会社太平印刷社
　　　　　© 2018　Yoshikazu Yonei
　　　　　Printed in Japan ISBN978-4-7664-2581-9

慶應義塾大学出版会

コミュニティのちから　"遠慮がちな"ソーシャル・キャピタルの発見
今村晴彦・園田紫乃・金子郁容著　健康でかつ医療費が低い地域の背後に、複雑な医療問題が見事に解決された背後に「コミュニティのちから」が存在する。そのちからをどう発揮させて「いいコミュニティ」をどう作るか。豊富な事例に基づいてそのレシピを示す。　●2500円

地域医療におけるコミュニケーションと情報技術
医療現場エンパワーメントの視点から
秋山美紀著　医療提供者たちの「連携不足」を解消するにはどのような方法があるのか。そこに情報技術はどう利用できるのか。徹底したフィールドワークに基づき地域医療の現場を多面的に分析。問題解決への提言を行う。　●3000円

アメリカと日本の臨床医療　これからの日本医療への提言
北野正躬著　25年にわたり、米国開業医という立場からアメリカ医療の現場を見つめ続けた著者が、自身の体験と実証データを活かして、日米の臨床医療、医療制度の違いについて比較し、これからの日本医療への政策提言を行う。　●3400円

おまかせしない医療　自立した患者になるために
神崎仁・隈部まち子著　新しい医師と患者関係をかたちづくり、良質の医療を受けるために必要な情報をまとめた患者のための医療案内ガイド。希望する医療を受けるために医師と患者から送る「おまかせしない医療」のメッセージ。　●1800円

正しく食べて健康に生きよう
菅沼安嬉子著　内科医師であり産業医でもある著者がすすめる現代「食の養生訓」。「未病」の段階から食生活を改善し、健康をとりもどすためのアドバイスをイラスト満載で説明。環境汚染、薬害などの問題点もわかりやすく解説。　●2400円

表示価格は刊行時の本体価格（税別）です。